中医名医名家讲坛系列

史大卓 ◎ 著

# 史大卓
# 内科病证遣方用药十讲

U0206516

中国健康传媒集团

中国医药科技出版社

# 内 容 提 要

　　本书为"中医名医名家讲坛系列"丛书之一。作者史大卓是国医大师、中国科学院院士陈可冀教授的博士研究生，从事中西医结合诊疗工作近40年。临床经验丰富，学术见解独到。本书分十讲对心血管系统、呼吸系统、消化系统、泌尿系统、神经系统、血液系统等疾病的遣方用药进行阐述，并有常用方剂和中药释义及病证结合思想的讲解。全书重点突出，实用性强，是一部提高中医临床疗效的重要参考书，可供中医、中西医结合临床医生及中医院校师生参阅。

## 图书在版编目（CIP）数据

史大卓内科病证遣方用药十讲 / 史大卓著. -- 北京：中国医药科技出版社，2022.5
（中医名医名家讲坛系列）
ISBN 978-7-5214-3144-5

Ⅰ.①史… Ⅱ.①史… Ⅲ.①内科—疑难病—中医临床—经验—中国—现代 Ⅳ.①R249.7

中国版本图书馆CIP数据核字（2022）第067267号

**美术编辑**　陈君杞
**版式设计**　友全图文

出版　**中国健康传媒集团** | 中国医药科技出版社
地址　北京市海淀区文慧园北路甲22号
邮编　100082
电话　发行：010-62227427　邮购：010-62236938
网址　www.cmstp.com
规格　710×1000 mm $\frac{1}{16}$
印张　13 $\frac{3}{4}$
字数　245千字
版次　2022年5月第1版
印次　2023年12月第2次印刷
印刷　三河市万龙印装有限公司
经销　全国各地新华书店
书号　ISBN 978-7-5214-3144-5
定价　**45.00元**

**版权所有　盗版必究**

举报电话：010-62228771

本社图书如存在印装质量问题请与本社联系调换

获取新书信息、投稿、为图书纠错，请扫码联系我们。

序言

　　身为中医和中西医结合临床医生近40年，笔者一直心系如何提高中医临床疗效。传统中医药学发展2000多年，跌宕起伏，绵延至今，仍有旺盛的生命力，原因何在？在于临床疗效。面对西医学的迅速普及发展，中医如何在人类健康的整体层面上发挥自己应有的作用，关键仍在于疗效。西医学尽管已深入到细胞、分子的调控水平，进入后基因组时代，可成功克隆羊、猴等动物和组织器官，编码修饰某些基因，但对于精神意识障碍疾病、免疫系统疾病、代谢性疾病等仍缺乏真正有效的对策，原因在于机体内部基因蛋白的相互联系极其复杂，以及反映在整体水平的模糊性和不确定性。中医以调整整体功能状态见长，由于其整体调节建立在主观推理归纳和判断之上，治疗机制虽可认为涉及多器官、多环节，但缺乏治疗的针对性。在西医的许多难治病方面，亦显得疲软无力，疗效难以令人满意。中医临床的发展，一是来源于长期的实践认识，再实践和再认识，进而产生新的理论，导致治疗方法学的改变，如冠心病血脉瘀滞的认识，中风病内风的认识，温热病卫气营血的认识，皆显著提高了临床疗效；二是依赖于现代科学的发展进步，如现代活血化瘀、温补肾阳、清热解毒等方药作用机制的研究，扩大了适应范围，提高了中医临床治疗的针对性。

　　面对中医浩瀚的书海，集大成者有之；独辟蹊径，采一枝奇葩者亦有之。唯常见内科病证结合遣方用药治疗规律的探索较少，在某种程度上限制了中医临床疗效的提高。有感于此，笔者不揣鄙陋学浅，苦思中医临床治病的微妙所在，拾掇临床点滴所得，纂成《史大卓内科病证遣方用药十讲》一书。中医治病之道，贵在明脏腑生理病理特点，谙阴阳气血生化之机，熟药物七情和合之性，用自然药物的阴阳属性调整机体阴阳的偏盛偏衰，从者逆治，逆者从治，燮理阴阳，以平为期。在此基础上，结合西医学生理、病理及药理研究成果，丰富遣方用药的内涵。

　　本书根据五脏的生理病理特点，分为十讲，系统阐述了中医治疗五脏阴阳虚实的遣方用药规律、内科常见难治病辨证辨病结合的治疗方法，临床组方规律及一些方药应用的特点。凡十余万言，皆为笔者临床点滴积累。《诗经》曰："知我者谓我心忧，不知我者谓我何求。"笔者何忧？虽不至于忧如杞人，担忧中医在现代科学舞台上的发展，忧中医如何提高临床疗效，也可唯执着可鉴。在此书即将付梓之际，更添一层心忧，忧笔者竭思所发之言有偏见，误众医者和患者。诚愿读者明之、察之，根据个人的经验和慧识辨之。

　　本书编写得以完成，首先感谢博士生导师国医大师陈可冀院士，硕士生导师、已故的著名中西医结合血液病专家山东中医药大学顾振东教授，是他们循循善诱的指导，使我走进中医的幽径不断探索。中国中医科学院西苑医院张煜教授、张东教授、段文慧教授、付长庚教授、张莹主治医师、别玉龙博士等给本书提出许多宝贵的意见；出版社的同志在本书编写过程中，对全书内容及章节设计提出许多有益建议，并对出版给以大力支持。在此一并表示由衷的谢忱。

史大卓于北京西苑

2022年元月

# 第一讲
# 脏腑虚实遣方用药

藏象学说是中医学理论体系的核心，是古代医家在初步认识解剖的基础上将脏腑的功能与阴阳五行学说相结合，创造性地构建了一个完整、复杂、立体的功能系统。这一系统主要采用"取类比象""司外揣内"和朴素辩证演绎推理的方法，对人体脏腑的功能和相互联系进行阐释，与建立在现代解剖学和实验观察基础上的西医脏腑器官有着许多明显不同。中医的藏象强调脏腑的功能，注重内在联系和功能的动态变化，用阴阳动态辩证平衡观去认识脏腑病理生理改变，这在现代临床辨识复杂和功能性疾病的病因病机方面仍有明显优势。它能够从整体复杂联系中认识分析疾病的主要问题，把握疾病的主要病因病机，然后制定相应的治法方药。

藏象学说的关键，在于从整体功能和相互联系方面去认识脏腑的功能，虚实寒热致病后出现的阴阳气血失调，以及相应的治法方药。五脏六腑因其功能、五行属性和所主所合的差异，不同脏腑虚实寒热出现的症状会有较大的不同，因而辨证和治疗方法也会有较大的差异。

传统中医在治疗疾病时强调"顺其性曰补"。所谓"性"，是指脏腑不同的特性，是各个脏腑运化、传输、升降和藏泻的自身独特的规律。人体疾病是脏腑在内外因素作用下发生的虚实寒热、气机升降出入的改变，治疗时或补，或泻，或升，或降，或燥，或润，或清，或温等，皆须顺从脏腑的"性"，此为脏腑寒热虚实疾病遣方用药的圭臬。

## 一、心脏虚实辨证用药

心为人体五脏六腑的君主之官，为阳中之阳。心主血脉，主神明，开窍于舌。因此，凡血脉运行正常和神志失常，中医均认为和心脏有一定的关系。心脏病证有虚有实，虚为气、血、阴、阳不足；实多为火、热、痰、瘀等邪犯心经和心包。心阳充足，方能温煦血脉、鼓动气血运行；心神宁静，方能魂魄内守。因此，心脏病证的治疗总以调和血脉和宁心安神为要，且两者相辅相成。

（一）心阳虚

温补心阳的基本方法为辛温和甘缓相合，以取辛甘化阳、温通血脉之效，代表方为《伤寒论》桂枝甘草汤。心主血脉、藏神，心阳虚的主要表现为血脉运行失常和神不内守两方面的症状。心阳虚，不能温运血脉，血脉运行迟缓艰涩，则出现面色㿠白、心悸、心中空虚、怔忡、形寒肢冷、舌体胖大或舌质淡暗、脉象细弱或沉迟结代等。辛温和甘缓相合，温通寓于缓收之中，才能达到温通而不散气，使宗气贯于血脉而主血脉运行的目的。切忌单纯温通，如桂枝、薤白、细辛、高良姜等，此类药物辛温而散，虽可通阳，但多有耗气散气之弊，很难发挥温通血脉之效。

辛温和甘缓相合之法，不仅限于桂枝、甘草的配伍。辛温药如荜茇、良姜、生姜、薤白等和甘缓药如甘草、麦冬、大枣、生地黄、五味子、饴糖等配伍，皆可起到辛甘温补心阳的目的。只是高良姜、荜茇等和甘草相合，稍偏于温脾阳，不像桂枝、薤白温而善通，专温通心阳。心为君火，主血脉运行，温补心阳的目的在于运血脉、促血行，使血脉运行调达。故温补心阳不像补脾阳重在守中，以运化腐熟水谷；也不像补肾阳（气）重在秘精藏精，以化气生气。

辛甘温相合，可温补心阳。甘温相合，本身即有益气作用。阳虚多为气虚之渐，补心阳之温通，应以补心气为基础。心气是宗气贯血脉、肺气朝百脉的具体体现，补心气常从补肺气、宗气、脾气入手，以达补心气的目的。心阳虚轻症，可单用辛甘化阳之法；心阳虚较重者，则须在甘温补心气、宗气的基础上（如黄芪、人参、党参等），加辛温通阳的药物，代表方如黄芪桂枝五物汤，或黄芪桂枝五物汤加人参等补气药物，取黄芪、人参补宗气、肺气、元气，白芍敛阴和营，桂枝温通心阳，方中甘草不是只用其调和诸药，还用其甘温益气之能。若阳虚汗出者，可在上方基础上，加五味子、浮小麦、煅龙骨、煅牡蛎加强敛汗和营的作用。

若心阳虚、阴寒凝滞血脉、四肢不温，甚至逆冷者，则应重用温通，以求凝寒温散、血脉阳气得复。此时多需重用桂枝，可用至20~30克以上，甘草亦应炙用和重用，不应用一般方剂中和药的剂量3~5克，而应用到10~20

克以上，才能起到辛甘温阳化气的作用。

若心阳气虚甚，不能内藏于血脉，则可产生心阳外脱之变，出现手足逆冷、青至节，大汗出等，此时宜人参、黄芪大剂益气，配伍制附子回阳救逆，切不可用桂枝、薤白等辛温宣通之药，以防耗气散气。同时佐五味子、山茱萸等敛阴敛气，以防虚脱之变。待虚阳稍复后，再用甘温补阳法，缓缓图之。

补心阳时，还要注意以下几点。

**1.调和营卫** 《难经·十四难》云："损其心者，调其营卫。"心主血脉，营在脉中运行，心阳加于阴津，即"阳加于阴，谓之汗"，其汗乃成。汗液渗泄过度，最易耗伤心阳。心阳虚，血脉不利，亦多出现寒热间作、不时汗出等营卫不和的症状。调和营卫对调补心阳有如下作用：①调营卫，腠理毛窍开合有度，心液（汗）不致过泄，可使心阴、心阳内守于血脉之中。②调营卫多用辛甘酸味药相合，代表方药如桂枝汤，方中辛温之药可通心阳、利血脉，与酸甘药相合可化阴，滋充营血。③调和营卫，卫含营中，不致过泄，卫气功能正常，其剽悍滑疾之性不仅有利于血脉运行，还可温养腠理，防御外邪侵袭。

此外，调和营卫之法，非仅局限于桂枝汤，凡辛甘酸药相合，皆有调和营卫作用。可依桂枝汤意将药物划分为辛温和酸甘两类：辛温药如桂枝、高良姜、生姜、薤白等，酸味或甘酸味药加麦冬、五味子、白芍、生地黄、大枣、浮小麦等。二类药物相合，皆有调和营卫的作用。偏于营虚者，加重后者用量；偏于卫阳虚者，加重前者的用量；汗出多者，重用黄芪伍于甘温方药中，同时加浮小麦、五味子、山茱萸等酸敛之品；汗出无度者，可加煅龙骨、煅牡蛎、麻黄根收敛止汗。总之，在使用辛甘和辛温之法时，是以阴阳互根互化为基础，需根据病情的轻重、是否涉及其他脏腑而合理用药。

**2.活血和脉** 心脉艰涩、气血瘀滞是心阳虚继发的病理改变。温补心阳的目的主要在于温运血脉，使心脉调和，血以载气，阳气敷布至四肢百骸。故补心阳时应佐以活血和脉药以助血气运行，如当归、红花、川芎、丹参、鸡血藤等。但心阳虚患者应用活血化瘀药应注意以下几点：①选用偏于辛温的活血化瘀药，如当归、红花、川芎、鸡血藤等，不应选用偏凉或偏寒的药物，如赤芍、紫草、红藤、郁金等，以防寒凉遏其血脉；②应用活血和脉药用量不能偏大，10克左右即可，剂量过大则易破血耗气，反于温补心阳不利；

③不选用桃仁、土鳖虫、莪术等破血散结药，以免破血耗气。

**3.滋养营血** 心阳虚者，辅以滋补营血，一则营血充足，荣养血脉，阳气才易布达；二则阴血属阴，含有阴中求阳之意。心主血脉，阳气需含于血脉营血之中才能发挥主血脉运行的作用；三可防止辛温通阳药耗伤阴血。但在心阳虚的患者佐用滋养阴血药应注意不过用寒凉，应根据血脉以和为顺的特性选用性甘平、有通利特性、有助血脉运行的药物，如白芍、生地黄、当归等。当归性温、质柔，功善养血活血，可通十二经脉；生地黄甘寒，临床多用于清热养阴、凉血生津，其实生地黄有较好的调和血脉的作用，尤其阴虚血虚的患者。《神农本草经》谓其"善治血痹"，究其原因是生地黄具有和血养血的作用。临床用生地黄治疗痹证，尤其伴有阴虚血瘀者，多有良好的作用，对无脾虚腹泻患者可用30克以上。白芍性微寒，味苦、酸，善养血敛营，又有活血的作用。

## （二）心血虚

血液生成、输布、藏泄与肝、脾二脏关系密切。《黄帝内经》提出"肝藏血""脾生血"。故心血虚一方面责之于脾失其生血之用，另一方面责之于肝失其藏血之能。临床上心血虚者，初期常表现为心脾血虚，在此基础上不断发展为心肝血虚。肝肾同居下焦，一主藏血，一主藏精。肝属木，赖肾水滋养方能有所藏，后期常可出现心、肝、脾、肾四脏俱虚。因此，心血虚的治疗早期，多采用运脾生血法，中后期则需在运脾生血基础上，配伍补益肝肾之品方能收到良好效果。同时，心藏神全赖心血滋养，心血虚不能养神往往兼有心神不宁的症状，故补心血时常辅以养心安神药。心血和心神是相互为用的两个方面。心神内守，依赖于心血的充养；心血循脉正常运行，也有赖于心神的内守。治疗心血虚，无论是采用运脾生血以养心血，还是采用补益肝肾以养心血，皆应适当配伍宁心安神药。

**1.运脾生血** 脾胃为后天之本，气血化生之源，心脾血虚往往同时存在气虚。补脾运脾，促进脾气运化水谷精微，化生营血，是治疗心血虚的重要方法，代表方如《三因极一病证方论》人参养荣汤、《正体类要》归脾汤等。人参养荣汤和八珍汤不同，为在四君子汤和四物汤的基础上，去川芎辛香走窜之品以防耗气散血，加少量肉桂以鼓舞气血化生；陈皮斡旋中焦气机，防诸甘温补气药壅滞；五味子和远志敛心气、养五脏、安心神。诸药合用，运脾生血，气血双补而无壅滞之患。归脾汤和人参养荣汤相比，在益气健脾生血的基础上，增加了桂圆、酸枣仁养心安神。心血虚以心神不宁症状为主者宜用此方。

**2.滋肝补血养心** 肝在五体属筋，其华在爪甲，心肝血虚为在心血虚基础上常有爪甲苍白干枯，甚至有筋惕肉𥄧等内风妄动的症状。临床治疗中常用四物汤以滋补肝血，同时配合柔肝息风、养心安神之品。血虚生风为因虚而生，与阳亢化风和热极生风存在标本虚实的差异，治疗切忌过用潜肝、平肝之品，应选用滋阴柔肝息风的天麻、怀牛膝、杜仲、珍珠母等。《素问·脏气法时论》云："肝苦急，急食甘以缓之……肝欲散，急食辛以散之，用辛补之，酸泻之。"治疗心肝血虚、内风欲动，可用五味子、山茱萸、怀牛膝、浮小麦等酸味药收敛肝气、柔肝平肝，稍佐辛散疏肝，达到疏肝养肝生血的目的，代表方如《医学六要》的补肝汤。该方由当归、生地黄、芍药、川芎、酸枣仁、木瓜、甘草组成，方中四物汤补血养肝，加酸枣仁、木瓜酸敛柔肝，甘草甘缓调肝，适用于血虚欲化风者。

**3.滋肾养肝扶脾** 乙癸同源，心肝血虚日久多及于肾。肾精需在肾脏元气推动下方能转化为血，因此补肾精以养肝血时需注意促进肾脏气化，促进精血转化。肾为先天之本，脾胃为后天之本，先天肾精需赖后天脾胃水谷精微滋养，后天水谷之精需赖先天之精温化。心血虚兼有肝肾亏虚者，临证需滋肾、养肝、扶脾并举，以使先后天相互滋生，心血化生有源、藏血有位。

临床上，心血虚常伴心神不宁，症见梦魇、恐惧、惊悸等，可在补血养心的基础上，配伍珍珠母、生龙齿等以安魂魄、宁心神；心血虚伴有气短懒言乏力明显者，在归脾汤补气养血基础上，加重炙黄芪、人参用量，同时加柴胡升发阳气。十二经升发在胆，胆经升发，则脾胃清气易升，化生为心气、宗气，以主血脉运行，则气短懒言乏力诸症自愈；血属阴，心血不足或心肝血亏虚易生虚火，出现烦热、手足心热等，可在养血补血基础上，配伍丹参、黄连、地骨皮等。丹参性微寒，色赤入血，归心肝经，善清血分郁热，且有一定的安神作用；黄连味苦，性寒，归心、脾、胃经，善清心火，可治疗心烦不寐、心悸不宁，但用量宜小，用3~5克即可，亦可用莲子心5克替代，以取清心安神之效。

## （三）心阴虚

心肺同居上焦，共同调节气血的运行。人身阴精由脾胃吸收饮食水谷中精气，上合肺气所化，在肺气的宣发肃降作用下输布全身，因此心阴得肺阴资助方得滋养。心阴一方面在心阳作用下"奉心化赤"，运行于血脉之中，发挥润滑、营养血脉，涵约心阳，避免其上炎为害；另一方面心阴能摄纳心神，使心神内守不外散越。因此，心阴对血脉正常和心神内守具有重要意义。心阴亏虚，阳气失约，上炎外越，一可灼津成痰，内扰心神，致神不守舍；二可致痰火互结，蒙蔽心窍，出现神昏谵语；三可致心阴不能荣养血脉，脉微血涸，血液运行不畅，滞而为瘀，变生血瘀诸症。

心阴虚的原因主要有两方面：一为外感温热疫毒和暑邪，一为久病或思虑太过耗伤心阴。

**1.外感温热疫毒和暑邪耗伤心阴** 温热疫毒多夹杂秽浊之气，容易逆传心包。温热疫毒感人，最易直接侵入阴分血分，伤阴动血，出现热入心营急证，治疗直需清心和营，清解热毒、疫毒，配伍滋阴养血之品以防阴液耗伤，同时引清热解毒药入血分阴分。疫毒者用清营汤化裁，暑热者可用清暑益气汤加减。无论疫毒或暑热，生地黄、麦冬、知母、石斛等养心阴药皆可选用。在具体养心阴的用药过程中，要注意以下两点：①养阴清热不要恋邪，勿用味厚滋腻之品，如熟地黄、山茱萸、阿胶、龟甲等。生地黄味甘性寒，养阴清热而不滋腻，兼有活血荣脉之功，无论外感内伤，心阴虚者皆可用此药。温热邪气或内火伤及心阴重者，常可用至30克以上。清代温病医家多用鲜生地黄，但目前药店已无销售，干生地黄清热生津作用稍逊于鲜生地黄。麦冬、知母、石斛等亦可选用，但此类药只可养阴清热，没有活血作用。②适当配伍活血化瘀药，使血脉调和，血分阴分邪热易解易散，尤其是性味辛凉的活血化瘀药如丹参、赤芍、郁金等。其中丹参味苦性微寒，功擅凉血散瘀、除烦安神，是心阴耗伤、心神不宁的常用药，外感温热和心阴内伤、虚火上炎皆可应用。此药性质平和，可活血散瘀而无耗气动血之弊，安神除烦而无恋邪之虞，且兼有一定的养血之效。临床取除烦安神之用时，用至10~15克即可，取活血化瘀之用时才用至30克左右。

**2.久病或思虑太过耗伤心阴** 久病耗伤心阴，阴不制阳，多伴有虚热上扰，故其治疗宜用养阴清虚热之法，治以甘寒配伍清血分郁热之品，常用麦冬、生地黄、天冬等甘寒味厚养阴药与丹参、丹皮、黄连等配伍，代表方如天王补心丹、麦味地黄丸等。心为君主之官，五行属火。心阴不仅源于脾胃运化上升的水谷精气，还依赖于五行属水的肾脏真阴升腾的滋养。此外，心阴虚，虚火较其他脏腑的虚火更易炎易亢。因此，慢病久病补心阴应注意如下几点：①宜用甘寒滋养而不腻滞的养阴药，如麦冬、百合、北沙参、生地黄、玉竹等，使血脉得养，血脉调和；②在补心阴同时滋补肾阴，用生地黄、玄参等，使阴以涵阳，相火不上炎，心阴不暗耗；③佐以清虚火，可用丹皮、地骨皮、胡黄连等。虚火清，火不内扰，则心阴易补；④注意安心神，用炒枣仁、柏子仁、珍珠母、夜交藤等。清虚火、安心神和补心阴三者相辅相成，虚火清，心神内守，则心阴易复。心阴虚的虚火，不同心脏的实火，不宜用大剂苦寒之品，如栀子、黄连等，以免苦燥伤阴、寒遏血脉，但可在养阴基础上小量应用，黄连、焦栀子可用3~6克，对清化心脏虚火有较好作用。

在慢病久病所致的心阴虚证中，常伴有痰火胶结、阻滞心窍的病变。心中阴血乃脾胃运化饮食水谷之精微结合肺中清气所化，脏腑功能正常，水谷之精微和清气得以正化为心脏阴血。久病脏腑功能低下，二者不得正化反而浊化为痰、为浊，遇亢胜心火灼炼，胶结难除，阻于心窍则神不内守，凝结脉道则血脉瘀滞。此类病证临床治疗颇为棘手，滋阴柔润则易助痰热，苦燥化痰则易伤阴血，只能根据阴伤和痰火的孰轻孰重，滋阴与化痰并施。化痰药可选用菖蒲、远志、竹茹、郁金等，此类药性质平和，化痰宁神而无伤阴动火之弊；养阴药可选用麦冬、生地黄、沙参、百合等，滋养阴血而不恋邪。在此基础上，注意证候虚实的演变，以免阴柔滋阴太过，使痰浊反重；苦燥化痰太过，使阴虚火旺更盛，应及时调整用药剂量，药随证变，和调养阴清热与蠲化痰浊的平衡。

### （四）心火亢盛

心五行属火，为阳脏，火为阳邪，二者极易相合而亢胜为害。心火亢盛，有两个显著的致病特点：一是易于循经上炎，表现于头面官窍之中，出现舌尖红赤、口舌生疮、溃疡糜烂，甚至夹杂相火一起上炎，导致眼、耳、鼻疖肿；此外由于心主血脉，心火炽盛亦能循血脉而发越于肌表形成疮疡疔毒，故有"诸痛痒疮，皆属于心"之说；二是心和小肠相表里，心火易移热于小肠，出现小便热痛艰涩。心脏虚火也常出现小便热痛艰涩，但其伴有阴虚的症状。临床应结合舌苔、脉象详辨虚实，分别治疗。

心火亢盛，治应清泻。清泻之法：一为苦寒直折，药用栀子、黄连等。如心火上炎于头面官窍者用牛黄清心丸，方用黄连、黄芩、山栀仁苦寒清降之品，清心火，泻实热；郁金、牛黄芳香开窍、辟秽化浊醒神，又能清心平肝；佐以朱砂之沉降使心火下降，镇心安神。朱砂含汞，汞常温即可蒸发，有剧毒，对肾脏、神经系统、毛细血管均有损害作用，现已不用，方中可用淡竹叶合珍珠母代替。二应平肝清肝，实则泻其母，使火不上炎，药用龙胆草、白芍、夏枯草等，以挫其风火互助上炎之势。三应清利小便，使热从小便而解，药如淡竹叶、车前草、白茅根等。四应在清泻的基础上，佐以辛凉透散，使苦寒清泻而不遏滞，药如金银花、连翘、菊花等。五宜稍佐活血化瘀药，心主血脉，血脉调和，心火则宜清宜解，在清泻的基础上适当配伍活血化瘀药如赤芍、丹参等，有利于心火的清解。

## 二、肺脏虚实辨证用药

肺为华盖，位在最高，其体中空，主治节，主一身之气，司呼吸。所谓呼者，是指肺脏通过司呼吸功能将浊气呼出体外；所谓吸者，是指肺脏吸入自然清气，和水谷精微一起化生为宗气、卫气，发挥朝百脉和温分肉、肥腠理的作用。肺中清气在吸气时，还可纳于肝肾，对先天元气产生充养。值得注意的是，肺的宣发肃降，不仅仅是将肺中呼吸的清气宣发至肌肉腠理，更重要的是畅达三焦之气，朝百脉运行，宣化水谷精微在脏腑经络运行。

肺主一身之气，主要是指肺气为人体气机运行的动力，使其升降有序，行止如常，出入无碍。由于一身精、血、津液等运行皆以气为动力，因此肺气升降运行失序，则精、血、津、液不能正常运行，浊化为痰饮、瘀血等。"肺为清虚之府"，宣降失常，痰饮、瘀血阻滞于肺，则变生喘、咳、痰、嗽诸症。此外，肺主治节，可根据外界阴阳四时变化调节人身气机升降出入，故《素问·经脉别论》言肺"通调水道，下输膀胱，水精四布，五经并行，合于四时五脏阴阳，揆度以为常也"。肺体空虚，借气道与外界自然之气息息相通，六淫时邪、时行疫毒皆易外侵入肺，影响肺气宣降、精气津液运行而变生诸症，故曰"肺为娇脏"。

大凡肺病，多以气虚为本，纵有表邪外袭也多因肺气虚弱、卫表空虚所致。肺主气，脾为气血生化之源，肺中所需清气源于脾运化的水谷精微。肾主水，肺为水之上源，肺为气之主，肾为气之根。脾肾虚衰均可累及于肺。因此，治疗肺病时应注意调节脾肾二脏。肺病经久不愈，肺中浊气不能及时呼出则出现肺胀喘满，津气失于疏布则凝而为痰为饮，肺中清气不能随吸气下纳于肾，则导致呼多吸少，喘气无根。肺中痰浊内滞，化热伤阴生燥，或素有肺阴亏虚，则痰液胶着难咳，疾病难治难愈。

总之，肺为娇脏，为清气储留之所，主气、司呼吸、朝百脉，肺脏病证的基本病机为肺气亏虚、宣降失常、痰浊阻肺、水液不得输布和血脉运行失常几方面。因此，肺脏病的遣方用药总以补益肺气、调节肺气宣降、促进津液输布和血脉运行等为要。

（一）肺气虚

肺主气、司呼吸、朝百脉，外合皮毛，故肺气虚主要表现为呼吸功能、血脉运行和汗液排泄三方面的异常。肺气虚，不能主气司呼吸，则咳嗽无力，气短而喘，动则加重，语音低微等；不能朝百脉，则肢体麻木、口唇紫暗、舌下静脉曲张、面色晦暗等；不能宣发卫气，则自汗畏风，恶寒怕冷、容易感冒等。

1.培土生金 补肺气常采用补土生金之法，药用黄芪、人参、西洋参、党参、白术、山药等。治疗肺气虚和治疗脾气虚的不同有以下3个方面：①偏于重用黄芪，尤其是生黄芪，和心脾肺气同补用炙黄芪不同，重用生黄芪是取其升清、固表以及促进血脉运行的特性；②肺为娇脏，肺体娇嫩，不耐药物辛温燥热的偏性，故用甘温药黄芪、党参、人参等补肺气时，多配伍酸甘平偏润的药物，如五味子、麦冬、百合、川贝母等，甚至采用张锡纯用黄芪和甘苦寒的知母配伍的方法，以达到甘养肺体、酸敛肺气、使肺气不耗散外泄的目的；③对于肺气虚合并咳痰无力、痰稀而少者，在甘温补气的基础上，伍用偏于甘温的止嗽药，如款冬花、紫菀、炙枇杷叶、陈皮等，以恢复肺脏宣发肃降的特性。此时不宜用半夏、细辛、干姜、白芥子等温燥化痰药，以免耗气散气伤阴。

2.补气固表 肺气虚卫气不固、自汗畏风者，用玉屏风散加味。此方重用黄芪为君，补益肺气固表止汗；用白术为臣健运中焦，化生水谷清气以补肺气；防风为佐，意在防止甘温黄芪固表恋邪，同时防风也有达表透邪之意。临床应用此方，应注意此类患者多病程迁延、自汗或稍劳则汗出、恶风、容易感冒、脉浮而弱等为其主症，脉浮紧、浮弦有力、舌尖红、苔黄者勿用此方。此方药精力专，单用此方可不用汤剂，将上药打粉服用，取散者散也之意，可有良好效果。此外，方中可酌加陈皮，以防白术、黄芪甘温壅滞。若脾肺气虚日久，自汗明显，此方则药力嫌小，可易用补中益气汤升举清阳、补益肺气，稍佐防风、荆芥疏风透邪；若脾虚水湿内滞、便溏、纳呆者，则用玉屏风散合用六君子汤或香砂六君子汤等运脾补肺固表。

**3.养血活血** 历代医家治疗肺病多从调气、补气入手，对于养血活血化瘀等较少论及。清代医家沈金鳌在《杂病源流犀烛》中提出："血生于脾，统于心，藏于肝，宣布于肺，根于肾。"认为肺金得（血）濡养，方能行主治节之令，否则"血虚失养，血瘀阻络均可导致肺失宣降而诸症峰起"。血脉运行异常，可见于许多肺系疾病，如肺气肿、肺纤维化、肺心病等，多表现为咳痰、咳喘经年不愈、口唇紫暗、舌下静脉曲张、面色晦暗等，此和肺气不能朝百脉，促进血脉运行有关。肺病气血亏虚、血脉瘀滞者，可用宁肺汤加味。宁肺汤出自《杂病源流犀烛》，该方以人参、白术、茯苓、甘草益气健脾；当归、熟地黄、川芎、白芍、阿胶养血活血；咳喘日久、宗气渐耗，心脉亦虚，故用麦冬、五味子配合人参即生脉饮补气敛阴；同时用桑白皮、五味子清降虚火、肃利肺气、平咳止喘。全方气血同调、心肺合治，适宜于咳喘日久、气血两虚、血脉不和、肺失濡养者。

### （二）肺阴虚

肺为阳中之阴，五行属金，六淫中燥邪亦属金。二者同气相求，故燥邪所犯，肺金最易受之。燥胜则干，极易耗伤阴液，导致肺阴亏虚。外感燥邪伤人，多与寒热相合，形成凉燥和温燥两种类型。外感凉燥者，因寒为阴邪，燥易火化，二者性质相悖，因此二者相合津伤多不严重，病机主要以肺气宣肃失调、津气输布失常为主，临床常见口干、声哑、咳痰不爽等，治疗不宜过用养阴润燥之品，以防阴柔滋腻、化湿生痰，可用《温病条辨》杏苏散加减，疏散表寒的同时调理肺气宣降。温燥者，因温为阳邪，燥易火化，二者相合伤津较甚，易导致肺阴亏虚，临床症见干咳无痰、痰少而黏、舌红苔少等，治应清宣温热，配合甘寒养阴之品，可用《温病条辨》桑杏汤加减，疏散燥热的同时兼以润燥降肺。肺为娇脏，不耐寒热，清热不可太过，滋阴不可腻滞。温燥日久耗气伤阴，导致肺气阴两伤，宣发肃降失职，痰湿内生，温燥与痰湿夹杂，形成燥痰，治疗较为棘手，润燥则助痰，化痰则伤阴助火，可用《医门法律》清燥救肺汤加减，养阴润肺的同时兼以疏散燥热。

肺朝百脉，其他脏腑疾患日久不愈、郁而化热（火）、伤津（阴）化燥，易伤肺金，可参照燥邪外伤于肺进行治疗。但和燥邪侵肺不同的是治疗应以养阴生津润燥为主，稍佐或不宜用辛散透邪药物，以免辛散耗气伤阴。肺居上焦，为至嫩至娇之体，木火相火最易上炎刑之，心肝火旺，实火伤肺为主者，当清肝泻火，方用黛蛤散合泻白散加减；虚火为主者，则当根据肝肾阴虚和肺阴虚的主次不同，分别以滋养肝肾润燥或滋养肺阴泻火方药治之。滋养肝肾、清热润燥可用《医方集解》百合固金汤加减，本方肺肾并补，金水相生，宣肺润肺、止咳化痰，实有固金之效；滋养肺阴、泻火润燥可用《医门法律》清燥救肺汤加减。

### （三）痰浊阻肺

脾为生痰之源，肺为贮痰之器。水液代谢异常，蕴湿化痰，易上储于肺。痰湿阻肺，肺宣降失常，出现咳嗽、痰多、喘息胸闷等。治痰之法：寒痰、湿痰者，应以温药和之，多用辛温苦燥之品，如半夏、干姜、紫菀、款冬花、陈皮等；热痰者，重在清化，辛凉和苦寒药相伍，药如黄芩、川贝母、瓜蒌、桑白皮等。此外，在祛痰之时还应注意以下几点。①运脾化湿：脾运则水湿得化，痰浊无由以生，药如茯苓、白术、砂仁、陈皮等。②宣降肺气：肺气宣发肃降如常，可主治节，痰随气降，则痰浊易化。宣降肺气，药用桔梗、前胡、杏仁、苏子、桑白皮等。③寒痰、湿痰，若有热化之象，则痰质由稀薄转变为黏稠，此时应辅以清化。痰浊内蕴，易于酿热，苦温化痰药中佐以辛凉清肺，可利于肺气清肃，防痰浊蕴热、耗伤肺阴。④热痰或邪热煎熬津液，痰稠难咯者，应注意辅以养阴和散结化痰，养阴用沙参、麦冬、百合等；散结用瓦楞子、生牡蛎、海浮石等。

### （四）治肺轻剂和重剂

"治上焦如羽，非轻不举"，对于临床治疗肺脏外感病邪，或补肺气，或滋肺阴而言，诚为名训。肺脏感受外邪，宜轻清宣透：风寒者，用荆防败毒散加减，药如荆芥、防风、陈皮、前胡、桔梗等；风热者，用泻白散合桑菊饮，药如杏仁、连翘、桑叶、菊花等。忌重用辛温解表或苦寒清热，以免耗气伤阴或化燥伤阴，或苦寒太过，抑遏肺气宣降。补肺气，宜轻用黄芪、党参、太子参等补气药，辅以宣降肺气，以免补气太过壅滞气机；滋肺阴，宜甘寒润肺，药如沙参、麦冬、百合、川贝母等，忌味厚滋腻之品，以免酿湿化痰、遏滞肺气。但对于痰浊阻肺、咳嗽胸闷、咳痰量多或痰稠而黄者，则"非轻不举"难以奏效，应重用降气平喘化痰和清热解毒之品。喘息不能卧者，配伍降气平喘药，如葶苈子、麻黄、杏仁、前胡、桑白皮等。如慢性支气管炎合并急性感染，则需大剂清热解毒化痰，辅以宣降，药用鱼腥草、金银花、蒲公英、瓜蒌皮、金荞麦、黄芩等，配伍桔梗、杏仁、前胡等宣降肺气。此时若囿于"上焦如羽、非轻不举"，则易耽误病情，贻生他患。

## 三、肝脏虚实辨证用药

肝为木脏，体阴而用阳。"体阴者"，内藏血以安魂，同时肝血能助肾精转化，与人生长发育和生殖功能密切相关，尤其是女性；"用阳者"，肝气以疏泄为用，主疏泄气机，推动气血在脏腑经络运行。清代王旭高曾提出治肝三十法，同时又称"肝病最杂"，可见肝脏辨证用药的微妙。肝血通过肝气的疏泄调节，静则归藏于肝，动则运行于四末，濡养筋脉。肝体藏血不足，不能安魂，则夜梦纷纭；化风上扰，则头痛、眩晕；不能濡养经筋，则肢节挛缩、疼痛或肢节失用。肝开窍于目，肝藏血不足，又常伴有眼干、眼涩、视物不明等。肝用疏泄不及，水谷精微不能正常运行濡养脏腑经络，则易化瘀、生痰、变积；疏泄太过，则侮脾而致脾胃运化失常，产生水谷不运、腹胀痛泄等。

肝为阴中之阳，内寓相火，性动多静少，凡阴血亏虚，不能含阳，或五志过极化火，或胃中积热等，均可掀动相火，使龙雷上腾，出现头晕、头痛、目赤等。因此，肝脏的虚实用药，应重在肝体（藏阴血）和肝用（畅气机），同时注意肝脏虚实易于传播，五行易于乘侮的特点。

### （一）肝血虚

肝血虚补以甘、酸，贵在偏温，以补肝体助肝用。甘能缓急，"肝苦急、急食甘以缓之"；酸入肝，酸甘化阴，以补肝体。助以温者（甘温，非温燥），以肝体阴而用阳，主升主动。补肝血虚，用药之性应偏温，温则易升易动，有助肝用的疏畅条达。再者，偏温有助于血脉运行和肝藏血。代表方如《医宗金鉴》补肝汤，方中熟地黄、白芍、当归、川芎、木瓜、酸枣仁六味药，只白芍一味性偏凉，其余五味皆偏温。本方补肝血用熟地黄、白芍、当归、木瓜，味厚滋养、酸甘化阴；助肝用用当归、川芎，辛温性散，在补肝阴血的基础上顺肝用；妙在配伍酸枣仁，养血安神，使肝魂内守，以助肝体藏血。全方动静相因、寒温并用、酸甘相和，切中肝脏补用酸、疏用辛、药性偏温的阴阳生化之机。

### （二）肝阴虚

乙癸同源，肝阴源于肾阴，故补肝阴多滋肾水以养肝。肝脏体阴而用阳，肝体和肝用是密不可分的两个方面，肝体失柔失养，必失其条达之性。补肝体目的在于取其用，使其疏泄有常，故在补阴时应顺其疏畅条达之性。补肝阴，笔者常用杞菊地黄汤和一贯煎。一般肝阴虚，肝气没有郁滞者，选用杞菊地黄场。方中山萸肉、熟地黄、山药、枸杞子滋肾阴、补肝体；丹皮、泽泻、茯苓辛甘淡渗，防滋补腻滞；菊花辛散以顺肝用。此处不用六味地黄汤者，取菊花以辛散调肝性之用。若有肝气郁滞，如出现胸胁胀闷、情志抑郁等症，则用一贯煎，在沙参、麦冬、生地黄、当归、枸杞子酸甘化阴养肝的基础上，加川楝子以疏肝理气，顺从肝性。此方不选柴胡、香附等，以柴胡辛散，可劫肝阴；香附辛温，易伤肝阴之故。桑叶、菊花，以其辛凉入肝，顺其肝性，可在治疗肝阴虚有郁热时配伍应用。

肝阴虚不能发挥滋润之用，也可同时出现肝气疏泄不及或疏泄太过，症见胁肋胀痛、胃脘不舒或胀满连及胁肋、咽干口燥、夜寐不佳、舌红苔少等，临床可用《医宗己任编》滋水清肝饮治疗。该方以六味地黄丸为基础，加当归、白芍配合熟地黄、山茱萸滋补肝肾之阴；柴胡疏理肝气之郁；酸枣仁安神定魂魄，稍佐栀子清阴虚上浮之火。全方肝肾同补，兼疏肝气、清虚火，诸药相伍，共奏滋阴清火、安神解郁之效。

### （三）肝气郁

肝气郁滞之证，是肝用失常所致。肝之用在疏泄，通过疏泄三焦气机，使气、血、津、液在脏腑经络中正常运行，达到濡养四肢百骸的目的，故治疗肝气郁滞，除疏肝解郁外，还应注重瘀阻、痰积、食滞、脾胃气机升降等。同时肝用为病，亦与肝体失养有关，二者相互联系，相互影响。故治疗肝郁应用疏肝理气药时，要适当配伍养肝柔肝药，如白芍、枸杞子、山萸肉、浮小麦、川木瓜等，使肝体得养而其性自柔，从而使肝用得以疏畅条达，同时又可防止疏泄太过、耗劫肝阴。《伤寒论》中四逆散（柴胡、白芍、枳壳、甘草）、《医学统旨》柴胡疏肝散、《太平惠民和剂局方》逍遥散等方皆在疏肝理气的基础上，配伍白芍养肝柔肝，亦是例证。

《伤寒论》小柴胡汤除透解半表半里病邪外，亦有疏肝解郁的功能，但该方药物配伍是柴胡疏肝和半夏降胃相互为用，通过疏肝促进中焦气机和降；通过和降胃气，促进肝气舒畅条达。并且，该方性偏温燥，对于单纯肝郁气滞病邪侵犯半表半里见症者，少用此方，原因在于小柴胡汤方中无柔肝养肝之品，用其疏肝有劫伤肝阴之虑。

临床治疗肝郁还应注意以下几方面：

**1.调理脾胃升降** 脾胃为气机升降的枢纽，脾胃升降正常，郁木才易条达。四逆散疏肝之中，配伍枳壳，枳壳入脾、胃、大肠经，并非入肝经，方中用之者，以其苦降胃气之故。笔者在疏肝时，自拟枳壳、白芍、防风、陈皮药对。取枳壳苦降，防风升散，陈皮斡旋脾胃升降，白芍酸敛缓肝柔肝。四药同用，升降相济，敛疏并施，肝体肝用兼顾，肝气自可条畅疏达。尤其在肝郁疏之不应或兼有脾胃升降失常时，此法更应注意。且不可一味疏之散之，以致劫肝伤阴。

**2.调和肝脏疏泄** 自张仲景《金匮要略》云"见肝之病，知肝传脾，当先实脾"以来，后世见肝郁之证，每多于疏肝方中伍用健脾药。其实，肝郁影响脾胃功能时，不仅存在肝气疏泄不及，亦有肝气疏泄太过，此二者在临证时极易忽视和混淆。脾胃痰饮、食积留滞不行，致肝气不能正常疏泄，则出现"土壅木郁"；脾胃虚弱日久，腐熟运化能力下降，胃肠水谷不能运化，则出现肝木乘土证。两者皆可出现腹胀连及两胁、腹痛腹泻等。土壅木郁者，应以调理脾胃升降为主，治疗时多用消导之品，代表方如《丹溪心法》六郁汤；对于土虚木乘者，多用抑木扶土法，代表方如《丹溪心法》痛泻要方。临证时部分患者土壅木郁和土虚木乘二者可并见，此时用药应注意土虚当补、土壅当泻、木郁当疏，不可偏执一端。否则，补之不当则助土壅，泻之不当则伤脾土，疏之不及则土壅难去，疏之太过必伤脾土。因此，临证用药务要注重病机转化，及时调整相关药物用量，且用药不宜过重，以轻灵为要，取轻则调气之用，以达脾土和、肝木达、五脏安的目的。

**3.活血调气** 气滞血瘀，在肝病中尤为常见。肝为藏血之脏，肝气郁结，必累及血脉调和，所以治疗肝郁证，尤其是长期肝气郁结者，即使没有明显的血瘀症状，如舌质紫暗、两胁刺痛等，亦应佐以活血通络之品，如川芎、红花、片姜黄、当归等。临床医者调理气血时，多注意"气为血帅"，其实血为气母，血以载气，血脉调和肝气才易疏达。气血相因，两者不可偏废。疏肝理气的代表方如《医学统旨》柴胡疏肝散，方中伍用川芎之意即在活血以调气。因此，临床治疗肝气郁结疏之不应者，恰当配伍活血化瘀药，多可获得较好效果。

### （四）肝火

肝主疏泄，气有余便是火，火热主升，其性炎上；肝气亦主升。二者相合，多有亢炎之势，故肝火与其他脏腑火热证不同，常有头面官窍的病变，如耳鸣、目赤、头痛等。治疗宜"实则泻之"，用苦寒清热之品折其上炎之势，如龙胆草、黄芩、栀子、夏枯草之类。此外，肝气主疏泄中焦水谷，水湿属阴，亦能郁遏肝气，导致肝气郁积化热，出现气郁湿热互结之候。水湿属阴，其性趋下，肝经湿热症状多出现在肝经循行的外阴和下肢部位。

临床清泻肝火，应注意如下方面。①使邪有出路，或利小便使热从小便而解，或通大便以通腑泄热。②肝体为阴、主藏血。肝经郁热或火热，易伤血耗阴，故清泻肝火时要佐以滋养肝体。③"火郁发之"。清泻肝火，不可一味苦寒，但用黄连、山栀子、黄芩、龙胆草等，以免寒遏火郁，郁火不得发散，反难解难清，劫阴伤阴。应适当伍以辛凉疏散之品，如柴胡、菊花等，或在苦寒药的基础上伍以辛苦温药，如佐金丸的配伍。④清肃肺金，用地骨皮、桑白皮、桑叶等，使金以克木，木不过盛。

清泻肝火代表方如龙胆泻肝汤，此方在龙胆草、黄芩、山栀清泻肝火的基础上，伍用木通、车前子、泽泻使火热从小便而解；伍用当归、生地黄，养肝体，防肝阴劫伤；伍用柴胡，使寒不遏邪，肝用条达。方中木通，因含有马兜铃酸，有致肾损害之虑，现多不用，可用淡竹叶和桑白皮结合代替以清利泻热。

### （五）肝阳上亢

肝为刚脏，愈镇愈烈，故肝阳上亢证，不要一律平肝潜阳，用天麻钩藤饮、镇肝熄风汤、建瓴汤类，药用龙骨、牡蛎、珍珠母、代赭石等。此类药物虽平肝镇肝之效显著，但其重镇之性可抑遏肝用条达，反有愈镇愈烈之虑。临床治疗肝阳上亢，用药之道贵在调理气血的冲和之性，柔肝体、顺肝用，使气血调和，则上亢之阳得潜或不潜自可得平。

**1.肝阳上亢的轻重程度不同，用药的方法亦有不同**

（1）轻度肝阳上亢：头痛、目眩、胸胁胀闷等，宜用柴胡疏肝散、四逆散或丹栀逍遥散加当归、川牛膝、杭菊花。在疏肝调肝的基础上，加当归、川牛膝活血调血、引血下行；杭菊花苦辛微寒，能清肝平肝。疏肝、和血、平肝，对肝阳上亢轻者，此法多可获得较好效果。

（2）中度肝阳上亢：头胀、头痛、眩晕、面部烘热等，宜用天麻钩藤饮或羚角钩藤汤。在养肝柔肝的基础上，加用平肝潜阳之品，使上亢肝阳得息得平。

（3）重度肝阳上亢：头痛欲裂，面部烘热或潮热、性格急躁、口苦等，多见于高血压的急症和重症，此时应以先平其上亢之阳为要务。待亢阳潜镇后，再继以柔肝疏肝、调理气血法治疗。

**2.肝阳上亢证的临床注意事项**

（1）肝阳上亢，多伴有肝阴不足：阴不涵阳，肝阳才易上亢，历代平肝潜阳方中，多伍用滋阴养肝之品。即使没有明显的肝肾阴虚症状，只要舌苔不厚腻或滑腻，亦可伍用枸杞子、生地黄、白芍等，使阴以涵阳，上亢之阳易潜易平。笔者对舌质偏红、舌苔不厚腻者，即使没有少苔、舌体瘦小、脉细数等阴虚症状的肝阳上亢患者，常用杞菊地黄丸加白芍、川牛膝，同时重用方中丹皮至20克左右。取白芍养肝柔肝平肝，川牛膝引血下行、菊花清肝调肝；丹皮活血化瘀，清肝平肝。临床多有一定效果。

（2）应清热泻火：肝气郁滞、肝火上炎、肝阳上亢三者相互联系，肝气郁滞可化热化火，肝火易于炎上，炎上之火又可致肝阳上亢。因此，临床治疗肝阳上亢，除平肝潜肝外，即使没有肝火上炎的症状，如目赤、口苦、耳鸣、目胀等，亦应稍佐清热泻火药，如黄连、丹皮、黄芩等，清火（热）有助于上亢之阳的平潜。

附：胆

胆为奇恒之腑之一，储藏肝脏化生的精汁。在肝气疏泄的作用下，胆汁排泻至肠腑，促进脾胃消化，故胆中储藏精汁必得肝气疏泄方能发挥作用。若藏之太过，疏泄不及，加之本性为少阳，内寄相火，则内热郁蒸，或入血而发黄，或凝练而成石。故胆的疾患，多郁滞、多湿热。临床治疗胆相关疾病的方法，应以疏泄通调为主。和治疗肝脏疾患疏泄和养肝并重不同，治疗胆腑疾患应重在疏泄和清泻，同时结合其储藏精汁必疏泄至肠腑方为常的生理特性伍以通降胃气药，如木香、枳实、陈皮等。积滞重者，则用大黄、金钱草、郁金等。此外，胆腑郁热发黄，病邪易入血分，则须用凉血活血利胆之法，以活血清热利胆退黄。

《素问·六节藏象论》曰："凡十一脏取决于胆也。"胆主子时，少阳一气升，如初春生发之气，万物生长化收藏皆始于此，故说十一脏取决于胆。因此，临床凡阳气升发不足之证，在辨证基础上多辅以柴胡升发阳气，如补中益气汤、升阳益胃汤等。胆气一阳升，脾土清气自可随之而升。心胆气虚，胆怯易惊、心悸怔忡、失眠多梦、乏力气短者，亦可选安神定志丸加黄芪、柴胡治疗，以升举少阳之气，达到益气养神定志的目的。

## 四、脾脏虚实辨证用药

脾脏位居中焦，与胃相表里，为"太阴湿土"，主运化胃受纳的水谷，化生清气。脾之清气上输于肺，与肺中清气相合形成宗气，以司呼吸、主血脉；奉心化赤变化为血，滋养血脉；由肺气肃降，滋养先天，润泽其他脏腑；经肺气宣发，若雾露之溉，充身泽毛。水谷为有形之物，性属阴，脾脏运化水谷，需靠脾之阳气升发，故脾脏喜燥恶湿，为病多阳虚气虚，多寒湿困阻。总之，脾以升为健，胃以降为顺，脾脏的虚实用药，需时刻注重脾主运化和升清两个方面。

### （一）脾气虚

脾主运化水湿、升清，喜燥恶湿、喜温恶寒，和胃相表里，两者升降相合，燥湿相济，寒温互用，共同完成受纳运化水谷的功能。脾气虚主要表现为气不升清、水谷不运及寒湿内滞几个方面，故脾气虚，治应偏温、偏燥、偏升。温燥相合，水谷才易运化；温运升发，清气才易上升。脾气虚，应补以甘味，辅以苦温而燥，佐以淡渗。此外，脾胃为气机升降的枢纽，脾虚不运，常致升降失常，气机壅滞，肝木难行其疏达之性，故补脾又常辅理气行滞，或疏达肝气，方用四君子汤、参苓白术散、香砂六君子汤加柴胡、川芎、香附等。这里配伍柴胡，一可升举清阳，一可疏肝理气；川芎一可疏肝调气，一可调血和脉；香附疏达肝气，和柴胡相伍，疏中有升，切合肝木调达性升的特点。

《太平惠民和剂局方》的四君子汤，为补脾气的代表方。方中党参或人参，甘温入脾补气；白术味苦偏温而燥，顺从脾喜燥恶湿的特性，辅党参运脾健脾；茯苓色白甘平，质地较为松软，淡渗利湿；甘草甘缓和中。四药甘温苦燥相合，伍以淡渗化湿，配伍精妙，十分切合脾脏的特性。若水湿滞而不化，则用参苓白术散，增强淡渗祛湿；若脾气虚、湿遏气滞，则易香砂六君子汤；气虚不能升清甚或下陷，则易用补中益气汤。补中益气汤临床应用，并非待脏器下垂症状出现后才可使用，一般清阳不升，症见气短、言语无力、头昏沉、耳鸣等属清阳不升时，临床用之亦可取效。总之，补脾气，须注意甘温苦燥，辅以淡渗，顺从脾脏喜温、喜燥和恶湿的特点。兼气不升清者，佐以辛散善升的风药，如防风、柴胡、羌活、蔓荆子、桔梗等。辛散上升风药，皆可升清，非只柴胡、升麻，临床应根据疾病偏温偏寒的不同，区别选用。此外，此类药味多兼有疏肝理气的作用，肝气舒畅条达，脾胃气机则容易升降，亦有助于脾气升清。

**（二）脾阳虚**

脾胃受纳饮食水谷，在阳气蒸化腐熟作用下，清浊始分，其清者靠脾阳转输至肺，浊者靠胃腑向下传送于肠。饮食水谷其性属阴，其运化需消耗中焦阳气，因此脾胃阳虚为中焦常见证候。

脾胃阳虚（虚寒），治法和心阳虚治应温通、肾阳虚治宜潜藏不同，治应甘温守中，尤其应强调"守"，同时伍以温燥、淡渗以顺应脾喜温、喜燥、恶湿、恶寒的特性。治疗脾胃虚寒的常用方名目繁多，代表方如理中丸、小建中汤、大建中汤、黄芪建中汤等，临床需区别应用。区别应用之法，关键在于有无寒湿内滞及是否兼有气不升清。水谷不运、寒湿内滞者，应用理中丸，方中党参、白术、甘草甘温苦燥相合，补气燥湿化湿；干姜甘温守中，温振脾阳。此处不用生姜、高良姜者，以干姜守而不走，善守温中之故。若脾胃虚寒，无明显寒湿内滞，则用小建中汤或用桂枝加芍药汤，前者在饴糖、大枣、甘草及重用白芍甘酸缓中、守中的基础上，加桂枝、生姜以振奋脾胃阳气，达到守而不走，气（阳）复寒去的目的；后者去掉了饴糖的甘缓。两方虚寒无水湿内滞者皆可用之。若兼有气虚阳虚不能升清的症状，则以黄芪建中汤为宜。

脾阳根于肾阳，脾胃有赖于肾阳的温煦才能正常运化水谷。脾胃阳虚日久不复，后天不能奉养先天，常可导致肾阳不足，故临床常脾肾阳虚并存。临床治疗脾阳虚，不必等到脾肾阳虚、完谷不化时，才脾肾并补，用附子理中丸。一般脾阳虚见有手足不温、面色㿠白或无华，甚至是脾气虚日久的患者，脾肾并补，常可收到良好效果。气虚日久，笔者常用香砂六君子汤或黄芪四君子汤加巴戟天、川断、骨碎补；脾胃虚寒、水谷不运，常用理中汤、小建中汤类加淫羊藿、巴戟天、补骨脂，以先天温养后天，促进脾胃运化；脾肾虚寒，即使没有完谷不化见症，临床亦可用附子理中丸。只是附子大辛大热大燥，待阳气稍复后，即应改为巴戟天、仙茅、补骨脂等温而不燥之品为宜。盖肾阳为元阳，一身阳气之根本，肾阳蒸腾、温养脾胃，脾胃才易发挥运化腐熟水谷的作用。

### （三）脾胃同病

脾胃生理上升降相因、燥湿相济、寒温相和，病理上亦相互影响。脾气不升，则胃气难降；寒湿困脾，胃阳亦难以受纳腐熟水谷。故临床常脾胃同病。脾胃同病施治之法，应注重升降、燥湿、寒温等方面，不可偏执一端，这就决定脾胃同病常采用补而兼通、温而兼清、补而兼利、升降相因等治法。

**1.补而兼通** 脾胃之气，贵乎升降调达，最忌壅滞，但脾胃气虚又非温补不能使其恢复运化水谷功能，故补脾胃需补而兼通，即以补益为主，佐以通降之品。脾胃虚滞者，宜于平补之中略佐行气之品，方如异功散、香砂六君子汤等；若脾虚湿困者，可于甘温补脾之中佐以苦温燥湿和淡渗化湿，方选参苓白术散、香砂六君子汤等。即使单纯脾胃气虚之证，亦应于补剂中略加通降，以达到补而不滞的目的，如四君子汤方中用茯苓，即是此意。

**2.温而兼清** 脾胃之病，纯阳虚、气虚、虚寒者较为少见，每多寒热夹杂，或阳虚之中兼有郁热，或为整体阳虚，局部热瘀，或寒湿久郁生热，仍以寒湿为主等。凡此均宜以温热药为主，少佐清透之味，药用干姜、吴茱萸、良姜、荜茇、桂枝等为主温阳散寒，稍佐黄连、蒲公英、连翘等其中一二味药清透郁热，方选连理汤、乌梅汤等。即使是单纯脾胃阳虚之证，亦多应于大剂温补之中，稍佐清透之品。

　　胃为多气多血之腑，易于郁滞留热、积热、化热，出现湿滞蕴热、郁滞或瘀滞化热，但其蕴热、郁热，虽有阳热之性，却无阳热之用。中焦郁滞之热多为气虚、阳虚基础上的郁热，热为标，本仍为中焦阳虚、气虚。水谷失其运化，郁而化热，表现在舌脉上，多有如下特点：①舌淡体胖大，有齿痕；②舌苔薄白或白腻、滑腻，舌苔嫩黄、薄黄，浮于舌苔表面；③脉弱或濡缓，或弦细无力。此时治疗切勿过用苦寒，即用苦燥而寒药如黄连、黄芩、栀子等，以免更伤阳气，遏止郁热不得疏散，应在甘温苦燥的基础上加清透郁热药，如香砂六君子汤或理中汤加薏苡仁、连翘等，或轻用黄连3~5克伍于甘温苦燥的方中。

　　**3. 补而兼利**　脾胃亏虚，需用甘平或甘温而补，佐以淡渗，以取补而不碍胃，淡渗而不伤气，复其脾胃气机升降气化之用。临床治疗脾胃气虚，常选用健脾淡渗之品以助其运化，如参苓白术散中茯苓、薏苡仁。即使治疗脾胃阴虚的沙参麦门冬汤，也用白扁豆健脾淡渗化湿，其意皆在补而兼利。然脾胃本虚，补益为正治，淡渗乃为顺从脾胃特性而设，故脾胃气虚、阳虚辅以淡利，需以利不伤正为原则，选药如白扁豆、白茯苓、车前子、赤小豆、玉米须等，不应选用泽泻、木通、防己等苦寒利水伤阴之剂，以免劫伤正气。

　　**4. 升降相因**　脾以升为健，胃以降为和。治脾气（阳）虚病证，当以甘温升清为法，但脾升有赖于胃气的和降。脾气不运，清气不升，胃气和降亦无从体现。因此，补脾当于甘温升清剂中加和降之品，如半夏、苏梗、陈皮等，但此处的和降之品剂量应小，且不宜应用生枳实、槟榔、沉香等沉降之品。若用枳实，可考虑用麸炒枳实少量应用，以减弱其沉降之性。降之太过，则碍脾气上升，即脾气亏虚不甚兼有气滞的患者。补脾升降相因的代表方六君子汤，方以四君子汤温升脾气，佐二陈汤和降胃气；再如甘温补气升阳的代表方补中益气汤，也在大剂补脾升阳基础上，加陈皮和降胃气，以达欲升先降的目的。治胃腑病证以和胃通降为主，亦需佐健脾升清药，如《内外伤辨惑论》的枳术丸（枳实、白术），主在调理胃气塞滞，方以枳实通降胃气为主，佐白术温升脾气。再如苏叶黄连汤、半夏泻心汤，皆体现了寒温并用、升降相因配伍的方法。需要注意的是，脾脏病证的治疗以升清为主，胃腑病证的治疗以和降为主，但皆需升降相因配伍，才可顺从脾胃脏腑的特性，达到调节脾胃受纳运化的目的。

## 五、肾脏虚实辨证用药

肾脏位于下焦，藏先天之精，内含元阴元阳，但肾脏需吸纳肺、脾二脏传化的水谷精气，在肾阳蒸化作用下，转化为肾精，充养元阴、元阳。元阴、元阳分别转化为阴、阳二气，推动五脏六腑发挥生理功能。此外，肾脏在气化后天水谷之精补充肾精的过程中，会产生大量浊气，此浊气储藏于膀胱，在肾气推动下定时排出体外。故《素问·上古天真论》曰："肾者主水，受五脏六腑之精而藏之，故五脏盛，乃能泄。"

肾精充沛，不仅可使五脏精气正常化生，而且在维持机体生命活动过程中具有重要作用。《素问·五脏别论》曰："所谓五脏者，藏精气而不泻也，故满而不能实；六腑者，传化物而不藏，故实而不能满。"五脏的生理特点是化生和贮藏精气，肾藏精是这一生理特点的代表。它藏先天之精，又受五脏六腑之精而藏之，内含元阴元阳，五脏六腑之阴非此不能滋，五脏六腑之阳又非此不能发，对全身脏腑组织器官起着滋养、温煦、推动作用。五脏六腑病变，迁延不愈，皆可导致脏腑之精化生不足，不能入肾而藏之，久病"及肾"，导致元阴元阳亏虚。

肾主生精、藏精，精气宜藏不宜泄。久虑久思耗气伤精，或房室不节耗伤肾精；或久劳过劳，或久病多病，皆可使肾脏失其秘藏之职，耗散肾中精气。肾脏精气，随生随用，藏之不足，则元阴元阳生成乏源，无法推动脏腑发挥正常生理功能，故肾脏以虚损病证为多。

### （一）肾精虚

肾主生精并藏之，用以化气生神。肾精为生命的本源，是人体生长发育的基础。随着人体的发育，肾中精气逐渐充沛，遂出现发长齿更，天癸渐至，女子"月事以时下"，男子"精气溢泄，故能有子"。肾精虚与肾气虚不同，肾精一主生殖，二主化气生神，故肾精虚主要为滋养、秘藏不足，表现为腰膝酸软，神疲健忘，早夭短寿，性功能减退，男子精少、阳痿、遗精、滑精、早泄，女子"天癸"早竭、不孕、须发早白等；肾气虚则主要表现为气化功能不足，常见倦怠无力，面色㿠白，小便频多、清长，遗精早泄等。

填补肾精，草木之品往往难取佳效，多采用血肉有情、味厚滋腻之品，选药宜鹿角胶、紫河车、鹿茸等。肾精亏虚时，往往兼有阴虚或阳虚，填补肾精应根据兼有阴虚、阳虚的不同，选用滋阴清热或温养肾阳之品。就临床而言，肾精亏虚兼见阳虚、气虚者多见，代表方药如《诸证辨疑》河车大造丸（紫河车、人参、熟地黄、杜仲、天冬、麦冬、龟甲、黄柏、茯苓、牛膝）。无相火旺、骨蒸潮热者，可去方中黄柏、龟甲；偏于阳虚者，宜加鹿角胶、巴戟天、鹿茸等以温补肾阳。此外，肾精虚时，常有阴阳俱损，一方面形体消瘦、神衰易疲、舌红少苔，同时又畏寒怕冷、下肢尤甚、大便清谷不化。此时用药宜温润平和，阴阳平调，切不可急求其功，滥用温补之品，宜五子衍宗丸配伍补脾和胃之品，补后天以资先天，缓缓图之，此即"补肾不如补脾"之意。

### （二）肾阳虚

肾为水火之宅，主秘藏，内寄元阴元阳，因此补肾阳不同于补心阳重在温通，亦不同于补脾阳重在守中温运，补肾阳需阴（水）中求阳，即在大剂量滋肾补阴的基础上，稍加温阳药，如附子、桂枝等。附子、桂枝一定要小量应用，笔者常用剂量为滋肾阴药的 1/5～1/4，以微生少火。量大则易动肾火、相火，导致壮火食气。代表方如八味肾气丸，即在六味地黄丸的基础上稍加附子、肉桂。关于肾气丸是补肾气还是补肾阳，历代皆有争议，笔者认为此方代表了补肾阳的一种方法，只是补肾阳不如右归饮、右归丸作用强而已。尤其是右归丸，在甘温填精补肾的基础上，又稍加附子、肉桂，补肾阳作用更著。

此外，肾阳虚偏于功能不足者，如性功能低下、冷淡，倦怠恶寒等，补肾阳可在补元气和填补肾精的基础上加助阳药，如人参、黄芪、熟地黄、山茱萸配伍肉桂、制附子、巴戟天等。在补肾填精的基础上，加温润不燥的药物，如淫羊藿、巴戟天、菟丝子、鹿角霜等，亦是温补肾阳的常用方法，阳虚不甚明显者可用之。

### （三）肾阴虚

肾阴不足，阳易妄动，肝阳易亢，故补肾阴当用"动者，治之以静"之法，予以静药（滋阴柔润药）。但滋阴柔润之药品性多滋腻，易壅塞中焦气机，遏抑肾中阳气升发。肾阳为一身阳气之源，肾阳被遏，中焦阳气不展，药食不化，纵用味厚滋阴之药，亦难化肾阴。故补肾阴之法，一要阳中求阴，滋阴而不碍阳；二要稍佐清虚火、清相火，助滋阴药纳涵亢动之阳。虚火清，热不内扰，则阴液易于内守。补肾阴的"阳中求阴"之法，不能理解为在补阳药中佐以养阴药，这里的阳中求阴，有两方面的含义：①在滋补阴精的药物中配伍醒脾运脾药，补不碍脾胃，促进气机运化，气以化阴；②在滋补阴精的药物中佐以辛甘淡渗药，渗泄下焦湿浊。《素问·至真要大论》曰："辛甘发散为阳，酸苦涌泄为阴，咸味涌泄为阴，淡味渗泄为阳。"此为中药性味阴阳属性归属的基本原则。厚腻药味伍以辛甘淡渗，则在填精滋阴中有阳气升发之机。阳气升发，阴液才有化源。所以古人补肾阴方中，每用茯苓、丹皮、泽泻等，以助阳气升发。代表方如左归饮、六味地黄丸等，皆用茯苓，以取其平淡渗利之性，助阳气升发化阴。

在补肾过程中，还要注意以下几点。

**1.敛精固肾** 肾主藏精，宜秘藏而不泄。无论补肾精、肾阳、肾阴，皆应适当加收敛固肾药，如锁阳、金樱子、桑螵蛸、五味子等。

**2.醒脾理气** 补肾药多味厚滋腻，碍脾滞胃。补肾填精、滋阴时，应佐以砂仁、陈皮、茯苓、薏苡仁等醒脾理气，甚至稍加焦山楂、炒麦芽、神曲等消食运脾药，助脾胃运化水谷精微，以后天奉养先天。已故名老中医岳美中教授，在滋补肾精时，喜用熟地黄、砂仁这一药对，取砂仁芳香醒脾化浊之用，助熟地黄填精生髓，同时制约熟地黄滋腻，值得效仿。

**3.温化寒饮** 温肾不只阴中求阳。肾阳主生殖，主化气行水，主温运四肢百骸，肾阳虚又易致寒侵经脉，故肾阳虚临床症状变化多样。肾阳虚不能化气行水，水气内停或上泛凌心，水肿喘息、心悸不得卧者，或肾阳虚寒凝经脉，四肢逆冷者，临床则不宜仅用阴中求阳或甘温补阳之法，应辛温助阳，化气行水，温散阴霾。水气不化者，宜用真武汤合苓桂术甘汤；寒凝经脉者，宜用黄芪桂枝五物汤加附子。水气化、阴霾散后，再用阴中求阳，或甘温助阳之法，缓图治本。

**4.坚阴交通心肾** 肾阴（精）宜闭宜藏。肾阴虚，一不能内守；二不能涵阳，易致虚火妄动，上扰于心，致心神不宁。故补肾阴宜佐以苦寒坚阴，交通心肾。坚阴用黄柏、知母；交通心肾用远志、茯苓、菖蒲。阴液坚于内，虚火不内扰，肾阴才易滋易补。

**5.通泄肾浊** 肾为水脏，主一身气化，在气化水液、化生精气过程中，也产生大量浊邪。这些浊邪正常时蓄于下焦，定时排出体外；或随气化，浊中清者再次升发。若肾气不足，则肾中浊邪蓄积，更碍肾脏气化。此时，治疗应在补肾基础上，辅以泄浊。泄浊不仅限于简单的利尿。肾中浊邪，深伏下焦，黏腻难化，除致小便不利外，还易滞于经筋骨骱，或致瘀血积于下焦，或致肠腑不通、浊毒积滞。因此，应根据病位不同，因证治之。小便淋漓不畅者，可在补肾固精基础上，配伍淡渗泄浊药，代表方《医学入门》五子衍宗丸，方用枸杞子、菟丝子、覆盆子、五味子补肾养阴固精，车前子淡渗泄利。此处车前子不仅用其通利小便，还有泄浊以助肾脏气化之意；肾脏未气化，浊邪蓄积下焦，小便不利甚者，可易用济生肾气丸和四苓散补肾化气、利水泄浊。肾脏浊邪留滞经筋骨骱者，宜根据偏阴虚或阳虚的不同，分别在滋补肾阴或温补肾阳基础上，加穿山龙、青风藤、豨莶草、络石藤等治之。肾脏气化不足，浊毒积滞肠腑者，可用补肾方药合承气汤类以补肾通腑泻浊；瘀血留滞下焦者，可用补肾方药合抵挡汤以补肾化瘀泄浊。

## 六、古代医家脏腑阴阳虚实治法释义

历代医家不断总结临床实践，形成了众多具有特色的诊疗经验和有效方药，但由于著述浩繁，给后人学习带来困难。因临床疾病复杂多变，各家学术经验有相互补充者，亦有相互抵牾者，但皆对临床遣方用药有一定的指导价值。

### （一）虚证治在肺、脾、肾

汪绮石《理虚元鉴》指出："理虚有三本，肺、脾、肾是也。肺为五脏之天，脾为百骸之母，肾为一身之根，知此三者，治虚之道毕矣。"肺为五脏之天，一言其位置最高，为清虚之所，易受外邪；二言肺主气，宣发肃降，若雾露之溉，以荣养五脏。一旦肺气宣肃失常，则清气不能荣养五脏。脾主运化水谷，以化生气血，为后天之本，为水谷清气化生之源。水谷清气充养四肢百骸，故称脾为百骸之母。肾为水火之宅，内寄元阴、元阳。元气是生命之本，是生命之源，元气充则体健，元气亏则百病丛生，元气耗尽则死亡。由于虚劳病多为脏腑阴精受损基础上的气血化生障碍，肺脾肾三脏与阴精化生密切相关，故汪氏称其为理虚三本。但补肺、补脾、补肾的用药方法因各脏的特性不同而明显不同：肺为娇脏，补之应轻，应甘平而润，注意肺之宣降，用药如麦冬、沙参、紫菀、太子参、川贝母等，且勿辛温或甘温补之太过；脾主运化，喜温恶寒，喜燥恶湿，补之应甘温守中，用干姜、党参、炙黄芪等，守而不走，促进腐熟运化水谷；肾为水火之宅，主藏精和气化，用熟地黄、山萸肉、菟丝子、枸杞子、巴戟天、鹿茸等味厚质重敛藏之品，同时注重阴中求阳、阳中求阴。

### （二）五脏之虚，穷必及肾

《景岳全书》曰："虚邪之至，害必归阴，五脏之伤，穷必及肾。"指五脏六腑虚损疾患，日久必累及于肾，导致肾脏精气虚损。"肾者，受五脏六腑之精而藏之。"肾中所藏精气，在肝气推动下，疏泄于脏腑，即"疏泄以时，则五脏六腑相续不绝"。五脏虚损，不能充养肾中精气，一方面导致肾精亏虚，另一方面五脏六腑也不能得到肾精的滋养。《景岳全书》又曰："肾水亏，则肝失所滋而血燥生。肾水亏，则火不归元而脾痰起。肾水亏，则心肾不交而神色败。肾水亏，则盗伤肺气而咳喘频。肾水亏，则孤阳无主而虚火炽。"故治疗各种虚证，尤其是病情日久不瘥者，应在调补相关亏虚脏腑的基础上，兼以补肾，使气血生发有源。但补肾之药多味厚滋腻，应配伍调和脾胃、升降气机之品。元精、元气充沛，升发滋养五脏六腑，各脏之虚自易向愈。

### （三）气有余便是火

朱丹溪《格致余论》倡导的"气有余便是火"，继承了刘完素"六气皆可化火"的理论，将火热致病的病因病机扩展至内伤病的范畴。"气有余便是火"，指局部或全身阳气偏盛，表现为局部或全身的各种火热症状，如由于阴精不足，阴不敛阳，火热炎上引起的头痛、目赤、咽痛、牙龈肿痛等；五志、七情过极，气机郁滞，出现脏腑经络之气有余，表现为肝火、胆火、胃火、心火等。《素问·至真要大论》十九条病机中，属火者有五，属热者有四，五脏各居其一，其他有五。可见诸病火热为多。风寒暑热皆能化火，气机升降失常，痰、瘀、湿、水饮积聚皆可蕴而化热生火。火性主升、主动，阴者主静、主藏，故天地生生不息，全靠阳气升发，而升发太过，或升发郁滞，皆可化火，或亢害致病，或伤阴耗气致病，百病油然而生。治疗火热之证，虚火者，注意阴以涵阳，使阴阳和合；实火者，注意以下几个方面：①"火郁发之"，上炎上亢的实火，在清泻同时，应注意疏达升降气机；②火热和其他病邪相互胶结，如湿邪、瘀血、痰浊等，治疗首要方法应使邪祛火（热）孤，在化湿、活血、蠲痰的基础上，佐以清泻之品；③注意使火热之邪有出路，或从卫表透邪，或从大小便泻火，或在上者，因而越之，采用吐法去邪。因脏腑病位和火热病邪的轻重不同，分别施以不同治法方药，达到邪祛正安的目的。

### （四）营卫调，经络和

《素问·逆调论》云："营气虚则不仁，卫气虚则不用，营卫俱虚则不仁且不用。"此即肢体麻木失用之谓也。营气源于水谷之厚者（精微），合于血脉，故循脉输布于脏腑，荣养经络；卫气源于水谷之薄者（清气），其性慓疾滑利，循行肌腠皮肤分肉之间。营气和卫气运行正常，则经络通畅，无肢体麻木失用之患。若营亏卫虚，风、寒、湿三气乘虚而入，营卫运行失常，血脉运行滞涩，则发生肢体麻木失用之患。王清任云："血气衰半，则有半身麻木，若麻在左责风邪与血少，麻在右责气虚与湿痰，因左右乃阴阳之道路，肝从左升，肺从右降，肝藏血而肺主气也。"临床常见肢体麻木不仁，须防中风者，此因血脉营卫之气不和，经脉气血空虚，邪风必因虚而乘之。因此肢体麻木失用一症，虽多为挟实邪为患，但莫不因经脉营卫亏虚，邪得乘虚而踞之。此类病证，临床治疗应注重调和营卫。此处的调和营卫，并非限于《伤寒论》太阳中风桂枝汤，养血活血、温阳活血、益气活血、宣痹通阳活血等，皆属于调和营卫治法，关键在使经脉营卫之气调和。《伤寒论》太阳中风桂枝汤不应认为只能调和营卫，治中风汗出，其亦属调和血脉之法，方中桂枝温通血脉阳气，以运血行；白芍补阴敛营，使阳气含于血脉之中，两者相伍，以达血脉调和目的，后世调和血脉之法多在此基础上加减。《金匮要略》黄芪桂枝五物治疗营卫虚弱、肌肤麻木不仁，或肢节疼痛之血痹，也为调和营卫之法，为在桂枝汤基础上，加黄芪、当归以促进营血运行。

### （五）治痰先治火，治火先养阴

此出自《张氏医通》，是论述痰火所致疾病的治疗方法。张路玉认为：

"痰火者，精髓枯涸于下，痰火上行，有形之痰，无形之火，交固于中。良由劳思伤神，嗜欲伤精，加以饮食不节，血肉之味，蕴酿为痰，为火，变动为咳，为喘。平居无恙之时，贮积窠囊之中，或时有所触发，则冲膈透膜，与潮水之泛滥无异。观其外显之状，颇有似乎哮喘，察其内发之因，反有类乎消中，消中由阴邪上潜，摄之可以渐瘳。哮喘由表邪内陷，温之可以暂安，此则外内合邪，两难分解，温之燥之，升之摄之，咸非所宜。"张氏认为痰火的产生与肾精亏虚关系密切，同时存在外邪内陷，诊断之难在于痰涎上涌，类似湿痰，医者极易误诊。治疗之难在于疏散外邪的疏散之品易耗伤肾阴，补肾阴则易致外邪留滞。为此，张路玉创制玉竹饮子（玉竹、茯苓、甘草、桔梗、橘皮、紫菀、川贝母、生姜）治疗痰火咳喘。本方以二陈汤疏理脾肺气机，使气顺痰化；加玉竹、紫菀、贝母养阴润肺、化痰止咳；同时，本方水煎蜜炼收膏，用蜂蜜增加润养之功。若气虚加人参；虚火上炎加肉桂；客邪加细辛、豆豉；咽喉不利唾脓血，加阿胶、藕汁；头额痛加葱白；便溏用伏龙肝煎汤，澄清代水煎服；气塞，临服加沉香。此方看似平淡，实则寓有深意，切中阴虚痰火的病机：本为阴伤，标为痰火，复有外邪引动，因此治疗重在养阴、理气，而不是重剂苦温燥湿化痰。方中主药玉竹补而不腻，不寒不燥，有"清热润肺、滋养气血、补阴而不敛邪，且可除风热"之效，阴虚痰火或兼有外邪者皆可用之。赵献可治疗阴虚痰火证，常用补北（水）泻南（火）方法，认为滋其阴，即所以降火，常用六味地黄丸补肾养阴，使阴复痰火自化，但缺少理气化痰，终有碍邪滞邪之虑。《景岳全书》金水六君煎，由当归、熟地黄和二陈汤组成，治疗肾阴虚喘逆多痰，和张路玉的玉竹饮子相互参照。津血同源，痰涎为津血不归正化所致。脏腑亏虚，气不化精，则血气败坏化为痰涎，但和痰浊阻肺或脾失健运、痰湿内阻毕竟不同。前者咳喘虽可有苔腻、苔滑，但痰多带咸味，难咳，或伴咽干口燥，自觉口咸等；后者咳喘伴有苔腻，多容易咳出，量多，脉弦滑或缓弱。临证应详加辨识。

### （六）治湿不利小便，非其治也

湿为阴邪，其性重浊、趋下，治疗应顺势采用利小便之法。《素问·至真要大论》云："湿淫所胜，平以苦热，佐以酸辛，以苦燥之，以淡泄之。"将利小便作为治疗湿证的主要方法。唐代王冰注释时称"治湿之病，不下小便，非其治也"。

"治湿不利小便，非其治也。"其意为治湿滞病证时要因势利导，通过利小便达到渗湿利湿的目的。雷少逸认为，凡湿"在里宜渗透，治里湿而通利州都法，渗其在里之湿，从小便而去也"。对于脾失健运，水湿内滞者，尤应淡渗通利，可用茯苓、车前子、泽泻之属，代表方如《时病论歌括新编》通利州都汤（茯苓、泽泻、苍术、车前子、通草、滑石、桔梗）。方以茯苓、泽泻利水，苍术芳香化湿，车前子、通草、滑石甘淡渗湿，桔梗升提气机。

利小便虽为治疗水湿留滞为患的一个重要方法，但湿邪感人的病位不同，脏腑不同，治疗的方法也应有所侧重。上焦者，治疗重在宣化，三仁汤和甘露消毒饮类；中焦者，治疗重在辛开苦降，畅达气机，平胃散、半夏泻心汤类；下焦者，重在渗利小便，四苓散、滑石散类。同时结合水湿病邪的兼夹从化（热和寒）治之，临床方可达到治疗目的。

### （七）上燥治气，中燥增液，下燥治血

"上燥治气，中燥增液，下燥治血"。原为外感秋燥初、中、末期的治疗方法，但对治疗内科杂症亦可采用此法。所谓上燥治气，是指燥证在上焦初起阶段，燥热之邪伤及上焦肺阴或内伤杂病郁而化热，出现口干咽燥者，治宜辛凉甘润、清肺润燥，方如清燥救肺汤；中燥增液，是指燥证中期，燥热之邪或脾胃食积、痰湿化热损伤胃肠津液，出现口干、大便干结者，治宜甘寒濡润、清胃润燥，方如增液汤；下燥治血，是指燥证后期，燥热之邪或内伤积热损伤下焦肝肾，出现肝肾阴血亏虚、血络滞涩者，治宜甘寒、咸寒之品滋补肝肾，辅以凉血散血、活血通络。治疗肝肾阴虚、燥伤血络导致的血瘀诸症，方用六味地黄丸、左归饮配伍丹参、赤芍、川芎等治之；热邪留滞甚，潮热、手足心热者，方用知柏地黄丸配伍皆丹参、赤芍、郁金等治之。

### （八）善治痰者，不治痰而先治气

《丹溪心法》云："善治痰者，不治痰而治气。气顺则一身之津液亦随气而顺矣。"《类证治裁》云："饮唯停蓄肠胃，痰则随气升降，遍身皆到，在肺则咳，在胃则呕，在心则悸，在头则眩……变幻百端，昔人所谓怪病多属痰，暴病多属火也。"所谓治气者，目的是恢复气机升降。气机疏畅条达，全身津液气化输布正常，不治痰而痰自可蠲化。

脏腑气机升降失调，水津失布，是津液停蓄化痰的前提：如肺气失宣，水不输布，则气壅为痰；肝气郁结，疏泄失职，则气滞成痰；脾失运化，水不转输，则水湿停聚凝而成痰；肾气虚衰，气化失职，则水泛为痰；三焦壅滞，气化失司，则气结生痰。可见，痰的产生无不与气机升降出入失调密切相关。因此，治痰所致的相关病证，应始终注意脏腑气机的升降出入：痰在肺者，重在气机宣降；痰在脾胃者，重在气机升降；痰在肝肾者，重在气机的升化。

### （九）太阴湿土得阳始运，阳明燥土得阴自安

脾胃共为后天之本，胃属戊土，脾属己土。太阴己土（湿土）得阳始运，阳明戊土（燥土）得阴自安。这一特性决定了脾胃的发病机制和治疗用药方法的不同。李东垣治疗脾胃疾病，偏于脾而略于胃，认为脾气升清是关键，多用甘温升阳化湿的方剂，如补中益气汤、升阳益胃汤、升阳除湿汤等。叶天士提倡胃阴虚之说，认为"胃易燥，性喜柔润"，"胃主通降"。因先天精亏津少或后天失于调摄，或外感温热、燥邪，或情志过极化火伤阴，或误用汗、吐、下法伤津，皆能损伤胃阴。叶氏治疗胃阴虚，强调"非用辛开苦降，亦非苦寒下夺以损胃气，不过甘平或甘凉濡润以养胃阴"，深值临床体味。

此外，胃阴伤失其通降，水谷受纳转化失职，聚生痰浊；胃燥津亏，燥火循经上犯肺金，亦可灼津为痰。此时治疗应甘凉平润、濡养胃阴、培土生金，以治生痰之源。世人多遵"病痰饮者，当以温药和之"，畏惧甘寒阴柔之品，殊不知胃阴津耗伤，亦可化火生痰，临证患者可见口干渴、舌红、舌苔少或镜面舌、大便干等，采用甘寒养胃生津，使虚火不上刑肺金，则痰可化可去。

### （十）治脾以理气为要

脾主运化水谷，精微上输于肺，水精四布，五经并行，这一生理过程依赖于脏腑气机的升降正常。若中州气机郁滞，斡旋失职，则胃中水谷之厚浊者不能降，脾中之轻清者不能升，何谈"水精四布，五经并行"？张山雷根据脾主运化、升清的生理特点，认为脾以大气周流为要，治脾以理气为先。人身脏腑之气，宜走而不宜守，走则疏达，守则郁滞。善治气者，必求其升

降和合，周流有序。因此，张氏强调治疗脾脏病用药宜理气助其运化、调理升降为主，不宜壅滞，认为人参、甘草滋腻之质，补养有余，运化不足；枳壳、豆蔻仁、乌药、香附、益智仁、橘叶、佛手、佩兰等芳香宣散，醒胃有余，运化不足。滋养和芳香辛散有机配伍，方可达到调理气机、行气运脾的目的。

### （十一）陈莝去而肠胃洁，癥瘕尽而荣卫昌

此句出自叶天士《临证指南医案》，是对攻逐祛邪法应用的概括。攻逐不仅包括泻下肠胃积滞，还包括下焦壅塞之瘀血和痰浊。若属饮食所伤，嗳腐食臭而腹痛者，应治以消导，用枳术丸或二陈汤加神曲、麦芽、莱菔子、山楂等消食化积之品。腹痛实证，燥结痞满者，根据其偏燥结和偏痞满的不同，选用《伤寒论》三承气汤。"通泻则痛随利减"，塞者利而闭者通，胃肠和降则腹痛自止，此即所谓"陈莝去而肠胃洁"。《素问·天元正纪大论》"土郁夺之"，亦此之意。郁而化热、因热而痛者，可加山栀、川芎，泻郁滞中的火热之邪。若热厥心痛，时作时止，日久不愈，以金铃子散加黄连、荔枝核、枳实清热散结止痛。若为有形之血瘀痰浊互结，成癥成瘕，气血败坏，则宜散之逐之，用抵挡汤或大黄䗪虫丸散结逐瘀，且不可一味甘缓温补。有形之癥瘕去，气血化生如常，则可达"癥瘕尽而荣卫昌"的目的。

### （十二）湿痹阻遏经络气血，宣降肺气使气化湿化

吴鞠通将痹证总结为"寒热两条，虚实异治"，认为"寒痹势重而治反易，热痹势缓而治反难"。热痹治疗之难，在于此热为湿中生热，"徒清热则湿不退，徒祛湿则热愈炽"。气机为湿热阻滞，治疗贵在宣通，"肺主一身之气，气化则湿亦化"。《温病条辨》《吴鞠通医案》中众多的治痹方都以杏仁作为开肺要药，如治湿痹的宣痹汤，由防己、杏仁、滑石、连翘、山栀、薏苡仁、半夏、晚蚕沙、赤小豆组成，临床见症为舌色灰滞，面目萎黄，病机为湿中蕴热，病在经络。方中防己祛经络之湿邪，杏仁开宣肺气，连翘清解气分之热。另如治寒湿痹的杏仁薏苡汤，由杏仁、薏苡仁、桂枝、生姜、厚朴、半夏、防己、白蒺藜组成，亦用杏仁宣降肺气。《吴鞠通医案》中反复强调："痹证总以宣气为主，郁则痹，宣则通也。"

《吴鞠通医案》中还可见另一类痹证，不但有肢体、关节等酸楚、重着、麻木，还有心悸、短气、咳喘、腹胀满、呕吐、胁下牵引作痛，肢浮肿，小便少、脉弦等痰湿内停、三焦不能气化的症状，此为痰浊夹湿邪致痹。此类病证由于日久病深，涉及五脏，治疗较难。针对此类病证，吴氏认为"实者单病躯壳易治，虚者兼病脏腑夹痰饮腹满等证，则难治矣"。实者，痰饮留滞，泛溢于四肢、躯壳引起身体沉重疼痛肿胀，与一般的风寒湿痹、湿热痹治法基本相似，故易治；虚者病及脏腑夹兼痰饮腹满，非单病皮肉经络之躯壳，治疗不仅应宣化经络肌腠湿邪，还应根据虚实寒热调理脏腑气血，蠲化痰饮，故难治。临床可用《吴鞠通医案》木防己汤（生石膏、桂枝、木防己、杏仁、生香附、炙甘草、苍术）合外台茯苓饮、金匮肾气丸、苓桂术甘汤等化裁，温阳化饮、宣化湿滞、内外同治，缓缓图之。

### （十三）上焦之瘀多热，下焦之瘀多寒

近代医家何廉臣对王清任的活血化瘀方剂进行筛选分类，认为消一身经络之瘀血，宜用身痛逐瘀汤；消上焦血府之瘀，宜血府逐瘀汤；消中焦膈下之瘀，用膈下逐瘀汤；消下焦少腹之瘀，用少腹逐瘀汤；消头面官窍之瘀，用通窍活血汤。临床应根据全身各个部位的阴阳气血运行特点不同，活血化瘀同时配伍不同寒热属性的药味。他认为"上焦之瘀多阳热，下焦之瘀多阴凝"。上焦处于阳位，故气血瘀滞上焦多因热邪所致，亦多郁而化热，治疗当以凉血散瘀为主，血府逐瘀汤中生地黄、赤芍、桔梗、柴胡皆可清热散热，故适用于上焦血瘀；下焦属于阴位，故气血凝滞多为阳气不能温煦或寒邪凝滞，故治疗宜温阳散寒，用少腹逐瘀汤，在活血化瘀的基础上配伍干姜、小茴香、肉桂温阳散寒。

### （十四）治肝疏而宜升，治胃和而宜降

肝为脏，主疏泄，气升则达；胃为腑，主受纳，气降则顺。二者与情志的关系皆十分密切。七情不及或过极，均可导致气机郁滞，罹肝横逆犯胃。《临证指南医案》云："肝为起病之源，胃为传病之所。"此是对肝胃不和病机传变的概括。若肝气犯胃致胃气上逆，则出现脘腹胀满、呃逆、纳谷不馨等，《临证指南医案》认为其病机为"胃气不降，阳气自滞……肝木横逆，疏泄失司"；若肝火偏旺，克伐胃土，致胃气上逆，则出现呕逆吞酸、胃脘

胀痛不已等。肝气犯胃致胃气上逆者，治以疏肝升肝和胃，方用柴胡疏肝散加减；肝郁化火、横逆犯胃者，治用清肝疏肝和胃，方用丹栀逍遥散加减；肝郁化火伤阴者，治用清肝柔肝和胃，方用一贯煎合左金丸加减。治疗始终注重"肝用宜疏宜升，胃用宜通宜降"，调理肝胃疏泄通降的失衡，多可收到良好效果。

# 第二讲
# 心血管系统疾病遣方用药方法

## 一、冠心病心绞痛

冠心病心绞痛是指冠状动脉粥样硬化狭窄，或在此基础上血栓形成、血管痉挛导致心肌缺血、缺氧而引起的心脏病，属于传统中医"胸痹""心痛""真心痛"和"卒心痛"的范畴。"心痛"一词最早出现在《山海经》，此后马王堆医书及《黄帝内经》皆有论述。以胸痛症状为主要表现的西医疾病甚多，除冠心病外，肺系疾病、胸壁胸膜疾病、消化系统疾病等也可出现胸痛。冠心病稳定型心绞痛和急性冠脉综合征心绞痛的不同发病症状，古代文献中亦有相似描述。如《诸病源候论》云："久心痛者，是心之别络为风邪冷热所乘痛也，故成疾不死，发作有时。"此记载与稳定型心绞痛的发作方式相似。《黄帝内经》记载了厥心痛，其胸痛的特点为"痛如锥刺心……去真心痛一间耳，手足逆而通身冷汗出……亦主旦发夕死"，似与急性冠脉综合征相类似。传统中医在长期临床实践中，对胸痹心痛治疗积累了丰富的经验：宋朝《太平圣惠方》应用芳香温通和活血化瘀药物治疗胸痛；明代王肯堂指出"治诸般心痛，以开郁行气为主，此其要法也"，主张行气开郁治疗心痛；张景岳提出"肾虚羸弱之人，多有胸胁间隐隐作痛"，主张补肾治疗心痛；喻嘉言倡导"大气论"，反对用木香、三棱等行气破气之品，认为胸痹当以温复胸中大气为主；叶天士认为久病入络，倡导用虫类药搜剔、活血通络；王清任创血府逐瘀汤治疗"忽然胸痛"，其描述的症状与冠心病心绞痛的突然发作相似；清代林佩琴擅用辛滑温通法治疗胸痹，意使其"旋转上焦清阳，疏利膈间痰气，不与胸痞结胸等症混合，则得之矣"。

关于冠心病心绞痛的病机，《金匮要略》指出："阳微阴弦，即胸痹而痛，所以然者，责其极虚也。今阳虚知在上焦，所以胸痹心痛者，以其阴弦故也。"《金匮要略》关于胸痹心痛"阳微阴弦"病机的认识，至今对临床治疗具有重要的指导意义。"阳微",为胸阳不足;"阴弦",指阴邪痰浊凝滞胸中。此处的阴邪,不能简单认为是"寒邪",还包括痰饮、瘀血、寒凝等,但总以有形之邪郁滞为主。因此,冠心病心绞痛的治疗或活血,或祛痰,或化饮,或温通,或疏达郁火,总以宣通为主,此即为通阳。仲景虽认为阳微,责其极虚,但在胸痹心痛篇中除人参汤外,大都用宣阳通痹之法,以瓜蒌薤白类方为主进行治疗,说明仲景认为"阴弦"是主要病机,凝滞的阴寒之邪得以宣散,则胸阳可复,邪去则胸痹心痛可解。"阳微阴弦",可认为是对冠心病心绞痛病因病机的概括。随着疾病的演变,耗气伤阳,病机可转变为以正虚为主,故仲景又立人参汤,以补气温化中焦寒湿,促进血脉运行。后唐宋承仲景之意,多以芳香温通、通阳开痹为法,但孙思邈仍重用黄芪、人参、当归等益气养血活血组方治疗胸痹心痛。

总之,冠心病心绞痛的发生和人体脏腑,尤其是阳气温运血脉和分清化浊功能逐渐减退相关。阳虚阴寒凝滞、痰浊壅滞,阻塞心脉,不通则痛。因此,胸痹心痛总以温运疏通心脉、蠲化痰浊为基本治疗方法。在此基础上,根据正虚邪实的偏重和瘀血痰浊是否蕴而化热,分别采用不同的治疗方药。

### (一)蠲化痰浊,宣痹通阳

冠心病心绞痛的主要病理改变为冠状动脉粥样斑块破裂、出血,导致急性血栓形成,血管闭塞,其中斑块的稳定是防止冠状动脉血栓形成导致心肌缺血的关键。动脉内膜脂质沉积是动脉粥样斑块形成的基本病理变化,稳定的斑块除了纤维帽坚固外,脂质成分也少。现代中医认为痰浊壅滞,可使心脉运行艰涩,和动脉粥样硬化斑块脂质成分沉积的病理过程基本相似。病程日久,血瘀痰浊互结,蕴而化热酿毒,损伤血管内膜,则可产生血脉闭塞,致心肌组织缺血加重甚或发生心肌梗死。仲景的瓜蒌薤白白酒汤、瓜蒌薤白半夏汤不但通阳宣痹,更能豁痰化浊,至今仍是治疗冠心病的主要方剂。方中瓜蒌、薤白皆可重用至30克以上。黄元御《长沙药解》云:"瓜蒌,清心润肺,洗垢除烦,开胸膈之痞结,涤涎沫之胶黏,最洗瘀浊。"薤白,辛滑通利,善开壅滞。《临证指南医案》云:"其气辛则通,其体滑而降,仲景用以主胸痹不舒之痛。"两药配伍,共奏宣痹通脉、化痰散结之效,得到历代中医临床的沿用。但瓜蒌薤白剂辛通温散,临床应用患者需有如下胸阳闭阻、痰浊壅滞的特点:①肥胖,尤其是腹部肥胖;②舌苔垢腻或滑腻,舌体胖大；③胸闷窒塞而痛；④脉弦滑或沉弦有力。

在临床应用瓜蒌薤白剂时，用药配伍还应注意以下几点：①配伍砂仁、陈皮、白术、茯苓等醒脾运脾之品，使脾运而痰湿无由所生，尤其是脾胃虚弱、大便溏泻的患者；②伍用偏于辛温的活血化瘀药，如川芎、当归、红花等，使阳气易于宣通、血脉调和；③适当配伍理胸中气滞药，如枳壳、柴胡、苏梗等，使气行血行、痰浊易于蠲化。此外，临床应用瓜蒌薤白剂时，应注意正气亏虚，尤其气虚、阴虚，脉虚弱或细弱、舌苔少、舌质瘦小而红者，或单纯血瘀舌质暗红、舌苔薄白或少者，不宜使用此类方药。因此类方药多辛香温散，无痰湿内滞、胸阳痹阻者，易于伤气耗阴。

### （二）清热解毒

动脉粥样斑块的形成是一系列炎症反应损伤修复的结果。现代中医认为炎症反应与中医"毒"邪致病的特点较为类似。毒邪致病，中医临床往往采用解毒治疗。这里的毒邪为心脉之毒、血脉之毒，不是其他脏腑和肌腠蕴结之毒，还有寒毒、湿毒、浊毒，所以不能仅考虑是热毒，采用清热解毒之法治疗。毒者，邪之聚也，指病邪的聚集凝结，因此清化毒邪要分清毒邪的寒热属性。舌为心之窍，心脉毒邪最易从舌象辨识：心脉热毒表现为舌质红，舌苔黄浊垢腻，心烦，伴有胸部满闷者，可用黄连、连翘清热解毒。《友渔斋医话》云："黄连清心火，同瓜蒌、枳实泄胸痞如神。"治用小陷胸汤（黄连、半夏、瓜蒌实）加理气活血药郁金、枳实、川芎和连翘等；寒毒表现为胸痛剧烈、受寒更甚、舌质淡暗、苔滑腻或灰黑、脉弦紧，可用良姜、制附子、荜茇等散寒解毒，如宽胸丸；湿毒浊毒表现为胸闷痛、舌苔厚腻垢腻、四肢倦怠沉重，可在瓜蒌薤白半夏汤基础上，加藿香、佩兰等芳香化浊解毒。《名医别录》记载：藿香主治"心痛""去恶气"。总之，解毒化毒以散解病邪聚集为目的，但气虚阴虚、脉弱或细者，需要和益气温阳或益气养阴的药物配伍，以奏托毒化毒之效。

### （三）心绞痛发作期和缓解期治疗侧重不同

心绞痛发作时，病机以气滞、寒凝、痰浊、瘀血阻滞血脉，不通则痛为主，此时治疗宜急则治标，以芳香温通、急开其痹为大法，以使心脉调和、心血温养则不痛。开痹之法唯气味芳香、性温善通之药方可达到速效止痛的目的。芳香温通法治疗胸痛，唐宋时期即普遍应用：如《外台秘要》治疗胸痹用麝香、牛黄；《太平圣惠方》治疗卒心痛，将高良姜、桂枝与麝香、木香同用，如麝香散、当归散等；《圣济总录》治疗久心痛用沉香汤、丁香汤及《太平惠民和剂局方》用苏合香丸等。元代的《御药院方》治疗心胸疼痛选用沉香丸、通气汤；清代叶天士治疗"脾厥心痛"常用高良姜、姜黄、苍术、丁香等，皆"为之辛香以开通也"。近年来研制的许多芳香温通的中成药，如冠心苏合丸、麝香保心丸、速效救心丹、苏冰滴丸、宽胸气雾剂等，其中荜茇、檀香、苏合香、麝香、高良姜等不但可散寒通痹，还可宣通阳气、扩张冠状动脉、改善心肌供血，对冠心病心绞痛有较好的速效止痛作用，尤其适用于冠心病心绞痛不能耐受硝酸酯类药物者。

　　冠心病心绞痛缓解期的中医治疗，以减少或防止心绞痛、心血管事件发生为目的。自20世纪60年代以来，多采用活血化瘀之法治之，临床应根据患者的兼夹病机，分别采用理气活血、益气活血、息风活血、祛痰活血、安神活血等治之。活血化瘀自古以来就是治疗胸痹心痛的一个主要方法。《肘后备急方》记载桃仁治疗卒心痛；宋代《太平惠民和剂局方》代表方失笑散一直沿用至今，此外还广泛应用血竭、乳香、没药等活血化瘀药；清代王清任喜用血府逐瘀汤治疗胸痹心痛，并明确指出了使用方法："胸疼在前面，用木金散可愈；后通背亦疼，用瓜蒌薤白白酒汤可愈。在伤寒，用瓜蒌、陷胸，柴胡等，皆可愈。有忽然胸疼，前方皆不应，用此方一付，疼立止。"这里的此方，即血府逐瘀汤；叶天士善以虫类通络、辛润通络治疗胸痹心痛。上述治疗方法对后世皆产生了重要影响。

　　活血化瘀治疗冠心病心绞痛，有扩张冠状动脉、抗血小板黏附聚集、防止血栓形成等作用。冠心病心绞痛多是在斑块糜烂或破裂的基础上诱发血小板聚集，激活一系列凝血机制导致血栓形成，因此活血化瘀成为治疗冠心病心绞痛的基本治疗方法。血瘀轻者，可用丹参、郁金、赤芍、红花、降香等行血活血；血瘀重疼痛剧烈、舌质紫暗、脉紧而涩者，可选用三棱、莪术等活血破血药。三棱、莪术虽为破血散结药，但其性峻作用并非十分猛烈。张锡纯曰："三棱、莪术性近和平……虽坚如铁石亦能徐徐消除，而猛烈开破之品转不能建此奇功。"此外，还可以适当配伍虫类活血通络药，如水蛭、地龙、全蝎等。尤其水蛭，张锡纯认为："凡破血之药，多伤气分，惟水蛭味咸专入血分，于气分丝毫无损。"很有参考应用价值。

### （四）劳力性心绞痛

劳力性心绞痛临床有一个明显特征，即心绞痛每因过度劳累、增加心肌的耗氧而诱发。中医认为"动则耗气"，无论舌脉如何，心气虚、宗气虚多是劳力性心绞痛病机的一个主要方面。严重的冠心病劳力性心绞痛患者，常有冠状动脉的三支病变，且病变复杂严重，动脉粥样硬化斑块狭窄多可在90%以上或完全闭塞，部分患者甚至由于病变复杂不能采用冠脉支架植入和冠状动脉搭桥治疗。临床治疗此类冠心病心绞痛患者，如何促进心肌组织毛细血管新生和侧支循环开放，增加心肌组织的血液灌注是其关键，西医对此尚缺乏真正理想有效的方法。中医临床治疗冠心病劳力性心绞痛，只要患者没有肝肾阴虚、肝阳上亢或郁热、实火上炎的表现，多可采用大剂补气结合活血化瘀法，以达气主血脉、摄血脉，促血脉运行，改善心肌血供之效。

补气法治疗气虚型劳力性心绞痛，不仅要补心气、肺气、宗气，还要补中气和元气，唯此才能使贯血脉、主血行的宗气、心气生发有源。临床常用治疗冠心病的补气药有黄芪、黄精、党参、红景天等，尤其是黄芪，可大补心肺之气和升举中气，但却不能补肾气、元气。人参或西洋参，上可补心肺之气，下可补肾元气，和黄芪相伍，既可增强黄芪补气主血脉运行之力，又可使心肺之气生发有源。临床治疗劳力性心绞痛气虚重者，宜生黄芪和人参、西洋参等同用，其补气之力远非党参、黄精、红景天等所能及。《理虚元鉴》云："人参大补元气，冲和粹美，不偏不倚，故在阴补阴，在阳补阳，能温能清，可升可降，三焦并治，五脏咸调。"黄芪应用至30克以上，气虚重、血压偏低、脉沉弱者可用至90~120克，但人参或西洋参一般用至10克左右即可。除非气虚欲脱，人参和西洋参制剂一般不大剂量应用，以免壅滞气机化火。

冠心病心绞痛多发生于中老年人，经云"年四十，而阴气自半也"，故临床冠心病心绞痛患者无论有无肾虚症状，皆可存在一定程度的肾虚。因血脉遇寒则凝，遇温则通，故补肾应偏于温补，温不生火化燥，用药可选择淫羊藿、菟丝子、巴戟天等。国医大师朱良春善用淫羊藿，认为其补肾阳温润而不燥，不特补肾阳，而且可以燮理阴阳。巴戟天，陈士铎称其"温而不热，健脾开胃，既益元阳，复填肾水……有速效而又有近功。"淫羊藿、巴戟天等和黄芪、党参相伍，也可达到宗气、元气并补的目的。

临床治疗劳力性心绞痛，还要注意养心安神，并非要等到失眠、多梦、怔忡等心神不安症状出现时才可使用。即使无以上症状，也可应用酸枣仁、柏子仁、夜交藤、远志、菖蒲等宁心安神，对调节交感神经平衡、增加心肌耐缺血缺氧的能力可有所裨益。

劳力性心绞痛，动则胸闷、气短、胸痛者，笔者常用方如下：黄芪、红参（单煎兑服，有内热征象者用西洋参）、丹参、川芎、赤芍、红花、葛根、淫羊藿、柴胡。方中重用黄芪至30克以上，配伍人参或西洋参5~10克，以宗气、元气并补，主血脉运血行；淫羊藿补肾气元气，助宗气生发；丹参、川芎、赤芍、红花活血化瘀；葛根、柴胡升清。诸药相合，共奏大补宗气、心气、元气，活血通脉止痛之效。胸窒闷重者，加降香、枳壳条畅气机，理气以促血行；胸疼痛甚者，加三七、延胡索、檀香，芳香行气、活血通脉止痛。供临床参考。

冠心病稳定型心绞痛，亦常见痰浊、湿浊内滞，痹阻阳气（胸阳）为主者，患者多舌苔厚腻或垢腻，舌体胖大，形体多肥胖。动则阳气升发，升清降浊，而浊邪遏其升之势，气血为之不畅或痹阻，则致发胸痛。此类胸痹心痛可用生黄芪和瓜蒌薤白剂，佐以理气醒脾化浊和活血化瘀治疗，但不可用大剂补气活血，因为痰浊壅滞，易致痰瘀互结，阻遏气机，妨碍血行。只有益气活血、宣痹通阳化痰并举，才可获得理想效果。

### （五）自发性心绞痛

自发性心绞痛多为冠状动脉粥样硬化基础上发生痉挛所致，也有部分患者可没有明显的冠状动脉病变，只是血管痉挛所致。传统中医认为病机多为风证、寒证。验之临床，风证常见两种类型。一为肝肾亏虚、虚风内扰、横逆血脉，此类患者多伴有高血压，遣方治疗可在天麻钩藤饮、杞菊地黄丸的基础上，加白芍、僵蚕、全蝎等柔肝息风解痉，结合丹参、红花、川芎等活血化瘀、调和血脉治疗。二为寒凝血脉，此类患者临床多表现为恶寒怕冷，遇寒尤甚，胸前膻中、背部心俞穴周围常有寒凉感，还可见手足不温、指甲暗淡等。心绞痛每于夜间或睡眠时发生，疼痛持续时间长。此类患者疼痛发作时，治疗仍以芳香温通为法；缓解时治疗则应以益气温运心阳为主，辅以活血化瘀治疗。临床治疗应注意如下方面：①宣痹通阳，药用桂枝、薤白相伍，四肢不温甚或逆冷者，两者皆可用至30克左右，以取辛甘通阳、温散寒滞之效；②配伍甘温补气药，如黄芪、党参、人参、红景天等，以奏益气温阳主血脉之用；③疼痛缓解期，不用荜茇、良姜、细辛、檀香及此类药物组成的中成药，以免耗气伤阴、化火生燥。即使在疼痛发作期，亦应中病即止；④适当配伍清透心脉热毒的药物，如黄连、金银花、连翘等，以防止甘温太过、化火伤阴，且可透解痰瘀胶结日久化生的热毒；⑤配伍天麻、白蒺藜、全蝎、僵蚕等，搜剔经络风痰，缓解血管痉挛。

### （六）恶化劳力性心绞痛

恶化劳累性心绞痛，表现为近期心绞痛的程度加重，发作频繁和持续时间延长。和稳定型心绞痛相比，除血管痉挛因素参与外，血小板活化、黏附聚集、微血栓形成和炎症反应等病理改变更为明显，动脉粥样硬化斑块多不稳定。中医认为这是血脉瘀滞较重和血瘀痰浊蕴而化热酿毒的征象。因此，结合临床患者往往有舌质紫暗、瘀斑瘀点，舌苔黄腻、厚腻或黄燥等，临床治疗应注意以下几点：①重用活血化瘀药，如川芎、当归、赤芍、延胡索等，甚至加用破血散瘀药，如土鳖虫、地龙、莪术、三棱、水蛭等；②辛开苦降，宣痹化痰，使气机条达，瘀散痰消，痹开脉通。舌质暗红、舌苔黄厚腻者，应用瓜蒌薤白类配伍活血化瘀方药，加黄连、虎杖、熟大黄、枳壳等清热解毒、条畅气机；舌苔黄厚而燥，舌质紫红或红绛者，用小陷胸汤加黄芩、虎杖、玄参、熟大黄等清化热毒药；③即使有热象，用药亦不能过于苦寒，应配伍薤白、姜黄、桂枝等温通之品，以防寒凝血脉，妨碍血液运行。

此外，临床常见一种严重的劳累性心绞痛，每于平卧后1~3小时内发生，坐位和站立几分钟可缓解。此类患者多伴有心功能不全，平卧时静脉回流增多，心室壁张力增加，心肌耗氧量增加。患者的心绞痛白日也可由洗手、小便、缓慢行走等简单的活动诱发，此为严重的劳累性心绞痛。中医治疗此类心绞痛，可考虑在重用益气活血药的基础上，配伍淡渗利水的药物，以奏益气活血利水、减少心脏负荷之用，不可过用活血化瘀、宣痹通阳之品，以免破气耗气、加重病情。临床可在重用黄芪、人参或西洋参等气药基础上，加用丹参、川芎、益母草、泽兰、车前子、茯苓等以活血利水，减轻心脏负荷，可望收到较好效果。

## 二、急性心肌梗死

急性心肌梗死是在冠状动脉粥样硬化不稳定斑块的基础上，斑块破裂、血栓形成发生冠状动脉血供急剧减少或中断，使相应心肌严重而持久地缺血,导致急性心肌缺血坏死的疾病，与传统中医的"真心痛""厥心痛"的症状较为相似。"真心痛"以心胸疼痛剧烈、突发为典型症状，唐宋以前将其描述为"旦发夕死，夕发旦死"，多认为属不治的危病。明代《医林绳墨大全》用附子理中汤加减治疗真心痛；王肯堂用猪心煎附子、官桂、良姜等治疗此病。清代医家治疗真心痛，亦多从寒论治，如喻昌认为当用"胜寒峻猛之剂……必大剂甘草、人参中少加姜、附、豆蔻以温之。"孟河四家之一的费绳甫治疗真心痛，方用附子、肉桂、川椒、炮姜炭、吉林参、小茴香、茯神、当归；费伯雄则主张，"真心痛者，茯神四逆汤主之。"可以看出，上述医家皆从"寒甚痛亦甚"认识真心痛。但也有持不同观点的医家，如明代虞抟在《医学正传》中提出"有真心痛者，大寒触犯心君，又曰污血冲心"，明确提出真心痛由瘀血所致。清代陈士铎也突破真心痛单纯从寒论治的框架，认为真心痛亦有"火邪焚心者"。

急性心肌梗死患者，临床多有舌苔黄腻而厚或垢腻，或苍老，大便秘结，口气秽臭，胸痛剧烈等症状，中医认为其病机多为痰瘀互结日久，酿而化热生毒、瘀毒互结、痹阻血脉，伤及血脉和筋肉所致。急性心肌梗死患者病理改变，如粥样斑块破裂、急性血栓形成等和现代中医的心脉瘀阻相似，故既往临床多采用活血化瘀治疗；但心肌组织坏死、氧化应激损伤、炎症浸润等病理改变，远非单纯的血脉瘀滞这一病机所能概括。血栓形成、组织坏死释放大量坏死物质以及继发的炎症瀑布样反应，和传统中医的"毒"邪致病特点较为相似。在传统中医致病的病邪中，唯有毒邪致病具有极大的腐蚀性、损伤性和败坏形体的特点。外科疮疡毒邪伤筋腐肉，心脉的毒邪则腐蚀心肌组织，导致心肌损伤和坏死。因此急性心肌梗死和冠心病心绞痛相比，除症状如胸痛剧烈持续时间长外，作为心之窍的"舌"也可反映心肌损伤坏死的病理变化。急性心肌梗死病机寒化的患者，舌象往往由舌质淡暗、舌苔白，转为舌质淡紫或青紫，舌苔白腻而厚或水滑，甚至舌苔黑而水滑，为寒毒凝滞心阳的阴寒之象，进一步发展可形成心阳暴脱的危候；急性心肌梗死病机热化的患者，舌质由黯转紫红，舌苔由白转黄，甚而黄厚腻或黄燥，多伴腑气不通、大便秘结，阳明实热熏蒸，此为热毒侵及于心的表现，病情多有进一步加重趋势。

## （一）祛瘀化浊解毒

临床治疗急性期心肌梗死，多用益气活血、宣痹通阳、豁痰化浊的方法，但对如何清化血脉的浊毒、瘀毒（瘀为败血，一定意义上也是浊）多重视不足。殊不知唯其毒邪才最易损伤心肌，且毒邪往往依附于瘀血、痰浊而致病。因此，心肌梗死的中医治疗，除采用益气活血、理气活血等治法外，尤应注重蠲化心脉的浊毒、瘀毒。祛瘀化浊解毒常见以下几种方法：①寒毒瘀阻心脉，患者表现为口唇、舌质紫暗，胸背恶寒，四肢厥冷，面色苍白，甚则手足青至节，胸痛剧烈者，当大剂温阳活血、祛瘀化毒，药用桂枝、良姜、附子、大黄、红花、丹参、荜茇、人工麝香、黄连等。《神农本草经》言大黄"下瘀血……推陈致新"；《得配本草》言大黄"滚顽痰、散热毒"，能清血中热毒。丹溪云大黄"熟则解诸疮毒"。大黄或熟大黄用于治疗心肌梗死，不但可以破瘀血通心脉，还可以消散瘀毒、热毒，邪实者用生大黄，年老体弱者用熟大黄，此处寒毒的治疗为仿大黄附子细辛汤意，通过配伍温热的附子、良姜等，去大黄苦寒之性，存其祛瘀生新解毒之用，达到温化血脉寒毒的目的；②瘀毒热毒内结心脉，患者表现为舌苔黄腻而厚、大便秘结、口中气味秽臭，治当清化瘀毒、热毒，药用大黄、黄连、虎杖、瓜蒌等；③浊毒内结心脉，患者症见舌苔厚腻、脘腹胀满，甚至恶心呕吐，脉弦滑者，治当祛痰化浊解毒，药用大黄、黄连、藿香、半夏、瓜蒌皮、薤白、陈皮等。值得注意的是，此处的"邪毒"不是外感的疫疠秽瘴之毒邪，而是伏于心脉，具有损脉伤心特点的毒邪。心脉之毒，多是瘀血、痰浊阻郁日久酿生之毒，故急性心肌梗死之毒邪多和瘀血、痰浊胶结一起。因此，清解心脉毒邪，应注重活血散血、祛痰化浊，但不应过用苦寒，以免寒遏血脉，反而碍湿滞浊，使邪毒郁结更甚。血脉调和、痰浊蠲化，血脉蕴毒才易化解。

大黄入血分，通腑泻毒、活血化瘀、推陈致新；全瓜蒌宽胸行气、散结润肠通便。二药合用，可祛瘀解毒、宽胸化瘀散结，无论热毒、瘀毒、浊毒，皆可配伍应用。其中大黄入汤药，可不后下，后下则解毒化瘀之力减弱。其他药如连翘，为"疮家圣药"，可清透心经之热毒，但量轻则辛凉走表，若欲使其入心经、入血分，则应重用，可用30克以上，并配合入血分的活血化瘀药物，使其清解血分的热毒，也可以配合金银花加强清热解毒之功。四妙勇安汤就是重用金银花和当归、玄参、生甘草配伍，治疗肢体坏疽。心经血分的瘀毒、热毒、浊毒得化，不腐肌伤肉，损伤心肌组织，则可防止心肌梗死延展，改善患者预后。

### （二）祛腐生肌

中医治疗急性心肌梗死，在化瘀毒、浊毒的基础上，辅以祛腐生肌药，对促进心肌梗死的愈合、改善预后，有一定作用。中医外科常用祛腐生肌法治疗痈肿疮毒，笔者把此法应用于急性心肌梗死的治疗。祛腐的目的是去除瘀毒损伤的坏死物质和病理产物。生肌有3方面作用：①修复坏死心肌周边的缺血心肌；②促进侧支循环的形成，改善供血；③促进冬眠心肌和顿抑心肌的恢复，改善心功能。祛腐常用益气和活血解毒配伍，如用血竭、三七、生黄芪、酒大黄、金银花等。血竭善治"诸疮久不合者"，可"止痛生肌"，为"散瘀生新之要药"。三七善祛瘀生肌、化腐生新，可"化瘀血而不伤新血"，《神农本草经》载三七"主痈疽久败疮"；黄芪善于益气托毒、化腐生肌，疮家久不愈合者多用之。笔者临床常用血竭、三七（研末冲服），伍于自拟益气活血解毒方（熟大黄、瓜蒌、薤白、生黄芪、西洋参、黄连、陈皮）中以奏益气活血、解毒生肌之效，治疗心肌梗死恢复期。

### （三）泻浊通腑

由于急性心肌梗死时血肉之心受损，心为君主之官功能失司，五脏气机逆乱，患者常有胃肠道蠕动减慢、便秘、口气秽臭、舌苔垢腻等表现。泻浊通腑，畅通大便，使秽浊邪毒从大便而解，有利于急性心肌梗死患者病情的恢复。但泻浊通便要分清虚实，不能一见便秘就一味泻下。实证患者，肠胃积热，腹胀满，大便多日不行，舌苔厚腻垢浊或燥，可用调胃承气汤，伍于辨证方药之中。在此基础上，加瓜蒌仁、桃仁、火麻仁等肃肺润肠通便。急性心肌梗死患者往往有心阳、心气耗损，正气不足，应注意泻下而不伤气。以气虚为主者，患者多表现为多日不大便但无所苦，排便无力，可无腹胀满，舌苔薄白或无苔，舌淡暗，脉沉弱等。偏于阴虚血虚者当以养阴养血通便为主，用生地黄、当归、火麻仁等；气虚、阳虚寒湿内结者，当用益气升阳、行气润肠通便，采用补中益气汤加枳实、杏仁、郁李仁、火麻仁等。

**附：急性心肌梗死恢复期及陈旧性心肌梗死**

急性心肌梗死恢复期及陈旧性心肌梗死，多表现为邪却正虚。一部分患者会有心功能障碍，心室壁节段性运动异常，甚则室壁瘤形成，或有反复心绞痛发作等。基本的病机为心气宗气亏虚，瘀血败血留滞于心肌血脉，或有瘀毒损伤心肌。此时中医治疗的主要目的是去除心肌血脉的瘀毒，恢复宗气和心气主血脉、运血行的功能，治疗多以益气活血、祛瘀生新、透解瘀毒立法。

心肌梗死恢复期或陈旧性心梗的不同于病情平稳的劳累性心绞痛，后者益气用黄芪、党参、红景天即可。陈旧性心肌梗死需要心气、宗气和肾气、元气并补，需用生黄芪、人参和巴戟天、菟丝子等合用。生黄芪补心气宗气，人参补心气元气，巴戟天、菟丝子补肾气元气。在此基础上，配伍祛瘀生新的三七、血竭等，同时结合丹参、赤芍、川芎等活血化瘀通脉，黄连、金银花等清化心经瘀毒。笔者临床常用方如下：红参（有热用西洋参）、生黄芪、巴戟天、当归、丹参、红花、赤芍、黄连、柴胡、升麻，配伍三七、血竭研末冲服。方中黄芪重用，气虚明显者可用90~120克大补宗气；人参用5~10克即可，此处人参不是取其益气固脱，而是用其生发元气，故小量应用；巴戟天温补肾气；丹参、当归、红花养血活血通脉；黄连清化心经郁热，防甘温药蕴热化火；柴胡升发清阳；陈皮理气化滞；三七、血竭祛瘀生新。诸药合用，以奏益气活血、祛瘀生新之效。梗死后心绞痛发作频繁和严重者，应在益气的基础上加破血散结、通络止痛药，如莪术、地龙、水蛭、僵蚕等；四肢不温、恶寒怕冷者，加桂枝15~20克以温经通阳活血。此方有改善临床症状和保护心功能的作用，供参考。

## 三、病毒性心肌炎

病毒性心肌炎是病毒侵犯心脏后引起的心肌细胞变性坏死和心肌间质炎症改变的一种疾病。中医多将本病归属于中医温病的范畴。温热邪气由口鼻而入，直入营血，内犯血肉之心。因心主血脉，故病毒性心肌炎多为邪毒侵入血分、阴分。一般的外感热病、温病，邪之初起在卫分、气分，辛凉解表或甘寒清化气分邪热，即可邪祛病却。病毒性心肌炎，病毒感染后至发病多有一定时间（2周左右）才可损伤心肌，形成心肌炎，此时临床多数患者没有温热病热毒之邪入营分、血分的症状，如谵妄狂语的神志改变和斑疹隐隐等。再者，邪热（毒）侵犯心脏，最易伤气耗阴，即使病毒性心肌炎的急性期，亦多存在气阴两虚这一病机。

在病毒性心肌炎发病过程中，由于患者体质差异或感邪轻重的不同，可有心气不固而外脱、心阳亏虚不能化气、水气凌心等多种病理改变，但气阴两虚，邪热（毒）在阴分、血分则是大多数病毒性心肌炎患者中医病机的两个主要方面。对于病毒性心肌炎的急危重症，如急性心功能不全、休克等，属于心阳外脱、水气凌心的中医危候，临床虽较为少见，但需要西药紧急抢救，单纯中药治疗多难奏速效。因此，本篇主要讨论临床常见的普通型病毒性心肌炎的中医治疗。

（一）急性期

多数病毒性心肌炎患者，发病即有明显的乏力、气短、动则气喘、舌淡红、脉沉细数或细弱等的症状和体征。病虽初起，但除发热、咽喉肿痛等热毒症状外，亦多有气阴两虚的表现。临床补养气阴应根据气虚和阴虚的不同，分别选用补气药黄芪、人参、党参、黄精、西洋参、红景天及养阴药生地黄、麦冬、南沙参、五味子等。人参、西洋参、黄精等本身即有气阴双补的作用，若阴虚症状不明显，可单用此类药和清透阴分、血分邪毒药相伍。黄芪可调节病毒性心肌炎患者体液和细胞免疫，提高自然杀伤细胞活性，对改善病毒性心肌炎的病理过程、保护患者心脏功能有较好的作用。临床常用的滋补养阴药如熟地黄、阿胶等，味厚滋腻，易壅塞气机，不宜用于病毒性心肌炎的治疗。由于心主血脉，以通顺为用，因此在应用养阴药治疗心阴虚时应注意和血荣脉、促进血脉运行，选用甘寒养阴活血的药物，如生地黄既可清热养阴，又能荣脉和血；麦冬甘寒，既可养心、肺之阴，又可清心除烦；南沙参质地轻，善入心肺，养心肺之阴而不滋腻，同时又有一定的补气作用。尤其是生地黄，一可入血分清解邪热（毒），二可滋养心阴肾阴，三可荣脉活血。脾胃功能正常，大便不溏者，此药可用至30克左右，儿童和年老患者应酌情减量；平素脾虚便溏者，可和炒白术、茯苓等健脾燥湿渗湿同用，以减少生地黄甘寒质润、碍脾运化的副作用。

血分、阴分的热毒，不同于卫分肌腠的热邪，部位较深，易和血结，难清难解。其清解之法，应在甘寒养阴药引药入血分、阴分的基础上，用凉血活血药和清热解毒药相合，如赤芍、丹参、郁金、红藤和金银花、紫花地丁、蒲公英、大青叶、板蓝根等配伍。中医透解热毒邪毒之法，为辛凉清解，稍助温散（不能大辛、大热）：如卫分邪热，在辛凉解表药，如金银花、板蓝根、紫花地丁、连翘中稍加荆芥、防风；营分、血分热邪，在辛凉活血药，如丹参、赤芍、红藤、郁金中，稍佐红花、川芎、片姜黄辛温活血，以取其寒温相济为用，辛凉清透邪毒又不致寒遏血脉。

### （二）慢性期

病毒性心肌炎慢性恢复期患者，多无急性发热、咽喉肿痛等明显的热毒症状，以正虚（气阴两虚）表现为主，但可有慢性的鼻窦炎、咽喉肿痛等，也可兼有心律失常、心功能不全等多种临床体征、症状，少部分患者可发展为扩张性心肌病、心衰逐渐加重（心律失常和心衰患者的中医治疗在其他专门章节讨论）。病毒性心肌炎慢性恢复期患者补气养阴虽为主要治法，但切莫忘记清解阴分、血分郁热或瘀毒。对有慢性咽喉炎症、扁桃体肥大疼痛的患者，还要注意清热利咽解毒，药用桔梗、木蝴蝶、浙贝母、玄参等。

病毒性心肌炎迁延不愈的主要原因在于热毒、邪毒留滞阴分、血分，血热（毒）互结，留而不去，耗伤心气心阴。病情迁延不愈的患者，血清中病毒中和抗体和RNA病毒多持续阳性。益气养阴透毒的治疗方法在急性期已有讨论，而慢性期益气养阴透毒应更偏于益气养阴，清热透毒和急性期也稍有不同。急性期病毒性心肌炎的血分、阴分热毒应用凉血活血和清热解毒药（透解邪毒药）相伍；慢性期血分、阴分留恋之热毒，则应偏于用温通活血药如红花、焦山楂、川芎等和清透余邪如金银花、紫花地丁、黄连等相伍，重在温通活血散血，使血脉调和，留恋胶结于血分阴分的热毒方易透易解。

## 四、高血压

高血压，以动脉血压升高为特征，临床常伴随头痛、头晕等症状，但头痛、头晕的患者并不一定皆有肝阳上亢或阴虚阳亢，更不能简单地将血压升高和肝阳上亢等同起来。传统中医认为，脏腑通过气机升降调节气血的全身上下运行。心主血脉，其血气上荣于头面，周流于脏腑和四肢百骸；肺主治节，肺气通畅，血液贯心脉而通达全身；肝藏血又主疏泄，升发有节，则气血运行调和；脾胃为气机升降枢纽，脾升胃降；肾居下焦，内藏真阴、真阳，肾阴阳偏盛偏衰易导致阴阳失衡。升无太过，降无逆行，水火相济，高下相召，则气血自无上逆之虞。脏腑气机升之太过或失之下行，则可引起气血运行逆乱，此为高血压病患者头痛、眩晕的基本病机。因此，高血压病中医治疗的根本在于调节气血的冲和，而不是平肝潜阳或滋肾平肝潜阳。

高血压病有虚、有实：虚者为肝肾阴虚、肾精不足、脾气亏损、肾失温煦等；实者，有痰浊、瘀血、气滞、肝阳、肝火等。临床高血压患者，虽目前有年轻化的趋势，但仍以中老年人群为主，常伴有腰膝酸软、不耐劳累、夜尿频多、气短乏力、面色虚浮等症状，尤其是形体肥胖的高血压患者。这些多是精气内夺、五脏虚衰、气不化精、痰湿内停的表现。总之，中医认为高血压病为脏腑精气亏虚、气血阴阳失和、痰浊瘀血凝滞导致脉络绌急产生的病理改变。脉为血府，营气行于脉中，脉络绌急则营气运行急促，不能充分发挥营养血脉、肌肉、官窍的作用，故清窍失养，出现头晕、头痛、脑鸣、视歧等。同时，脉络绌急则血行急迫，极易导致络脉受损而致出血等变症。因此，高血压的治疗关键在于补五脏之虚损，缓络脉之绌急，同时助清阳升发荣养清窍。肝阳上扰清窍可致头痛、头晕；肾精不足、髓海失充，精血不足、清窍失养，脾气不足、清阳下陷，痰浊中阻、清阳不升，瘀血阻络、气血不利，均可致头晕、头痛。可见头晕、头痛病机多端。临床施治，当详辨虚实、调和阴阳、畅达气机，使气机升降有节、阴阳调和、血脉通利，高血压病的临床症状自可向愈。根据高血压病发生发展的病因病机，临床常用的主要治法有平肝潜阳、活血化瘀、升阳散风、调和冲任等。

## （一）平肝潜阳

高血压患者，多有脉弦、头痛、头晕、面红、性情急躁、舌红等肝阳上亢的表现，此时不可滥用、过用镇肝潜阳之品，如龙骨、牡蛎、珍珠母、代赭石等。这类药物的重镇之性，一有碍肝气的调畅疏达，二易困遏脾胃升降气机，影响受纳运化。治疗应柔肝疏肝、调和气血、平肝潜阳。柔肝疏肝用白芍、生地黄、川断、麦冬、柴胡、香附等，调和气血用川牛膝、当归、丹参、川芎、益母草等。

肝为刚脏，性主升发条达，单一平镇而不柔肝养肝，不疏达肝用，则上亢肝阳愈镇愈烈。故肝阳上亢证，要结合肝气疏泄升发之性，在平肝潜阳的基础上配合补益肝肾、疏达肝气之品。根据病情的缓急和肝阳上亢的轻重，选用不同的平肝潜阳方法：①轻度肝阳上亢：头痛、目眩、胸胁胀闷等，用柴胡疏肝散或四逆散疏肝调肝，顺其肝用，加当归、川牛膝活血调血、引血下行，以助上亢之阳下潜；②中度肝阳上亢：头痛、眩晕、面部烘热、胀痛等，用丹栀逍遥散加菊花、夏枯草、钩藤、丹皮、川牛膝。在疏肝调肝的基础上，加辛凉平肝潜阳之品，同时伍用川牛膝引血下行；③重度肝阳上亢：头痛欲裂，面部烘热或潮热、口苦心烦等，此证稍轻者用天麻钩藤饮，重者用镇肝息风汤。急则治标，先平镇其上亢之阳，亢阳潜镇后，继以柔肝疏肝、调理气血治法。

除根据肝阳上亢的轻重缓急用药外，临床平肝潜阳还要注意以下两点：①滋阴养肝：肝阳上亢，多伴有肝阴不足。阴不涵阳，肝阳则易上亢。因此，平肝潜阳方中多伍用养肝滋阴药，即使没有明显的阴虚体征，亦可伍用麦冬、生地黄、白芍等，使阴以涵阳。笔者对舌质偏红、舌苔不腻，即使没有少苔、舌体瘦小、脉细数等阴虚征象的肝阳上亢患者，常用杞菊地黄丸加白芍、川牛膝、钩藤治之，同时重用丹皮至20克左右；②清泻肝火心火：肝阳上亢患者，即使没有肝火心火上炎的症状，如目赤、口苦、口舌生疮等，亦应稍佐清火药，如黄连、丹皮、黄芩、夏枯草等，清火泻热有助于上亢之阳的潜伏。"实则泻其子"，清泻肝火可用黄连、莲子心等清泻心火药。

### （二）活血化瘀

高血压病为中小动脉血管病变。中小动脉血管张力增加，则血压升高。此外，高血压患者动脉血管张力增加的同时，多伴有血小板活性增高，易于黏附、聚集等。中医认为这些病理改变一为肝风、二为血瘀。因此，治疗时均应伍用活血化瘀药。诸多活血化瘀药如丹参、丹皮、地龙、赤芍、川芎等可扩张周围血管、减少血管阻力，本身具有一定的降压作用。同时，如丹参、益母草、泽兰、川芎等药还可提高肾小球滤过率，增加水钠排泄，亦有利于降压。中医认为，气血相互依存，血以载气，血脉调和，上亢之阳则易平易潜。针对上亢之阳，中医治疗可选用引血归经、引血下行的活血化瘀药，如川牛膝、赤芍等。再者，根据临床病证寒热虚实的不同，活血化瘀药亦应加以选择：病属肝阳上亢者，用丹皮、地龙、赤芍、川牛膝等凉肝活血、引血下行；阳虚寒滞或寒湿内阻者，用红花、桂枝、川芎、片姜黄等温通活血药，助阳气升发，温散寒邪凝滞；血虚者，用当归、鸡血藤、丹参等养血活血药；兼水肿者，用泽兰、益母草、赤小豆等活血利水药。

采用活血化瘀、调和血脉、引血下行治疗肝阳上亢，应当说源于近代的中西汇通派，如张锡纯认为："人身气血随气流行，气之上升多者，可使脑部充血。""脏腑之气有升无降，则血随气升者过多，遂至充塞于脑部。"唐容川认为："冲为血海，其脉隶于阳明，未有冲气不上逆而血上逆者。冲气上逆，其证颈赤头晕，火逆上气，咽喉不利。"活血化瘀、引血下行的目的在于使气血下行，血脉趋于冲和状态。张氏提出引血下行三法：①清脏腑之热，滋脏腑之阴，降脏腑之气，引脑部所充之血下行，常用生地黄、龟甲、怀山药、山萸肉、白芍、玄参等滋阴清热；用龙骨、牡蛎、石决明、赭石等平肝降胃镇冲，加川牛膝引血下行；②疏泄厥阴肝木，条达气血，不过度平镇，用茵陈、麦芽、川楝子等顺肝木之性，不使其郁抑，以复肝木调和气血之性；③通络下行，尤其应用一些善于下行的通络活血药，如张氏重用怀牛膝补肝肾、强腰膝、引血下行。又常于引血下行方中加大黄、桃仁等破血药，通络下行。以上观点对采用活血化瘀、引血下行法治疗高血压病，仍具有一定的指导意义。

### （三）升阳散风

在高血压病的中医治疗中，正确使用升阳散风药如柴胡、葛根、蔓荆子、羌活、防风等，和温阳药如附子、桂枝、肉桂等，对于痰浊中阻、清阳不升，或阳虚不能化气升清的患者，可望收到良好的效果，不必拘泥于温散易使"阳动上升"而束缚临床用药。高血压的基本病机为气血阴阳失和，而不是肝肾亏虚、肝阳上亢。高血压病患者病机属阳气亏虚、肝阳不升，表现为舌体淡胖、舌苔白滑、肢体困倦、恶寒怕冷时，尤其是伴有小便清长、腰膝冷痛的患者，温阳化气，使阳气上升、肝气条达，复其气血冲和之性，血压常可恢复。笔者对此类患者常选用《金匮要略》肾气丸加天麻、巴戟天、淫羊藿、车前子、川牛膝等治之。若病机为脾虚痰浊中阻、清阳不升，或肝气郁滞、失其条达之性时，可在甘温补气的基础上，用疏风升阳药柴胡、防风、葛根、羌活等。一可疏肝、畅达气机；二可使清阳升、痰浊化，对于血压恢复十分有利。葛根可扩张血管、改善心肌供血，并具有 β - 受体阻滞剂样作用，有一定降压作用。方药可用李东垣升阳益胃汤加天麻、川芎、川牛膝、钩藤等，也可选用香砂六君子汤合半夏白术天麻汤加减治疗。此时方中的天麻，用量皆可至30克以上，用量小（10克左右）则没有降压作用。天麻体肥质润，味虽辛而不过升散，虽甘而并不滋补，诸凡头目眩晕、内风、外风之证，皆可应用。

### （四）调和冲任

妇人围绝经期高血压，多与冲任不和有关。其冲任不和之因，多为肝肾的阴阳失调，可选用二仙汤加川牛膝、葛根治之。川牛膝、葛根两药，升降相合，一入气分，一入血分，调和气血升降。需要指出的是，妇人以血为本，凡是调理气血的方药，皆有调和冲任的作用。笔者治疗围绝经期高血压，常用香附、当归、红花、丹参、枸杞子、菊花组方，加天麻、川芎、川牛膝、钩藤疏肝柔肝、清肝平肝、调和气血，对肝肾亏虚、阳亢不甚、血压稍高的患者，有较好作用。

总之，在高血压病病因病机演变过程中，阴阳虚实的变化可因病程的长短、患者的禀赋、是否合并脏器的损害不同而发生变化。一般来说，病程早期以实证为主，主要包括痰浊中阻、瘀血阻脉、冲任失和、肝气郁滞、肝阳上亢等。痰阻者燥之、化之；瘀血阻脉者，通之、活之；冲任失调者，调之、和之；肝郁者达之、疏之；上亢者平之、潜之。病程晚期，多以虚为主或虚实夹杂，当根据气血阴阳的虚损不同，采用阴中求阳、阳中求阴、补气生血、助阳化气诸法，并结合兼夹病邪的性质，采用相应祛邪之法。因高血压病的病机在于阴阳失调、气血失和，而非仅是肝阳上亢，故调和阴阳、畅达气血，升者治以降、陷者治以升，结者治以散，寒者治以温，热者治以寒，使阴阳和调、气血冲和，则高血压病诸症自可向愈。

## 五、心律失常

心律失常，传统中医多从典型的临床症状如心悸、怔忡，或结合特殊的脉象（数脉、迟脉、结脉、促脉、代脉等）去认识。关于本病的中医治疗，目前多从快速性心律失常和缓慢性心律失常分别治之。但就临床而言，快速性心律失常虽虚证居多，但多虚、热兼见，纯虚者少，纯阳虚寒凝者更为少见；缓慢性心律失常虽有因热结脉率迟缓者，但纯热者较为少见，一般多为阳虚寒凝血脉。心律失常，中医病因病机虽因患者体质禀赋、脏腑虚实和感邪不同，条目纷繁，但其基本病机乃为心气、宗气运行失调，血脉之气不相顺接，以致心脏跳动节律紊乱。故治疗的核心在于调心气、和血脉，使脉气顺接。

### （一）快速性心律失常

快速性心律失常除实热、外感发热引起的窦性心动过速外，房性、结性及室性早搏以气虚、阴虚、心脾两虚、虚热扰心为多见。即使风湿热、病毒性心肌炎遗留的心动过速，临床亦以气虚或气阴两虚为多见。中医治疗切不要误以为快速性心律失常皆为热证或虚热证，一味用苦寒清热或甘寒清热的药物。

**1.调和心脉** 快速性心律失常，无论气虚、血瘀，还是阴虚痰热内扰，调和心脉、使脉气顺接是治疗的核心。调和心脉，除根据临床虚实辨证用药外，活血调营是必不可少的一个方面。活血调营之法，若无明显的阴虚内热症状，应以养血活血、偏于甘温为主，药用当归、鸡血藤、红花、川芎等，不应过用寒凉，以免寒凉遏其脉气流通。但亦不应过于温散，防止伤气耗血。心气心阳亏虚，不能温运血脉，心脏快速搏动以自救导致的快速性心律失常，脉多虚数无力或沉弦细数无力，此时治疗宜甘温补气温阳为主，药用生黄芪、党参、炙甘草、巴戟天等，并结合偏温性的活血化瘀药当归、鸡血藤、桂枝、川芎和营通脉，切忌偏于甘寒或苦寒，反遏心气，不能发挥主血脉运行之用。心阴虚或气阴两虚，不能荣养血脉导致的快速性心律失常，脉多细数或弦细数，此时治疗宜甘寒养阴或益气养阴为主，药用黄芪、西洋参、生地黄、麦冬等，结合偏凉的活血化瘀药如丹参、赤芍等和营通脉，切忌味厚滋腻，妨碍气机运行，不能畅通血脉。临床实热实火导致的快速性心律失常，高热汗出、脉洪数有力或弦数有力者，当用苦寒或甘寒清解心脉邪热，用白虎汤或白虎加人参汤和黄连等清热解毒药治之，还可适当加丹参、赤芍凉血活血和营。石膏辛甘大寒，善清气分邪热；黄连苦寒善清心火。两者对实热所致的快速性心律失常皆有较好的降低心率作用。

**2.宁心安神** 中医安神之法可分为直接安心神法和间接安心神法。直接安神，用酸枣仁、夜交藤、远志、柏子仁、朱砂、珍珠母等。间接安神：①清心火法：心火内扰、心神不安，影响脉气运行，此时心火清则神安，脉气才易恢复顺接。心火有实火和虚火之分。清实火用黄连、苦参、丹参、淡竹叶等。黄连善清心火，坚心阴。苦参亦可苦寒清心火，古书有苦参清心火功如黄连的记载。只是此两味药药味极苦，尤其是苦参，汤药煎服，胃弱者较难接受，可用黄连素（小檗碱）片代替，但效多不如汤药；胃强者，苦参在方中可以重用至15~30克，具有较好的清心火和抗心律失常作用。丹参养血活血、清解心经瘀热、宁心安神。清虚火用地骨皮、生地黄、白薇等，亦可在养阴的基础上，加少量黄连以清心经虚火。②敛心安神法：心气内守，才能鼓动血脉运行。心神不安，易致心气外散；反之心气耗散心神必难以内守。敛心气法多用酸甘结合，如麦冬、五味子、浮小麦等。心悸易惊者，可用珍珠母、生龙齿、龙骨等收敛心气。③调肝安神法：肝气郁结，情志忧郁烦躁，或病久不愈，焦虑不安，皆可影响心神。此时可采用疏肝柔肝法治之，药用甘松、香橼、香附、合欢花等，通过疏肝调肝，达到安神的效果。此外，羌活辛散，小剂量应用亦可疏肝。《金匮要略》载羌活可治奔豚气。奔豚气，心下突发气上冲逆，时发时止，和西医描述的阵发性快速性心律失常颇为相似。现代中医临床有用羌活治疗快速性心律失常者，有一定效果，可参考应用。

3.**燮理阴阳**　临床常见到中年女性，尤其是围绝经期女性，反复发生室性或房性期前收缩，甚至是二联律、三联律，无器质性心脏病变，服用西药或可控制，但停药或减少药物用量即复发。此时，可用二仙汤（淫羊藿、巴戟天、仙茅、当归、黄柏、知母）加甘松、茯神、五味子、酸枣仁等，随方加减治之，每可收到好的效果。二仙汤用甘温补肾药淫羊藿、巴戟天、仙茅和养阴（坚阴）清热药黄柏、知母配伍，寒温相济，调理阴阳。妙在方中当归，当归养血活血，归十二经。盖阴阳相济、冲任相交，需借脉道以通为用。肝郁症状明显或肝郁化火者，可用逍遥散或丹栀逍遥散加红花、代代花、合欢花、黄连疏肝解郁、清心安神治疗。

（二）缓慢性心律失常

缓慢性心律失常，以房室传导阻滞和病态窦房结综合征为多见。尤其是病态窦房结综合征，为目前常见病、多发病，中医治疗该类疾病有一定优势。中医认为病态窦房结综合征的基本病机在于阳虚、寒邪凝滞心脉，导致心阳不振，搏动迟缓，持续日久，津凝为痰，血留为瘀，二者互结则病久难愈。本病之阳虚以心肾阳虚为主。心中阳气以温通为用，易于耗散；肾中阳气秘藏于下焦，气化开发以充养心阳，故心阳需得肾阳开发方能持续旺盛。

临床温通心阳，多用薤白、细辛、桂枝、附子等。此外麻黄辛温能散，虽归于肺经，但能够升振宗气，提高窦房结的自律性，改善房室传导，对增加心率有较好效果。但临床温通心阳时需要注意以下方面：①补心气、宗气。阳虚多为气虚之渐，临床单纯心阳虚者较为少见，多为在心气虚的基础上发展而成。气阳并补，才不致温散耗气。②心肾并温。心中阳气源于肾阳，即使没有明显的肾阳虚症状，亦可在补益心阳、心气的基础上配伍温肾药，如淫羊藿、巴戟天、菟丝子等。单纯温通心阳药如桂枝、麻黄等，虽起效快，但疗效多不能持久；单纯温补肾阳，多取效较为缓慢；心肾并温，可望达到起效快而疗效巩固的目的。③养血活血。血液行于脉中，可充养心脏。温通的基础上加养血活血药，如当归、鸡血藤、丹参等，不仅能佐制辛温之品的温燥之性，而且心血得养可使脉气易于和调顺接。④临床辨证多可舍证从脉。脉象沉迟多可作为寒滞血脉、阳气不运的特征。

笔者2018年曾治一例清华大学教授金某，在阜外医院诊断为病态窦房结综合征一年余，疲乏无力、倦怠、恶寒怕冷、指甲根部色白微青，脉弦迟而有力，舌质红、苔薄黄、有裂纹。白日平均心率在40~46次/分，夜间最低心率35次/分左右。患者不同意安装起搏器治疗。根据舌脉，中医辨证为气阴两虚、痰热内阻，用生脉散合温胆汤治之，服药6剂，病情无任何改善。后依其平素恶寒、指甲根部色白微青，脉沉迟，改用麻黄细辛附子汤加桂枝、白芍、生地黄、淫羊藿、黄芪（炙麻黄10克、细辛3克、制附子10克、桂枝10克、白芍10克、生地黄20克、淫羊藿15克、黄芪30克）治之，服药6剂，白日平均心率增加到62次/分左右，心悸、乏力、疲劳等症状亦明显减轻。患者坚持此方加减治疗年余，没有发生上火症状，白日心率维持在60次/分以上，后逐渐停药。临床治疗病态窦房结综合征，若患者有脉沉迟、舌淡苔白滑或薄白、恶寒怕冷、四肢不温、指甲根部色白或泛青色，尤其是平素恶寒、四肢不温、指甲根部色白或色青者，即使舌有热象亦多为假象，不可顾虑假象而弃用温阳通脉活血方药治疗。手指甲床位于人体上肢的末梢，是阴阳经络交接之处，指甲透明，其内可显现深层血络的盈亏。《素问·阴阳脉解》认为"四肢者，诸阳之本也"，故手指甲床色白或淡暗多为阳虚寒凝、气血失温所致。目前认为此处毛细血管极为丰富，指甲床下毛细血管颜色的变化对判断心血管疾病的寒热属性有重要价值。

麻黄细辛附子汤为辛温燥烈的温阳通阳方剂，临床应用此方治疗病态窦房结综合征应注意以下几点：①此方辛温发散太过，应配伍黄芪、人参等以补气助阳，同时防辛温散气耗气；②配伍生地黄、白芍、麦冬等养阴药，使阴血复、脉气调，同时又可防燥热伤阴；③配伍淫羊藿、巴戟天、山茱萸等甘温补阳药，使心阳得肾阳资助，而生发不竭；④伍用五味子、浮小麦等酸敛心气药，以防辛热耗散心气；⑤伍用活血化瘀药如当归、川芎、丹参等，使血脉流通、脉气和调。对于病态窦房结综合征，心率在50次/分左右，自觉症状不明显，脉虚弱者或沉弱者，可用《博爱心鉴》保元汤或《魏氏家藏方》补心汤加温阳补肾及活血调脉药治之。没有寒凝血脉之象者，不宜用麻黄细辛附子汤。此方毕竟辛温燥烈，易散气耗阴。

# 六、慢性心功能不全

心功能不全为心血管常见病、多发病，是指由于各种原因，在有足够静脉血液回流的情况下，由于心排血量绝对或相对不足，不能满足机体代谢需要而引起的以循环功能障碍为主的综合征。主要原因有心肌衰竭、心肌负荷过度及心脏舒张充盈受限3个方面。心功能不全不是一个独立的疾病，每一种心血管疾病发展到一定阶段皆可发生心功能不全，而且是最终死亡的原因。近年来，虽然心功能不全的治疗取得了较大进展，但其预后仍差，死亡率仍高。心功能不全按其发展过程可分为急性和慢性心功能不全；按其临床表现可分为左心功能不全和右心功能不全。本节仅论述慢性心功能不全的中医治疗。

慢性心功能不全的中医病因病机，传统多认为是心肾阳气亏虚、气不化水、水饮内停。水饮停留于肺，则咳嗽、喘憋，心下动悸；水饮滞留于周身，则面目四肢浮肿。中医根据临床患者的不同症状辨证施治：如水肿、面目虚浮、恶寒怕冷、心动悸等，临床多用真武汤、苓桂术甘汤以温肾化气行水；根据胸中窒闷、喘息不能卧等，多采用葶苈大枣泻肺汤泻肺平喘。

慢性心功能不全的病理改变一为心脏收缩、舒张功能异常；二为血液循环障碍、水液代谢产物滞留。中医临床治疗此病亦不能不考虑这两个方面。中医认为心脏收缩、舒张功能减退多为心气虚、心阳虚。气虚和阳虚不仅在于心，还常涉及脾肾阳气不足。临床亦有阴血不足，不能荣养心脉，而致心脏功能减退者。此外，由于慢性心功能不全多日久难愈，常存在阳损及阴、阴损及阳的病理过程，即使临床没有明显的阴虚症状，亦可存在阳（气）损及阴的潜在病机。在益气温阳的基础上，稍佐养阴药如麦冬、生地黄、五味子等，可使阳（气）内守，以贯血脉、运血行。

真武汤、苓桂术甘汤为阳虚水泛、水气凌心，咳喘上逆、胸中窒闷或水饮泛溢周身的治标之法；葶苈大枣泻肺汤为治疗肺气贲郁、喘息不得卧的权宜之计。真武汤、苓桂术甘汤辛温耗散，久用则易伤阴耗气；葶苈大枣泻肺汤若不合补心气、宗气药同用，则有泻利伤正之弊。

无论是左心或右心功能不全，在其慢性发生发展病理过程中，皆存在心气、宗气不能主血脉、运血行，血脉瘀滞，"血不利则为水"的病机。左心功能不全，肺部瘀血，血不利为水，表现为水气凌心的咳喘、胸闷等；右心功能不全，周围静脉瘀血，血不利为水，则表现面目周身水肿。因此，慢性心衰的中医病机气虚阳虚是基础，血瘀为中间环节，水停为产生临床系列症状的病理产物。因此，慢性心衰的临床治疗应注意以下几个方面。

### （一）益气温阳，活血利水

益气温阳以温运气血，使血脉流通；活血化瘀利水，促进滞留的水液和其他代谢产物排泄。益气用生黄芪、人参大补心气、元气，不用党参。党参重在补脾气，补心气、宗气力弱，无补元气之用；温阳用桂枝，以温通血脉。无血脉凝寒、四肢逆冷或肾阳虚阴水滞留、腹背冷痛者，不用附子。附子为大辛、大热、大燥之品，易伤阴耗气，长期大量应用，于慢性心功能不全的远期预后不利。对于慢性心功能不全的水液滞留，不应单纯用利水之法，用药如茯苓、猪苓、车前子、泽泻、二丑等。血不利则为水，慢性心功能不全的患者水液代谢滞留多因心阳不振、血脉不利所致，故益气温阳、活血利水应以益气温阳、活血化瘀为主，利水为辅。活血化瘀药选用丹参、川芎、泽兰、益母草等。这四味活血化瘀药有扩张肾小球动脉、增加肾小球滤过率、促进水液代谢的作用。利水选用车前子、赤小豆、玉米须、茯苓、猪苓等，淡渗利水而不耗气伤阴，慎用攻逐利水药，如二丑、商陆、芫花等。即使患者有胸腔积液也应避免应用。右心功能不全肝脾肿大者，活血化瘀药可选用水红花子、片姜黄、莪术等，以活血软坚、散结利水。

### （二）肃降肺气，泻下通腑

慢性心功能不全，尤其是右心功能不全，肠道瘀血、胃肠黏膜水肿的患者，大便溏薄者较为多见，但通过临床观察，大便秘结或大便不秘结，而排便困难者，亦不少见。大便秘结、腑气不通，一则影响肺气的肃降，水液代谢更为之不利；二则可加重肠道的血液循环障碍；三可影响毒性代谢产物的排泄。故慢性心功能不全的患者，应注意调畅大便。调畅大便之法，一可用瓜蒌仁、杏仁、桃仁等质润降肺肃肺、润肠通便之品；二可用甘温质润药如当归、肉苁蓉等；气虚秘结者用黄芪、生白术合甘温润肠药；三可应用大黄通腑泻便。传统中医认为，大黄大苦、大寒，泻下通便，易耗伤正气，久病正虚者禁用。但对于慢性心功能不全兼有便秘者，用之可有如下功效：①通腑以降肺气，肺和大肠相表里，大便通畅，则肺气肃降，小水易于排泄；②通便促进毒性代谢产物排泄，此非其他通便药所能及；③活血化瘀、推陈致新，促进肠道血液循环。尤其是对肺心病心功能不全合并感染、大便秘结者，恰切使用大黄，可获较好疗效。临床可用10克左右，体虚明显者用5克左右。与他药同煎或用熟大黄，可减弱其泻下之性，增强其活血化瘀祛毒之用；也可间断服用，见效（大便得通）即止，以免耗伤正气。

### （三）养阴收敛心气

阴阳互根互用，阴液不虚，阳气才能内守而不外散，才能主血脉以运血行。治疗慢性心功能不全，只要没有舌苔滑腻的水饮内停症状，皆可在益气温阳、活血利水的基础上加养阴酸敛心气之品，如麦冬、五味子、浮小麦等。一可使阳气内守于脉中，温运血行；二可防止温阳化气药如桂枝等辛温伤阴散气。心气、心阳其用在温运血脉，含于脉中促血脉运行。不像脾阳（气）之用在温中守中，运化水谷精微；也不像肾阳用在藏精秘精，以促进全身气化。甘温补心阳、心气、元气，佐以养阴酸敛，有助于使心气、心阳涵于血脉之中，促进血液运行。心气阴两虚者，常用生脉散或黄芪生脉散，益心气药黄芪、人参和养阴酸敛药麦冬、五味子相伍。无明显阴虚者，亦可在甘温补气的基础上稍佐麦冬、五味子，回心气于营血之中。阳虚者，临床常温之、通之。因恐养阴甘寒遏其阳气或酸敛影响阳气温通，而弃之不用。殊不知心气、心阳不同于卫气、卫阳走肌表、温分肉、肥腠理，性剽悍滑疾、无处不到。心气、心阳只有涵于营血之内，行于血脉之中，才能温运血脉运行。因此，在温阳、通阳之时，亦应佐以养阴酸敛，以奏阴阳互生互化之用。

笔者治疗慢性心功能不全，根据心气易于耗散、心主血脉和心与其他脏腑的联系，常用方如下：生黄芪、人参（或西洋参）、麦冬、五味子、丹参、益母草、泽兰、陈皮、车前子、赤小豆、玉米须。心阳虚、血脉不利者，加桂枝温阳通脉；大便秘结者，加熟大黄、杏仁通腑泻下；全身浮肿者，加桑白皮、川椒目；舌苔白滑或滑腻者，去麦冬、五味子，加生白术、茯苓健脾化湿。此处用生黄芪而不用炙黄芪者，取生黄芪补而不滞，善补气升清、利水之用。生黄芪用量可从30克开始，无气机壅滞者逐渐增加剂量至100~120克，结合人参或西洋参10克左右，对改善心功能，促进血脉运行、利水消肿有较好作用。

# 第三讲
# 呼吸系统疾病遣方用药方法

## 一、急性气管–支气管炎

急性气管–支气管炎多以发热、咳嗽黄痰、咽喉肿痛为主要临床症状，病因以感受外邪为主，且外邪多偏于风热或热毒。一般的外感表证，邪在卫表、肌肤，可发之、汗之；本病多为邪热火毒蕴结在肺经气分，烁津为痰，仅辛透清凉解表难以达到清化肺经邪热的目的。治疗此病，一要宣降肺气；二要清透肺经蕴结的热邪；三要化痰止咳。临床也偶有外感风寒、肺气不能宣降，咳嗽痰白质稀的患者，治疗则要透散肺经风寒、温化寒痰止咳。

大凡肺之为病，其所以由生，多因平素肺气虚，卫气不固，或先虚而受病，或他病久病致肺气虚而受病。实邪犯肺，肺气为邪气壅遏，失其宣发肃降之职，无论外感内伤，或寒或热，或虚或实，恢复肺气宣降总是其主要治疗方法。

### （一）外邪犯肺

此期相当于急性气管–支气管炎的初期，感邪较轻，虽邪入于肺，但未化热或化热不甚，症状表现为轻度咳嗽，干咳少痰，或咳痰微黄，发热不甚，咽喉轻度肿痛，治以清透肺热、宣肺止咳为主，用药宜轻灵清透，可用《温病条辨》桑菊饮（桑叶、菊花、杏仁、连翘、薄荷、苦桔梗、甘草、苇根）加黄芩、前胡、瓜蒌皮疏散风热、清肺止咳化痰。咽喉肿痛者，加马勃、射干利咽消肿止痛，或易用银翘散辛凉透邪、清热解毒；咳嗽重者，或频繁发作阵发性顿咳者，加大桑叶、桔梗、前胡的用量以宣降肺气，同时加地龙缓解支气管痉挛。桔梗用量稍大时（15克以上），有较好的止咳化痰作用，只是少数患者服桔梗后会感恶心，临床需注意。此时也可用桑菊饮合麻杏石甘汤清宣肺气止咳，加大清宣透邪之力，以取卫、气两解之效。发热较轻、恶寒者，邪未化热，可易用荆防败毒散辛温发散透邪，加金银花、前胡、黄芩辛凉清肺透邪，以防辛温太过、化热伤阴。发于秋季，干咳无痰或痰少而黏难咳，甚或痰带血丝，口干咽痒，伴头痛身热者，可易用桑杏汤加沙参、麦冬、川贝母疏风润燥、清肺止咳。

麻黄辛苦而温，善入肺经，为宣肺止咳平喘的要药。虽历代方书皆谓其发汗解表散寒，但用其发汗需和桂枝等辛温解表药相伍，和辛凉而寒的药相伍则为透热之剂。麻杏石甘汤中的麻黄和辛而大寒的石膏相伍，是专为清宣肺经郁热而设。《本草正义》云："麻黄轻清上浮，专疏肺郁，宣泄气机，是为治风寒外感第一要药，虽曰解表，实为开肺，虽曰散寒，实为泄邪，风寒固得之而外散，即温热亦无不赖之以宣通。"切实诠释了麻黄的实际效用。此外，临床应用麻黄，需注意煎煮含有麻黄方药的方法。一般先将麻黄水煎数开后把沫去掉，直到无沫再加入他药，这和其他解表药的煎煮方法不同。其他解表药煎煮一般时间要短，以轻取药物气薄之性，利于趋外走上解表。

### （二）邪热蕴肺

急性气管-支气管炎疾病初期若不能清热透邪外出，或外感邪热较甚，则邪热蕴肺、烁津为痰。此时的病理改变主要为支气管黏膜充血、水肿，黏膜纤毛上皮细胞损伤脱落，黏液腺体肥大，分泌物增加，淋巴细胞和中性粒细胞浸润。此期的中医病机以恶寒表证消失、邪热蕴肺为特点。患者多表现为咳痰黄稠、量多，发热较重，咽喉肿痛较甚。此时治疗要在重剂清宣肺经蕴热、化痰止咳，切莫局限于"肺轻如羽，非轻不举"的框架。肺脏质地轻嫩，邪热蕴热伤之亦快亦重，若邪热蕴热迟迟不得清透，则可伤脉败肺。治疗方药可用麻杏石甘汤合千金苇茎汤加玄参、鱼腥草、黄芩、金银花、金荞麦治之。方中石膏、苇根辛寒清热而不碍邪，皆可重用至30克以上，和麻黄、杏仁宣降肺气相伍，以清宣肺中蕴结的邪热；鱼腥草、金银花、黄芩、瓜蒌、金荞麦清肺解毒化痰。本方大剂清宣肺热、化痰止咳，可获热毒清、痰热化、肺复其肃降之效。何以热毒在肺，即用玄参等养阴清热解毒？盖肺为娇脏、喜清喜润，热毒伤肺，最易耗伤肺阴。玄参等养阴清热、滋养肺体，阴液复，邪热亦易却。若大便干结，则加大方中冬瓜仁、桃仁用量，再加瓜蒌仁、大黄通便泻热，通过泻大便以清肃肺气。

### （三）余热恋肺

急性气管–支气管炎多为自限性疾病，在疾病后期，蕴热渐却后，往往有阴伤余热未尽，干咳、痰少、痰黏微黄、咳痰无力、舌红苔少、脉细弱等症状。此时治疗应以养阴透热，或益气养阴透热为要，以免余热留滞伤肺，疾病转为慢性迁延难愈，治疗可用《重楼玉钥》养阴清肺汤（生地黄、麦冬、玄参、生甘草、薄荷、贝母、丹皮、白芍）合生脉散去白芍之酸敛，加连翘、黄芩、桑叶、前胡等益气养阴清肺、清透肺中余热。气虚咳嗽无力不明显，舌红苔少者，可单用养阴清肺汤加上述清透肺中邪热之品。咳嗽甚，痰少，或干咳无痰者，去方中薄荷，减少清宣透邪药连翘、前胡的用量，加百部、百合清热润肺止咳。

因肺外合皮毛，主卫气，急性气管–支气管炎病初即可表现为发热、恶寒、身痛、咳嗽、咽喉肿痛等类似风热或风寒外感的症状，但实则和一般的外感不同。此病发病邪即入肺，在肺经气分，即使表现有恶寒发热、身痛的症状，亦不同于外感风寒风热，邪在卫表。此病初期有如下特点：①除一般外感症状外，咳嗽有痰或少痰为一必备症状，此为外邪入肺的特征；②邪未化热，痰可色白量少，化热后则痰逐渐变黄、变稠而量多；③初期感受外邪，虽偶有风寒为主者，但一般多偏于风热或热毒，此和肺质柔嫩，易为邪热所伤有关。因此，本病初期，即应注意宣肺透邪或清肺透邪，以防病邪蕴结化热伤肺。在疾病的发展过程中，则要时刻注意发热的轻重和咳痰的质、色、量，以辨别疾病的邪热轻重和肺气阴损伤的程度。发热重，咳嗽痰黄质稠量多者，为邪热蕴结实证，以大剂清热解毒透邪、化痰为主，切莫敛肺止咳。咳痰量多，质稀薄，色白或微黄者，则应在温化的基础上，加清热透热解毒药。本病后期，发热轻或不发热，干咳少痰，为肺经阴伤，余热留恋，治疗应养阴或益气养阴、清肺止咳。疾病的不同阶段，咳痰的不同色泽和质地，有无发热和发热的轻重，是本病辨证的主要依据，应注意观察，并随证调整方药治之。

## 二、慢性阻塞性肺疾病

慢性阻塞性肺疾病（chronic obstructive pulmonary disease，COPD）是呼吸系统最常见的疾病之一，以呼吸气流受限、不完全可逆，病变呈进行性发展为特征。COPD 的气流受限，是小气道病变（闭塞性细支气管炎）和肺实质破坏（肺气肿）共同作用的结果，与慢性支气管炎和肺气肿密切相关。慢性支气管炎是指在除外慢性咳嗽的其他已知原因后，患者每年咳嗽、咳痰 3 个月以上，并连续 2 年以上者。肺气肿则指肺部终末细支气管远端气腔出现异常持久扩张，并伴有肺泡壁和细支气管破坏而无明显的肺纤维化者。慢性支气管炎、肺气肿患者肺功能检查出现气流受限，且不能完全可逆时，则可诊断为 COPD。如患者只有"慢性支气管炎"和（或）"肺气肿"，而无气流受限，则不能诊断 COPD。

COPD 属于中医内伤咳嗽、喘证和肺胀的范畴。肺为气之主，肾为气之根。在正虚基础上，外邪侵袭，肺失宣降，气不归元，津液失其正常输布，痰阻于肺，气逆于上，则发为喘促、咳痰等症。临床从咳到喘，从肺到脾到肾，病情逐步发展。本病病位主要在肺，多因久病肺虚，痰浊潴留，复感外邪，病情反复发作所致。病情迁延日久，则可累及脾和肾，最终导致肺脾肾俱虚。

（一）急性发作期

COPD 的急性发作，多为内有宿痰、外感新邪，常咳痰、喘息与外感症状并见。临床辨治首先要察痰之色、质、量及是否易咳。色黄、痰稠、难咳者多为痰从热化或兼有邪热劫伤肺阴；痰白、质稀、量多，易咳者，多为寒痰宿饮，外感寒邪。急性发作期，无论寒热，总以宣肺止咳化痰为要。寒痰宿饮、感受风寒者，宜投小青龙汤；痰从热化，感受邪热者，宜用泻白散或定喘汤；痰稠难咳者，多为阴虚有热，即使无苔少、舌红、脉细数等阴虚见症，亦应加用养肺阴药，可用沙参麦门冬汤加瓜蒌、贝母、前胡、杏仁养阴清热化痰之品。因慢性支气管炎急性发作，多为外邪诱发，故急性期治疗，感受寒邪者，要注意温散透邪。慢性支气管炎患者肺气多虚，表卫不固，温散不宜太过，宜用调和营卫、辛散表邪之法，不宜过用发汗解表。《伤寒论》小青龙汤主治外感风寒，内有宿饮之证，在桂枝汤基础上，加干姜、半夏、细辛温化寒饮，炙麻黄宣肺平喘，五味子敛肺止咳、防辛温耗散肺气，而不是在麻黄汤的基础上加温肺化痰药，即是此意，不可不察。若咳痰量多、质稀薄，为内有痰饮，可用小青龙汤合苓桂术甘汤温化寒饮、和营解表。此时合苓桂术甘汤，一可温化寒饮，二可振奋脾胃阳气。感受邪热或痰从热化者，则应大剂清肺解毒化痰，方用定喘汤（白果、麻黄、款冬花、半夏、桑白皮、苏子、黄芩、杏仁、甘草）或麻杏石甘汤合桑杏汤（桑叶、杏仁、沙参、川贝母、香豉、栀子、梨皮）加大剂量金银花、鱼腥草、黄芩、连翘、金荞麦等辛凉清热解毒。邪热或痰热最易耗伤肺阴、劫伤肺气，治之以清解邪热、化痰止咳为急务，若用药轻清，则难以中鹄，不能发挥治病作用，甚至延误病情。

### （二）缓解期

本病缓解期，治应补肺健脾温肾、温化宿痰宿饮，佐以活血化瘀、清解热毒。缓解期患者偏虚寒者多，故补肾健脾为要务，多宜温化，方用大补元煎（人参、山药、熟地黄、杜仲、当归、山萸肉、枸杞子、炙甘草）合异功散或香砂六君子汤治之，使肾脏气化、脾气健运、肺主宣降，水湿无由滞留，痰湿无由滋生。在此基础上，加川芎、当归、丹参、赤芍等活血化瘀药，改善肺组织循环。笔者常用方为：黄芪、党参、山萸肉、五味子、川芎、当归、白术、茯苓、丹参、前胡、杏仁、陈皮、半夏、黄芩、炙甘草。易感冒者，合玉屏风散；阳虚恶寒怕冷者，加桂枝。此处强调脾肾的调补，原因是脾虽为生痰之源，但脾阳根于肾阳。肾阳温煦脾阳，脾脏才能运化水湿。再者，肺主呼吸，肾主纳气，尤其是喘息性慢性支气管炎出现喘息、气短、胸闷者，温肾有助于肺气归于根。此时温肾可用山萸肉、核桃仁、蛤蚧等，辅以活血化瘀、清热解毒之品。盖气血相依，佐以活血化瘀，使肺经血脉调畅，有助肺气肃降。

此外，慢性阻塞性肺病，即使没有明显咳嗽、咳痰症状，亦多有宿痰内滞。宿痰郁久，易酿热生毒，引发外邪。佐以清透，郁热无由生，可使宿痰易于清化，还可防止痰热劫伤肺阴。此时清透可用前胡、地骨皮、桔梗、鱼腥草类，不宜用知母、栀子类，以免寒遏气机。兼气虚卫表不固者，可合用玉屏风散，以补肺固表。

中医认为，肺主气，司呼吸，主宣发肃降。若肺宣肃失司，呼吸异常，则表现为咳、喘、哮等。《素问·阴阳应象大论》云"天气通于肺"，肺赖肃降以吸入自然之清气，靠宣发以呼出体内浊气，这种吐故纳新作用，使体内外气体得到交换，以维持人体生命活动。肺为清虚之脏，无论外感六淫、邪气犯肺，或是内生痰湿、痰饮阻肺，以及肝火等炎上犯肺，都可使肺清虚之体受扰。如《医学三字经·咳嗽》云："脏腑之华盖，呼之则虚，吸之则满。只受得本然之正气，受不得外来之客气……亦只受得脏腑之清气，受不得脏腑之病气。"由于肺虚卫外功能不足，外邪易侵；或气不布津，积为痰饮；或气虚血滞，瘀阻肺络；或阴虚火旺煎熬津液为痰。各种原因导致的肺系疾患，迁延失治，痰浊潴留，肺脏亏损，进而皆可由肺及脾肾，由气虚阳虚至阴阳两虚。所以COPD以久病肺虚为主，表现为肺主气功能失调（即肺气虚证），肺气虚早期主要指肺卫外功能减退，症状有恶风自汗、易感冒、咳嗽声低、久咳痰白、气短乏力、舌淡胖、脉虚无力等；肺气虚中期表现肺主气而司呼吸功能的减退，兼见气短喘促、动则尤甚；后期表现为肺的治节功能减退，上不能助心以行血脉而致心悸、发绀、颈静脉怒张，下不能通调水道以通利膀胱而见尿少、浮肿等。在肺气亏虚的病理过程中，每多兼有脾虚、肾虚，且三者相互影响。总之，本虚初期在肺（气虚、气阴两虚为主），久则及脾及肾，表现为肺脾肾皆虚。标实则表现为痰浊和血瘀所致的相关症状。

瘀血阻肺是COPD向肺心病转化的基本病机，活血化瘀在COPD的治疗方面十分重要，它不仅可改善肺组织的血液循环，而且可改善脏腑组织的供血供氧，提高机体的抵抗力。《丹溪心法·咳嗽》云："肺胀而嗽，或左或右不得眠，此痰夹瘀血碍气而病。"提示病理因素主要是痰浊瘀血互结阻碍气机而病，值得临床辨证治疗时加以重视。

## 三、肺气肿、肺心病

肺气肿、肺心病，其病理变化一为肺泡通气功能障碍，胸闷憋气、喘息、呼多吸少，二为肺血液循环障碍、肺动脉高压形成。中医依据其临床症状和病理生理改变，认为其病机一为肺气宣肃失常，喘咳日久，出现久病正气虚损，肺中清气不能下纳于肾，出现肺肾亏虚、肾不纳气，同时肺中浊气亦不能及时排出，导致停痰化饮，甚则酿热成痈；二为心肺同居上焦，共司宗气的生成和运行，气为血之帅，肺气宣肃异常，壅滞于上焦，极易导致血脉瘀滞。故中医治疗此病，在注意宣降肺气、温化痰饮的同时，总离不开补肺滋肾、纳气平喘和活血化瘀通脉。

### （一）急性期

本病急性期以合并肺部感染为多见，临床以咳嗽、喘息、呼多吸少为主症。此时治疗，应以清肺泻肺平喘为要务。葶苈大枣泻肺汤合以蠲化痰饮、补肺纳气、活血化瘀解毒之品，常可奏效。笔者常用生脉饮合葶苈大枣泻肺汤加活血化瘀、清热解毒化痰之药治之。葶苈子常用15~20克，此药善治肺气贲郁的喘憋，和生脉散相伍，泻肺平喘并无耗气泄气之弊。咳痰黄稠者，加鱼腥草、金银花、瓜蒌皮、金荞麦、炙枇杷叶等清热化痰。鱼腥草、金银花皆可用之30克以上，两药性味辛凉，可清肺热、解毒，而无知母、栀子等苦寒碍胃之弊。咳痰量多、色白、质稀者，加用半夏、款冬花、干姜、紫菀等温化寒饮。在临床蠲痰化痰过程中，咳痰黄稠，病性属热痰者，清热化痰药中可稍佐款冬花、紫菀、炙枇杷叶等偏温性的化痰药；咳痰量多、稀薄，病性属寒痰者，在温肺化痰药中可稍佐蒲公英、鱼腥草、金银花等清解透热药。使寒温相佐，达到温而不燥，寒无凝遏，肺气通降的目的。

肺气肿、肺心病合并感染，尤其兼有心功能减退，发热，痰黄而稠，大便秘结者，应于方中加用大黄。单用大黄大便不下者，应伍用瓜蒌、杏仁、火麻仁、冬瓜仁等降肺润肠通便药，甚则伍芒硝等软坚泻下药，务使大便通畅为度。肺与大肠相表里，大便通畅可助肺气肃降。肺心病心功能不全合并肺部感染的患者，肺气不能肃降，肠道气机郁滞，大便秘结不通，肠中浊气化热熏蒸，导致血脉瘀滞、血液毒素排泄障碍的甚多。大黄通腑泄热、活血化瘀、推陈致新，于改善肠道血液循环，促进毒素排泄，改善心肺功能甚有裨益。不能一味强调肺气肿、肺心病为正虚邪实，忌用大黄等峻猛攻下祛邪，恐其泄气伤正。此时患者虽有正虚，但大便秘结为促进病情恶化、耗气伤正的主要因素。及时通腑，使大便通畅，肺中郁热得泄，正气自可恢复。

### （二）缓解期

肺气肿、肺心病缓解期的中医治疗，在补肾纳气使气归于肾元，健运脾气以杜绝生痰之源的基础上，一定要注意活血化瘀药的应用。活血化瘀药如丹参、川芎、赤芍、益母草等可改善肺脏微循环和通气换气功能障碍。临床多采用益气活血和补肾纳气活血之法。肺气肿、肺心病患者，肺气亏虚，不能朝百脉而促血行；肾气亏虚，不能纳清归元、化气行津利水，影响血脉运行。单纯活血化瘀通脉，则有耗气伤阴之弊。补肺气，用甘寒养肺，药用黄芪、麦冬、人参、五味子等，佐以前胡、杏仁宣降以顺肺之用，慎勿过用甘温酸敛，以免甘温化热伤阴或碍气滞邪；补肾健脾纳气，用药应偏于温补，用巴戟天、山萸肉、核桃、蛤蚧、淫羊藿、人参、白术、干姜、菟丝子等，佐以砂仁、陈皮、茯苓芳化淡渗、醒脾化浊，以防味厚滋腻碍胃。痰浊为津血不归正化而生，其性属阴，得阳始化，过用甘寒滋补，则有滋腻凝滞、生痰化浊、加重病情之弊。临床应视肺虚和肺肾两虚的侧重，恰切采用扶正活血通脉之法，才可收到改善肺气肿、肺心病患者生活质量、减少急性发作，甚则改善预后的效果。

## 四、支气管哮喘

支气管哮喘的基本病理变化是慢性炎症导致气道高反应性，出现广泛可逆性气道痉挛，呼吸气流受限，引起反复发作性喘息、气急或咳嗽等。在慢性炎症过程中，肥大细胞为始动效应细胞，T淋巴细胞是主要的调控细胞，在哮喘发病的病理过程中起桥梁作用。此外，哮喘发病与神经因素也密切相关，$\beta$-肾上腺素能受体功能低下、迷走神经张力亢进、$\alpha$-肾上腺素能神经的反应性增强，都可引起气道平滑肌收缩、气道黏液分泌增多和血管通透性增加，加重气道炎症与气道高反应性。本病属中医"喘证"或"哮证"的范畴，主要病因病机为宿痰、顽痰内伏于肺，遇新邪引动而触发，痰随气升、气因痰阻，相互搏结、壅塞气道，气管挛急狭窄，肺气宣降失常，致发气急喘促。

中医临床支气管哮喘虽有寒哮、热哮之分，以及兼有气血阴阳虚损的类型不同，但支气管痉挛狭窄、气道通气不畅是其基本病理变化。哮喘发作时，尽快缓解支气管痉挛为治病首要目的。解除气管狭窄、畅通气道之法，一为宣降肺气，根据病证的寒热虚实采用相应的宣降肺气治法；二为应用现代药理研究证实确有解除支气管痉挛作用的药物缓解支气管痉挛。

### （一）哮喘发作期

哮喘发作是由于伏痰、顽痰遇外感引触，痰随气而升，气因痰阻，相互搏击气道所致。痰气交阻是本病发病的关键，故在治疗中须重视"调气治痰"，痰气同治，气顺则痰自化，痰去则气亦顺。寒哮患者予麻黄、细辛、射干、杏仁、苏子、淫羊藿等温肺化痰、降气平喘之品；热哮患者予麻黄、白果、黄芩、杏仁、苏子、七叶一枝花、老鹳草、佛耳草、广地龙等以清泄肺热、豁痰下气。若哮喘憋闷气急者，再合用葶苈子、杏仁降肺平喘。肺为娇脏，邪滞于肺，易耗气伤阴。哮喘反复发作，多有肺气阴亏虚。而气阴亏虚之肺体，又易罹患外邪，诱发哮喘。气阴两虚之哮喘，可用生脉散合葶苈大枣泻肺汤加宣降肺气之品。阴虚明显者，加生地黄30克、沙参20克以养阴清肺。在此基础上，结合"祛风通窍""祛风镇痉""活血化瘀"之品，做到"因人制宜""因时制宜"，可收到较好效果。

在此基础上，笔者常于方中加用百部、苦参、地龙三药。此三味药皆有一定的缓解支气管痉挛、改善哮证的作用。其中，苦参、百部皆可用至30克，地龙一般用至10克左右。古书虽有百部有小毒的记载，但临床应用并未发现有明显的毒副作用。苦参药味极苦微臭，胃弱者多难接受，可配伍生甘草10克以上，减少药物的偏味，同时生甘草也有止哮止咳的作用。三药无论寒哮、热哮，皆可随证配伍。

（二）哮喘缓解期

哮喘缓解期，肺、脾、肾三脏俱虚与痰瘀内伏并存是其主要病机，可兼有郁热和外邪。临床治疗应以"健脾补肾、益气活血"为大法，辅以清透和宣透肺邪。补肾益肺固表用《景岳全书》大补元煎（人参、山药、熟地黄、杜仲、当归、山萸肉、枸杞子、甘草）合玉屏风散（黄芪、白术、防风）。若嫌其补肾纳气之力不足，可加核桃肉、锁阳、蛤蚧（粉，冲服）。哮喘多发于青少年，肾气未充，外邪易于诱发。在补肾固表方药中，应适当配伍清透外邪、宣肃肺气之品，使肺气复其宣降、肌表外邪得解，哮喘自易向愈。

（三）激素治疗的重症哮喘

对于应用大剂量激素治疗的重症哮喘患者，一般应在应用激素的同时，合用滋阴或滋阴清火的药物如生地黄、知母等，以防激素化火伤阴。长期使用中小剂量激素减停激素时，宜选用益气温阳药如人参、甘草、灵芝、刺五加等，或用温肾药如肉苁蓉、淫羊藿、补骨脂、菟丝子等。此类药既有激素样的抗炎纳气止喘作用，又可减少激素撤减的不良反应，可辅助顺利减少激素用量直至停用激素。

此外，临床治疗哮喘的过程中，如何祛宿痰、顽痰是改善症状、减少发作的一个关键环节。在随证治疗方药中，可适当加入地龙、胆南星、款冬花、川贝母、海浮石、炙枇杷叶等。宿痰、顽痰多为气虚阴虚，肺津不化，郁热煎熬而成，故痰稠或痰少难咳者多见，治疗多应以润肺化痰为主：养阴润肺用沙参、麦冬、石斛等不易恋邪之品；化痰以清化为主，药用川贝母、瓜蒌皮、胆南星、炙枇杷叶、地龙等，不用苦温而燥的化痰药。炙枇杷叶可用至20~30克，有较好化痰止咳作用；川贝母微寒质润，有良好的润肺止咳作用，但其价格较贵，应用受一定限制。宿痰、顽痰偶有寒凝所致者，患者多咳果冻样痰或灰黑色块样痰，此时治疗可用干姜、细辛、海浮石、白芥子温肺化痰。值得注意的是，哮喘的化痰应在宣降肺气的基础上应用，才可获得良好的效果。

# 第四讲
# 消化系统疾病遣方用药方法

## 一、急性肝炎

急性肝炎是指多种致病因素侵害肝脏，使肝细胞破坏，肝功能受损的一系列疾病，常见的致病因素有病毒、细菌、寄生虫、化学毒物、药物和酒精等，我国最常见的急性肝炎是急性病毒性肝炎。通常所说的急性肝炎，多指急性病毒性肝炎。急性肝炎虽然病因不同，但肝细胞多有广泛的变性坏死，肝功能明显损伤，谷丙转氨酶升高10倍以上，即>400 U/L，可伴黄疸出现。本节主要讨论急性病毒性肝炎的中医治疗。

急性肝炎中医病机多为湿热毒邪经口而入，蕴结于肝脏血分、阴分，交蒸于肝胆。肝胆疏泄失常、气机不得条达则有胁痛；胆汁不循常道而外溢肌肤，则出现黄疸；湿热蕴结，影响脾胃运化受纳，则有纳呆、厌食、恶心、乏力等。肝主藏血，五行属性为阴，急性肝炎的湿热不同于温病中的卫分、气分湿热，其湿热多在血分。湿性重浊黏腻，湿热（毒）互结于血分，多胶固顽结、难解难化。因此，中医治疗急性肝炎，在清热化湿的基础上，务必清解血分、阴分之热（毒）邪，血分热毒得以清解，病情才可渐向痊愈。

### （一）清化湿热

清化急性肝炎的湿热，要注意以下几个方面：①分化湿热，使邪有出路。湿热的出路主要为前后二阴。从前者，淡渗清化，药用茵陈、田基黄、白茅根、车前子；从后阴者，通腑泻便。如《医学入门》云，肝与大肠相通，肝病宜疏通大肠。药用大黄通腑导滞、排垢逐秽、泻热解毒，可使湿与热解，其效甚宏。②斡旋气机、运化中州。湿热蕴结，无论在血分，还是在中焦脾胃，最忌过用苦寒。寒遏气机，妨脾碍胃，影响气血运行，湿浊必胶固难解，宜用白蔻仁、陈皮、生薏苡仁、杏仁、茯苓等芳化之品，畅达气血、转运中州、祛湿化浊。③散血活血、透热解毒。急性病毒性肝炎，湿热多蕴结于血分、阴分。清解血分湿热毒邪，在芳化清利湿热的基础上，需辅以散血活血解毒，如熟大黄、紫花地丁、白花蛇舌草、赤芍、丹参等。大黄、赤芍、丹参善入血分、活血散血，最善清解血分瘀毒、热毒；紫花地丁、白花蛇舌草苦泄辛散，皆可入心肝二经，凉血散血，清解血分热毒；诸药合用，苦寒不遏血脉，但可透解血分热毒。

### （二）降低转氨酶

许多中药有一定的降低转氨酶作用。当然降低急性肝炎的转氨酶应建立在清热解毒化湿的基础上，但恰当应用具有降低转氨酶作用的药物，对提高临床疗效甚有帮助。常用的降低转氨酶药物有五味子、灵芝、龙胆草、虎杖等。五味子、灵芝用于偏虚证患者；龙胆草、虎杖用于湿热实证患者，其中龙胆草用于湿偏重者，虎杖用于热偏重者。

肝细胞周围环境中酸碱度的变化可影响肝细胞酶释放的多少和快慢：碱性程度越高，酶的释放就越多越快；酸性程度越高，酶的释放就越少越慢。由此，有人提出使用五味子、乌梅等酸味药物降酶的方法。但酸味药物多酸敛收涩，不利于湿热的清化。临床需以清化湿热、清解血分阴分热毒为前提，辅以五味子、乌梅等酸味药物改善肝细胞周围的酸碱环境，促进降酶。

### （三）乙型肝炎病毒表面抗原转阴

热（毒）和湿邪互结，胶结黏着于血分，是乙型肝炎病毒抗原持续阳性的主要原因。20世纪80年代，笔者在基层中医院工作时，曾治疗当地许多乙型肝炎病毒表面抗原阳性患者，常用自拟方如下：茵陈、生薏苡仁、丹参、赤芍、大黄、白花蛇舌草、紫花地丁、陈皮、甘草，以清解血分湿热毒邪。湿热盛者，加黄芩、龙胆草；热毒盛者加蒲公英、贯众、败酱草。目前治疗乙型肝炎病毒表面抗原阳性，常用清热解毒化湿，辅以补肝肾、益气调节机体免疫方法，但无论清热化湿解毒，还是扶正调节免疫，胶结潜伏于血分、阴分的湿热毒邪不解，则难以达到抗原阳性转阴的目的。自拟方用茵陈、薏苡仁、陈皮清化湿热、醒脾化浊；丹参、赤芍、大黄入血分，活血散血、凉血解毒，此处不宜用温散活血化瘀药，如红花、川芎、当归等，以防温热之性助毒热滋生蔓延；紫花地丁、白花蛇舌草皆可入肝经血分，清解血分疫毒、秽浊之邪。白花蛇舌草传统多用于治疗癌毒，此药甘淡性凉，入肝脾肾经，有清热解毒散瘀之效，还有淡渗化湿利尿作用，不仅可用于治疗癌毒，亦善解血分、阴分湿热毒邪。一般可用至30克左右，并无伤气耗阴之弊，只是本品质地较轻，量大煎煮不太方便。陈皮斡旋气机，醒脾化湿；甘草调和诸药。笔者30余年来，曾用此方加减治疗乙型肝炎病毒表面抗原阳性患者100余例，多有使患者抗原转阴者，有一定的作用，供临床参考。

### （四）清热退黄

急性病毒性肝炎之黄疸，多属于中医阳黄的范畴。清利湿热是治疗阳黄之正治之法。《临证指南医案》云："阳黄之作，湿从火化，瘀热在里，胆热液泄，与胃之浊气共并，上不得越，下不得泄，熏蒸遏郁，侵于肺则身目俱黄，热流膀胱，溺色为之变赤，黄如橘子色，阳主明，治在胃。"其病机属湿热毒邪蕴结于血分、阴分，病位在肝胆脾胃。此外多伴有阳明湿热、实火。治阳黄之法，目前仍宗《伤寒论》茵陈蒿汤法。认为茵陈为退黄专药，善清化肝胆湿热；大黄泻腑通便，导热毒从大便而解。其实，张仲景用药深意远非仅此。茵陈禀气于阳春三月，其气主升主散，顺肝胆之性。肝气条达，湿热（毒）才易解易化，且芳香之性有助于化湿；大黄除泻阳明结热实火外，还善入血分，散血活血，可协助茵陈清解血分热毒。宗此法治阳黄，应深解其意。笔者体会，急性黄疸症状较重者，重用大黄和茵陈不但黄疸消退快，而且伴有的恶心纳呆、脘腹胀满、身体困倦等临床症状亦可明显好转。阳黄时的倦怠脘闷并非由于脾胃虚弱所致，乃热毒蕴结阳明，气机难以伸展之故。此时治疗无须顾虑大黄的剽悍峻烈之性。唯此方治疗黄疸，清化湿热及活血散血解毒之力皆嫌不足，临床应根据湿浊和热毒的轻重而加减治之。

## 二、慢性肝炎和肝硬化

在慢性肝炎发展为肝硬化的过程中，没有明显的分隔阶段。肝硬化是慢性肝炎逐渐发展和修复的结果，是临床常见的一种慢性、进行性、弥漫性肝病，以肝功能损害和门静脉高压逐渐形成为特征，晚期常出现腹水、消化道出血、肝性脑病、继发感染等并发症。慢性肝炎和肝硬化的症状复杂多变，各个不同阶段有很大的差异。

慢性肝炎和肝硬化的主要病机为湿热毒邪伏于肝经血分，与营血搏结，难解难化。在疾病发展过程中，湿热毒邪损伤经络，则出现发热恶寒、倦怠、嗜卧、黄疸颜色鲜明（阳黄）等湿热阻遏气血症状；湿热毒邪寒化，则表现为恶寒怕冷、乏力困倦、黄疸色灰暗等寒湿困遏症状；湿热疫毒盘踞，灼津成痰，滞血为瘀，痰瘀互结则发展为肝积（肝硬化）。慢性肝炎和肝硬化的发生发展过程，始终有血分、阴分湿热毒邪的存在，症状时轻时重，反复发作。湿热毒邪盛时，病情恶化；湿热毒邪却时，病情转轻或向愈。

### （一）清化血分湿热毒邪

慢性活动性肝炎的治疗，需始终注重湿热毒邪潜伏营分、血分，酿痰致瘀，伤阴耗气这一病机。不仅在湿热毒邪症状突出时，要注重清解湿热毒邪；症状不十分明显，或以其他症状为主时，也要注意清解营分血分蕴结之湿热毒邪。其清解之法，仍可宗茵陈蒿汤之清化湿热、活血解毒。大黄对于慢性活动性肝炎或肝硬化，即使有正虚症状时，亦非禁用之品。此时使用大黄不后下，和他药同煎，或用熟制大黄可增强其活血散血解毒之力，减弱其通腑泻下之性。清化湿热除用茵陈外，可用薏苡仁、茯苓、白花蛇舌草、车前子等，慎用苦寒燥湿药，以防苦寒败胃伤阴、碍脾胃运化。清解血分热毒，可用紫花地丁、丹参、金银花、贯众等。活血药在辛凉散血的基础上，应配伍稍偏温散之品，如红花、片姜黄、川芎等，以增加活血散血之用。此和急性肝炎的治疗有所不同。若湿热生痰、痰阻肝络，可加用丝瓜络、橘络、浙贝母等通络化痰。

### （二）降酶退黄

血清谷丙转氨酶升高，是慢性肝炎恶化的重要生化指标之一。降酶保肝，是慢性肝炎和肝硬化治疗的一个重要方面。与急性肝炎偏于清化湿热、凉血活血解毒稍有不同，慢性肝炎和肝硬化多有湿热毒邪伤阴耗气之变，故多用益气养阴、清化湿热、活血解毒、疏肝柔肝法治之，方用五味子、白芍、白花蛇舌草、紫花地丁、丹参、薏苡仁、陈皮、大黄。肝胆湿热明显者，加茵陈、焦栀子等清化湿热；肝肾阴虚明显者，加生地黄、麦冬、怀牛膝、枸杞子等养阴柔肝；血脉瘀滞重者，加片姜黄、赤芍、莪术、当归尾活血祛瘀通络。

### （三）活血化瘀

恰当使用活血化瘀治疗慢性肝炎，改善肝脏血液循环，对防止病情进展和恶化较为重要。慢性活动性肝炎和肝硬化，病程日久，伤阳耗气，湿热从寒化，临床亦可见到。故中医有"疸有阳黄、阴黄之异，病位有在脏、在腑之分"的认识。二者虽病因皆以湿得之，但湿之转化具有双向性：湿从火化为阳黄，治在腑；从寒化，为阴黄，治在脏。寒化者，治疗当补气温阳化湿，佐以清解营分血分热毒，切不可忽视清解营血热毒，一味温阳化湿，以免窃伤肝阴，加重病情。慢性肝炎和肝硬化患者机体蛋白代谢异常，出现血清白蛋白降低，球蛋白升高，是病情严重的标志，其病机多为气阴两虚、血脉瘀阻。肝主藏血，体阴而用阳，肝肾同源，精血互生，湿热毒邪潜伏营血，阴血煎灼，肝肾两亏。肝阴虚，疏泄失职，又克脾生湿，湿郁化热又能伤阴，形成恶性循环。肝炎和肝硬化疏泄不利及湿热阻滞，又可致络脉瘀阻。《张氏医通》云："诸黄（疸）虽多湿热，然经脉久病，不无瘀血阻滞也。"故治疗应益气养阴、清化湿热和活血化瘀并重。益气养阴用黄芪、太子参、西洋参和旱莲草、麦冬、生地黄、鳖甲等；活血化瘀用丹参、当归尾、片姜黄、赤芍等；清热化湿用生薏苡仁、橘络、藿香、陈皮等。鳖甲一药，咸寒入肝、养阴清热、软坚散结，又可通肝之血络，可重用至30克左右。炙用采用砂烫醋淬，可祛其腥臊之味，增其散结通络之力，对肝硬化患者提高血清白蛋白有一定作用。

### （四）软坚散结

软坚散结为针对肝硬化的治疗方法。肝硬化属于肝积、臌胀范畴，临床主要表现为胁下痞块日增、腹部胀大如鼓。《素问·阴阳别论》："三阴结谓之水。"朱丹溪认为，臌胀病机为"脾土之阴受伤，转输之官失职……清浊相混，隧道壅塞，气化浊、血瘀滞而为热，热留而久，气化成湿，湿热相生，遂成臌胀"。可见，本病邪实以湿热和血瘀为主，正虚主在脾、肾、肝三脏。

针对这一病机，笔者临床常用自拟的益气活血、软坚散结方——黄芪鳖甲汤（黄芪、白术、鳖甲、莪术、地骨皮、丹参、桃仁、归尾、白芍、陈皮、丝瓜络、败酱草、薏苡仁、熟大黄、生甘草）治疗。方中黄芪、白术益气运脾；鳖甲、白芍、莪术养阴清热、软坚散结；丹参、桃仁、当归尾活血通络散结；陈皮、丝瓜络调理气机；败酱草、薏苡仁清化湿浊、透解热毒；生甘草调和诸药。偏于肝肾阴虚者，加女贞子、旱莲草柔肝滋肾；湿浊重者，白术易苍术或苍、白术同用，加砂仁、陈皮运脾化浊；肝区胀痛者，加香附、佛手理气止痛。本方活血化瘀、通络散结药用量偏重，意在破癥消积、调和血脉，促进肝脏血液运行。因为肝硬化之血瘀不同于一般之血脉不利，其瘀血聚结日久，非破血通络散结法不能获效。此处养阴柔肝，用白芍、女贞子、怀牛膝、旱莲草等，不用熟地黄、天冬、玄参等滋腻养阴之药，以免碍湿滞邪。此外，肝硬化肝损伤所致的黄疸，多为湿热胶结、蕴结血分日久，血脉不利所致的阴黄，色多晦暗如烟熏。张景岳曰："阴黄症多由内伤不足，不可以黄为急，专用清利，但宜调补心脾肾之虚以培血气，血气复则黄必尽退。"临证时应注意以扶正为主，本方重用黄芪、白术为君药益气运脾，即为此意。

### （五）运脾消水

气机升降失常、三焦水道失调；脾失运化、水湿内滞；阴虚水道枯涩；阳（气）虚不能化气行水等，皆可致水液滞留，产生肝硬化腹水。但肝硬化腹水的基本病机为"血不利则为水"。中医治疗肝硬化腹水和慢性心功能不全水肿相似，只是血络阻滞日久，应适当选用活血通络散结药如鳖甲、莪术、泽兰、水红花子等。在此基础上，辅以淡渗利水消肿。肝硬化腹水的突出症状为腹大如鼓，四肢头面不肿或肿之较轻。因脾主大腹，故治疗在活血利水基础上，应注重运脾消水，药用白术、茯苓、赤小豆、泽兰、大腹皮、二丑等。二丑虽传统中医认为属逐水药，但若炒用，则并无耗气伤脾之弊，反有运脾利水之效，临床可用至10克左右，并无伤正之弊。

## 三、胆囊炎和胆结石

胆囊和胆管与胃肠道相通，分泌胆汁，促进消化，以通降为顺，其通降功能依赖于肝气的疏泄和脾胃的升降。胆囊炎、胆石症的中医治疗亦应顺从胆腑以通为顺的特性，促进胆汁排泄。调和胆腑的通降之性：一为疏肝柔肝，药用柴胡、枳壳、白芍等；二为通降腑气，药用大黄、枳实、木香等；三为斡旋中焦气机，药用陈皮、半夏、苏梗等。其中以通降胃肠腑气尤为重要。

（一）急性胆囊炎

急性胆囊炎中医病机多为湿热蕴结、通降失常，其病位和致病特点与病毒性肝炎和脾胃湿热不同。病毒性肝炎湿热在肝经阴分、血分；脾胃湿热主要蕴结中焦，影响气机的升降；胆囊炎湿热多在胆经气分，影响胆腑的降泻。肝炎血分的湿热，治疗需凉血活血、化湿透热，药用败酱草、白花蛇舌草、黄芩、丹参、赤芍、郁金等；脾胃的湿热，治疗需苦降燥湿清热，药用黄连、黄芩、半夏、陈皮等；胆囊炎的湿热则需要疏泄气机、清泻利胆。胆囊炎湿热不重，表现为口苦、腹部隐痛连及两胁，没有明显黄疸，舌苔黄腻者，方用柴胡疏肝散加茵陈、黄芩、大黄、金钱草等。若湿热壅滞较甚，舌苔黄燥、大便干结、黄疸、发热者，则用大柴胡汤加减调和肝胆疏泄、清泻胃肠实热。

急性胆囊炎湿热虽和中焦湿热病位和治疗方法不同，但两者多相互影响。因为脾胃属土，为运化水湿之本，故胆囊炎之湿热多与脾胃湿热并存，临床治疗多可用黄连、黄芩等苦寒燥湿配伍茵陈、金钱草、焦栀子、龙胆草等清热利胆。胆囊炎湿热出现黄疸者，则应重用茵陈、田基黄、金钱草、车前草清热利湿退黄等，轻用黄连、黄芩、山栀苦寒燥湿，以防苦燥伤阴。在此基础上，加用丹参、郁金等凉血活血清热药，以利于黄疸的消退。

（二）胆结石

胆结石多在胆囊炎的基础上发展而成。胆囊湿热内蕴，煎熬胆汁成石。若结石阻遏胆腑气机，导致气机闭塞，可突发胆绞痛。胆结石引起胆绞痛反复发作时，中医治疗应在清泄湿热、通降胆腑的基础上，注意以下几点：①肝苦急，急食甘以缓之，药用芍药甘草汤，白芍可用20克以上，对胆绞痛有缓急止痛作用；②化石排石，药用海金沙、鸡内金、金钱草等；③通腑泻下，务使大便轻泻、微泻为度，使胆腑结滞湿热随泻下大便而化，有利于排石。

胆气和阳明腑气相通。通调胆腑之法，多需以通调阳明腑气为基础。胆囊炎、胆结石，大便结而不甚，用大黄配木香、枳实等行气通腑；大便秘结者，则应在此基础上配以咸寒之品，如芒硝，以增强其泻热通腑之力。

（三）慢性胆囊炎

慢性胆囊炎的中医治疗和湿热蕴结之急性胆囊炎不同。因其临床多表现为隐痛、钝痛，连及两胁，病机多为血瘀、肝郁、湿浊留滞；或病程日久，伤阴耗气，肝络失荣。因此，慢性胆囊炎治疗应以疏肝活血通络、斡旋中焦气机为主，辅以柔肝清利湿热之品。笔者治疗慢性胆囊炎常用方如下：柴胡、白芍、麦冬、木香、陈皮、茯苓、郁金、片姜黄、丹参、金钱草。左胁胀痛甚者，去陈皮，加青皮、瓜蒌皮、川芎，以疏肝理气散结、通络止痛；口苦、舌苔黄者，加黄芩、菊花清化湿热。供参考。

## 四、慢性胃炎

慢性胃炎胃酸分泌增加者，一般多属湿热或肝热犯胃；胃酸分泌减少者，多属虚寒。慢性萎缩性胃炎多属气虚、阳虚、阴虚；慢性肥厚性胃炎多属湿热、瘀热。慢性胃炎黏膜充血、糜烂、水肿者多为湿热、郁热；慢性浅表性胃炎黏膜苍白、萎缩者，多属虚寒。中医治疗本病，目前多根据胃镜检查及理化检查结果，结合中医临床辨证进行治疗。此外，临床还应注意以下几个方面：①胃为多气多血之腑，胃病日久，久病入络，易致胃血脉瘀滞；②胃为阳腑，喜寒喜润，恶燥恶热，气血瘀滞或湿浊留滞容易蕴而化热，甚则酿而化毒，腐蚀胃部肌肉；③胃部病变日久，蕴热不散，易耗伤胃阴。故治疗慢性胃炎，应注意活血通络、清解郁热、凉润和胃，采用甘寒或甘平治胃之法，忌过用温燥或苦燥之品。

### （一）肥厚性和糜烂性胃炎

肥厚性、糜烂性胃炎，胃酸一般增多。胃酸过多的临床症状不仅表现为吞酸返酸，胃脘部嘈杂、热痛或辛辣热感，亦是胃酸过多的表现。胃酸的产生一般认为总由湿热蕴胃或胃部郁热而成，自古即有"无湿不作酸"及"无热不作酸"之说。湿热内蕴者，可用柴平汤加减，药如柴胡、黄芩、苍术、半夏、川厚朴、陈皮、赤芍、丹参、生薏苡仁、生大黄、甘草。柴平汤为小柴胡汤合平胃散而成，此处将方中的白芍易为赤芍，是恐白芍阴柔酸敛抑肝，有碍中焦湿浊运化。赤芍虽为凉血活血化瘀药，亦有一定的平肝柔肝作用，可防肝气横逆乘胃；生大黄少用，取其降胃气、清瘀热、祛瘀生新之用，不可过用，以免泻下伤气。临床应用此方时，可适当加抑制胃酸分泌的中药，如瓦楞子、桑螵蛸、煅牡蛎等。

慢性肥厚性胃炎患者多有胃局部郁热，其不仅为湿热所致，脾胃气虚、阳虚，寒湿不化，郁于阳明胃腑，蕴积化热亦可致胃部郁热。此类患者整体辨证为虚证、寒证，但显微镜下可见胃黏膜局部充血、糜烂等局部郁热的病变。患者舌象多有相应的表征，如舌体胖大、质淡、舌苔薄黄或黄而微腻。此种黄苔多表现嫩黄、暗黄，不像中焦湿热实证表现为舌质红、苔鲜黄、老黄或燥黄。中医治疗此证，切忌苦寒清化湿热。愈用苦寒燥湿，郁滞愈甚，郁热由是更生。此时中医治疗需辛温或甘温佐以辛凉透解。笔者对于因虚寒湿滞而致的郁热、偏气虚者，用香砂六君子汤；偏阴虚者，用麦门冬汤；偏阳虚者，用理中汤。在此基础上，加生大黄、连翘、蒲公英清透郁热。生大黄用至3克左右，不后下，泻下作用较弱，但可苦寒泄热、散瘀、降气和胃。也有服用3克大黄且入煎剂不后下即引起腹泻者，临床需注意。连翘、蒲公英等可用至10克左右。连翘、蒲公英皆辛凉宣透之品，清解胃部郁热而无苦寒碍湿之弊。

### （二）萎缩性胃炎

萎缩性胃炎是以胃腺萎缩、胃酸分泌减少，黏膜变薄、肌层增厚为病理特征的一种常见病，病情迁延难愈，病变复杂，早期以胃脘痛或心下痞满为主，日久可出现贫血、消瘦、乏力、纳差、腹泻等，且易形成肠上皮化生，少数患者可演变为恶性癌变。患者大多表现为虚实夹杂，以气虚、阳虚和阴虚为主，兼有血瘀、气滞，也可表现为寒热错杂证候。临床治疗应注意扶正调和气血和脾胃升降。虚寒不兼湿邪者用小建中汤加减；虚寒兼有寒湿者用理中汤加减。理中汤中人参可用5~10克先煎，益气健脾，然后加白术、干姜温化寒湿，炙甘草益气调和诸药。

萎缩性胃炎有阴虚见证者甚多，或因肝气郁结，横逆乘胃，气郁日久，化火伤阴；或消化吸收功能减退，化源不足，脾胃阴伤。脾为肾主，胃为肾关，肝肾同源，肝肾阴亏，不能滋养于胃亦可致脾胃阴伤。故临证时应辨明肝阴、胃阴、脾阴、肾阴的不同，或予养肝之体以济其阴，或予滋肾水、强脾胃以济先后天，或用酸甘平味药健脾化阴。肝肾阴虚者，症见腰膝酸软、潮热盗汗、胃脘隐痛、舌质红、脉细数者，用一贯煎合二至丸加生山药、白扁豆滋养肝肾、健脾养阴；肝胃阴虚，症见口干口渴、性格急躁、胃脘隐痛、舌质红、脉沉细者，用沙参麦门冬汤合芍药甘草汤以甘寒养胃、酸甘化阴。此外，由于脾胃虚弱、气不运血，肝气郁结、气机阻滞、胃络失和，或阴亏血脉不充，血脉瘀滞，皆可致胃络瘀滞。胃络脉瘀阻常可贯穿于慢性萎缩性胃炎的整个病理过程，活血化瘀法为慢性萎缩性胃炎的常用治法。临床一般可在辨证的基础上，加川芎、赤芍、丹参、红花、山楂等。伴有气机阻滞者，加厚朴花、玫瑰花、代代花等调畅滞气；伴肠上皮化生及不典型增生者，加白花蛇舌草、白英等清热解毒。

总之，胃为多气多血之腑，以通降为顺。在慢性胃炎的发生发展过程中，尤其是萎缩性胃炎，多有阳虚、气虚和阴虚的见症，但气逆、气滞、郁热、瘀血等始终是病机的一个重要方面。因此，即使以正虚为主要表现的患者，临床用药亦应注意通降、散瘀、清解郁热。再者，慢性胃炎用药宜轻灵，用药剂量大，尤其是苦寒清热燥湿和甘寒养阴药，常易伤阴耗气和壅遏气机，需临床注意。

## 五、消化性溃疡

消化性溃疡是以胃、十二指肠慢性溃疡病变为主的消化道疾病，是多种病理因素引起的非特异性溃疡。其形成的主要原因是胃酸、胃蛋白酶的消化作用与胃或十二指肠的抵御作用之间失去平衡。本病根据发病部位的不同，分为胃溃疡、十二指肠溃疡和复合性溃疡。临床特点为上腹部有周期性、规律性疼痛，泛酸，呕吐，嗳气等。尽管抑制胃酸分泌和保护胃黏膜制剂在促进溃疡修复、改善患者症状方面具有较好作用，但临床仍有许多患者面临症状改善不明显、停药后症状反复等问题，尤其是对合并缺血性心脑血管病，需长期应用抗血小板药物的患者，消化性溃疡的控制难度明显增大，甚至可导致严重的消化道出血。消化性溃疡属于中医"痞满""胃痛"等范畴，基本病机为肝郁血瘀化热、脾胃升降失司。消化性溃疡的治疗方法主要为整体辨证治疗，包括疏肝解郁、辛开苦降、活血通络等。在此基础上，消化性溃疡的治疗还需与局部辨病相结合，注意整体温阳、局部清热，胃溃疡治以寒、十二指肠溃疡治以热等。

### （一）辛开苦降

辛开苦降，是溃疡病的一个主要治法。消化道溃疡的中医病机多为脾胃同病，病机特点之一是升降失调。脾气不升，胃气不降，气机壅滞于中焦，则出现胃脘痞满、疼痛泛酸、呕恶嗳气等。辛甘发散为阳，味辛气薄之药，如防风、柴胡、羌活、白芷、桂枝等能升能散，可助脾气之升；酸苦涌泄为阴，苦味气重之药，如黄连、焦栀子、黄芩等能降能泻，可助胃气和降。升降相合，脾气升运化有权，胃气降受纳司职，顺从"脾升胃降"的特性。顺其性谓补，此乃补脾胃之重要治法。升降合理配伍，相因相制，升中有降而升不过亢，降中有升而降不沉陷，自可恢复脾胃运化受纳的功能。

### （二）温阳散寒

脾胃虚寒是消化性溃疡尤其是十二指肠溃疡的主要病机，温阳散寒当属主要治法之一。具体临床而言，脾胃之寒有偏于实寒和虚寒的不同，治疗也有辛温散寒和甘温助阳的不同。若脾胃寒滞，症见胃脘痛剧，口泛清水，喜温而不喜按，舌苔白厚或滑腻，治当辛温散寒，药用良姜、荜拨、吴茱萸、干姜等。因阳气被遏，气机不畅，寒滞气亦滞，须配和散寒行滞之品，如苏叶、白芷、香附、生姜等。尤其苏叶，既能和胃助运，又能升发脾气，表散寒邪。但此类方药，用之当中病而止，久用则耗气伤阴。若脾胃阳虚，症见脘痛隐隐、喜温喜按、舌苔薄白、脉沉细迟，当用甘温助阳法。阳虚多由气虚发展而来，且每与气虚并存，但有所偏重。若阳虚不甚而气虚较重者，可用甘温法，以甘温补气为主，少佐辛温助阳之剂，如黄芪建中汤，以桂枝配黄芪、炙甘草、大枣、饴糖以甘温助阳。若阳虚较甚，其病机可有两端：一是火不生土，命火不足，釜底无薪；二是阳不化气，气化失常，水湿内停，即所谓"阳微则生湿"。其治疗原则，均应以辛热为主，甘温为辅。脾胃乃柔脏，非辛温之刚不能复其阳，故当用辛甘温热之剂，以附子理中汤为对应之方。附子、干姜用量宜略大，方中以党参、炙甘草配附、姜以奏甘温助阳之效。若阳微湿盛，则加入苍术、白术、炒薏苡仁、茯苓以运脾化湿；若脾胃阳虚而胀者，切勿见胀治胀，用理气消胀之品，愈疏则愈胀，要知"脏寒生满病""温中可消胀"，当用温热之剂温阳，阳旺气机升发，则胀满自消。

### （三）寒温并用

消化性溃疡病的病机整体多表现为阳虚、气虚，局部多有热郁（瘀），属寒热交错，但本病多以虚寒为主。疾病活动期，则往往寒热并重，有时甚至热重于寒。所以，临床治疗单用温热或单用寒凉均难以切合多数患者的病机，只有寒热并投，才符合脾喜温、胃喜凉的特点。寒温并用，寒凉可防温热太过，温热可防寒凉凝滞。由于疾病的阶段及患者的体质等不同，所表现的偏寒偏热程度各异，治疗须根据寒热偏重不同而权衡用药。半夏泻心汤为辛开苦降的代表方，较适用于本病的活动期。此阶段胃脘疼痛较重，痞闷不适，烧灼感，常有恶心欲吐、食少纳呆、舌偏红、苔薄黄或厚而腻。半夏泻心汤中干姜为辛温而开，用量不宜过大，量小则性偏散，量大则性偏守，一般以5~10克为宜。为助脾气升清，常配合苏叶、防风、柴胡等辛温而升之品。黄连为苦降之主药，量可稍重，一般用10克左右，但亦不可过大，过大则寒遏胃气，不能发挥通降的特性。为助其降，可稍加枳实、莱菔子、炒槟榔等，此类药降胃气而不苦寒。临床可根据寒热症状的轻重，适当调整干姜与黄连的比例。病情较轻者，也可用苏叶黄连汤代替半夏泻心汤。若寒热症状不明显，阵发性疼痛、腹胀者，可用枳实配防风，比例为2：1，一般用枳实10~15克、防风5克。恐其升降作用较强，可加白芍15克酸敛柔肝、缓急止痛。若胃脘痞塞或胀满较甚，或疼痛拒按，按之硬痛者，以胃失通降为主，此时应重用降气之品，必要时加大黄、厚朴、焦槟榔等，以求胃腑通降，但用量不宜过大，且不可久用，三味药用5克左右即可，以求脾胃气机升降得调，腹部胀满改善为度。

半夏泻心汤主要用于溃疡病的活动期，一般不长期应用。活动期结束，或即使在活动期，脾胃阳虚症状较为明显，或者无明显热象者，即当以辛甘温为主，少佐苦寒之剂，常选连理汤或附子理中汤加黄连方，此系以脾气不升为主的治疗方法。附子理中汤温升脾气，少用黄连通降胃气。此类方剂往往升降之力不足，可加苏叶、防风以助升，陈皮、厚朴以助降，亦可小量应用焦槟榔、厚朴等以和降胃气。辛开苦降、寒温并用的运用，系以药物的寒热升降之性顺从脏腑之性，意在调理脾胃的功能，切忌用量过大，失其调和之义。

### （四）疏肝理气

肝脏气机的疏达与否，直接影响脾胃的运化功能。肝气不疏或肝气上逆，均可导致脾胃气机阻滞，日久郁而化热，腐肌伤肉发生溃疡病。所以在溃疡病的治疗中要时刻注意疏肝理气。总的说来，溃疡病病程长，虚实寒热夹杂，而且以虚寒为主，故临床疏肝理气不可太过，避免应用青皮、三棱、莪术等散气攻破之品，宜用醋柴胡、白芍、防风、香附等性柔气和之剂，且用量不易过大，中病即止。应用时间亦不宜过长，以免克伐胃气，耗气伤阴或伤阳。疏肝药亦不宜寒凉，寒凉则易损伤阳气或遏滞气机，可选少量川楝子、麦芽、茵陈等。即使肝胆胃郁滞症状较明显，兼有郁热者，亦应轻用辛凉药味，且只可暂用，以时刻顾护胃气为要。久病多瘀，久病入络，本病单纯气滞者少见，多数气滞血瘀并见，有的甚至以血瘀络阻为主。故用疏肝法时，还应考虑活血通络，以兼有疏肝作用且性味平和的活血通络药为宜，如赤芍、川芎、丹参、旋覆花、茜草等，既不伤正，又气血双调，有利于脾胃调和。

消化性溃疡病的脾胃虚寒，多可影响肝胆的疏泄，每有因气虚、脾虚、阳虚导致肝郁的情况。若肝郁兼有明显气虚症状者，此时单用疏肝药，则愈疏愈虚、愈虚愈郁，当用补气疏肝法，重用生黄芪。古人有黄芪补肝之说，验之临床，黄芪实有补气升肝之效，对溃疡病因虚致郁，表现为胸胁胀满、气短乏力、言语无力、大便泄泻、舌体淡胖者，临床确有疗效。盖肝主升发疏泄，气虚不能升清，肝郁难以舒展，土不生木，木因土虚不升而郁，重用黄芪补气升清，清升浊降，则郁木自可疏达。若患者兼有四肢恶寒怕冷，指甲白而暗淡或灰暗者，在重用黄芪的基础上，加桂枝、当归、川芎益气暖肝疏肝。

### （五）活血通络

消化性溃疡病程长，"久病入络"，局部多有血脉瘀滞。化瘀通络可改善局部组织的血液循环，促进溃疡愈合。祛瘀应掌握3点：①用药不宜过峻，以免耗气伤正。一般不用三棱、莪术、土鳖虫、水蛭类破血之品，常选具有养血活血的丹参、当归、川芎、三七、鸡血藤等，且以小量应用为佳。即使在活动期、瘀血症状较明显，须用大黄、桃仁者，亦以小量为宜。病情稳定后亦需小量服用活血化瘀药较长时间，促进溃疡疤痕消散，避免复发。②活血药不宜过凉，以偏温为宜。因血得温则行，且本病以脾胃阳虚为主，故不可因局部热瘀而过用寒凉活血之品，否则容易损伤脾胃阳气，寒遏血脉致瘀结难解，使病情缠绵难愈。临床通常不用凉血活血药如丹皮、赤芍、生地黄等，即使应用，亦须配伍温通之品。常选用温性活血药如玫瑰花、桂枝、苏木、川芎等。③活血有助于生肌。溃疡病的血瘀是久瘀而非新瘀，要使溃疡愈合，须去瘀生肌，可选用祛瘀生肌的血竭、三七等，也可在活血化瘀的基础上配合白及等。

### （六）整体辨证治疗与清散局部瘀（郁）热

溃疡病临床多表现为虚寒症状，如遇暖或热敷则舒、遇冷则重、大便溏薄等。随着纤维内镜的开展，对溃疡病局部的改变有了新的认识，所以有必要将本病的整体辨证和局部辨证结合起来，以全面把握本病的病机。总的来说，本病病机具有整体阳虚、局部（瘀）郁热的特点。临床由于寒热的偏重程度不同，活动期多以瘀热较明显，表现为寒热错杂、肝郁脾虚，甚至肝胃郁热；稳定期则多见脾胃虚寒为主。但不论何种证型，就胃肠局部来说都存在瘀热的病机。《素问·六元正纪大论》言："火郁之发，胃痛呕逆。"《素问·至真要大论》："诸呕吐酸，暴注下迫，皆属于热。"后世朱丹溪倡胃热说，提出"病得之稍久则成郁，久郁则蒸热，热久必生火"。李东垣对脾胃病又有阴火之论，每于温补之中稍佐清解之剂。

通过纤维内镜观察活体组织胃溃疡病理形态的变化，发现患者溃疡局部必然同时伴有炎症，表现为病灶局部黏膜隆起、肿胀、充血糜烂、易出血等病理改变。胃镜亦是肉眼的直接观察，可作为中医诊断手段的发展和延伸，当属中医望诊的内容之一。这些表现按照中医辨证，可归属于热毒瘀结的范畴，犹如皮肤肌肉的疮疡疖肿，同古人"热之所过，血为之凝滞"和"热盛则肉腐，肉腐则为脓"的认识。治疗外科疮疡痈肿的外用药，具有清热解毒祛腐、活血收敛生肌作用。近年来不少运用其内服治疗溃疡病，取得较好疗效。笔者常用大黄5克、白芷3克、三七3克、甘草2克，研粉，每日分2次吞服。方中大黄消散瘀热，白芷、三七祛腐生肌，甘草调和诸药。郁热较重、黏膜糜烂者，加儿茶5克，以增加消散瘀热、化腐生肌之功。其他具有消热敛疮、化腐生肌的药亦可选用，如血竭、白及、珍珠粉等。总之，溃疡病的局部辨证有一个基础病机，即"热瘀内蕴"，尤其是胃溃疡。但由于本病局部溃疡面积小，发展缓慢，往往整体症状明显，而局部症状不典型，或为整体症状所掩盖，所以在治疗过程中须注意将整体辨证与局部辨证结合，才可切合疾病病机。临床上大多数溃疡病患者有喜热食，或进冷食即加重的表现，但却并非都是阳虚寒证。因胃内郁滞，寒则郁滞更甚，热则郁滞得疏，所以热食后患者多感舒适，但这并不能排除局部热瘀的存在。即使许多整体辨证纯属虚寒的患者，也应考虑到局部热瘀的存在。在以整体治疗为主的前提下，加入少量的清热凉血活血、祛腐生肌之品，如蒲公英、败酱草、青黛、儿茶等，可提高消化性溃疡病的整体治疗效果。

### （七）胃溃疡和十二指肠溃疡治疗不同

胃溃疡是幽门运动失调，胆汁反流入胃引起胃黏膜屏障损害，以防御因子减弱为主；十二指肠溃疡则是由于胃黏膜壁细胞总数增多，分泌大量盐酸使胃酸升高，以攻击因子过强为主。胃溃疡的病变在胃，胃为多气多血之腑，胃不能和降，或肝气犯胃，形成寒热错杂或肝胃不和，容易郁而化热，治疗多用辛开苦降、疏肝和胃、理气止痛之法，常选半夏泻心汤、四逆散、柴胡疏肝散等方加减调理脾胃升降，且又着重于和降胃气。在此基础上，适当加清透郁热药如连翘、蒲公英和小剂量的黄连等，不用或少用制酸剂。十二指肠溃疡病变在肠，病变的重点在脾，多由于脾虚不能健运生湿生寒、耗气伤阳，病机以虚寒湿滞为主，故治疗上常用温阳益气、健脾化湿之法，方取黄芪建中汤、小建中汤、附子理中汤、香砂六君子汤等加减，多应适当配伍制酸之剂如瓦楞子、桑螵蛸、煅牡蛎等。若湿滞较重，则重用白术，或再于上方基础上加苍术、炒薏苡仁等健脾祛湿。但临床亦有少数胃溃疡患者属虚寒证者，十二指肠溃疡亦有寒热错杂、甚或肝胃郁热者，且不可拘泥成法，一律认为胃溃疡偏热、十二指肠溃疡偏于虚寒。

## 六、胃下垂

胃下垂是由于支撑内脏器官韧带松弛，膈肌悬力不足，或腹内压降低，腹肌松弛，使站立时胃大弯抵达盆腔，胃小弯弧线最低点降到髂嵴连线以下的一种疾病，常伴有十二指肠球部位置的改变。本病的病机既有气虚清气升举乏力，同时又存在胃中浊气不降。不能及时向肠道转运，亦会加重胃下垂的相关症状，如嗳气、恶心、呃逆、食后腹胀和胃脘部振水声等。故治疗时须升降相因、寓降于升。

胃腑多气多血，下垂日久，必然影响气血津液运行，产生瘀血、痰饮等病理产物的滞留和气机的郁滞。究其原因，多属因虚致滞，因虚致瘀，因虚不能运化水湿而致痰饮。临床中医治疗，不可一见胃下垂，即一味采用补中益气汤补气升阳举陷。应在补气升陷的同时，辅以降胃中浊气，使浊降清升；注意消积化滞，促进脾气健运；注意蠲化痰饮，使脾阳不受湿困而清气易于上升。除甘温益气升阳举陷外，根据病机的虚实侧重，配伍如下治法。

## （一）和胃消滞

和胃消滞，药用枳实、苏叶、神曲、炒鸡内金等，使胃浊气降、脾气易升。枳实为中医传统下气宽中的导滞药，但现代临床发现，枳实对于脏器下垂，伍于补中益气汤、升陷汤等益气升阳的方药中，具有较好的升举清阳的作用。积滞腹胀较轻，大便溏泄者，可用枳壳代枳实，临床一般用10克左右，同时生白术易为炒白术健脾止泻。苏梗辛温芳香，既可理气宽中、醒脾健胃，又可辛散升清。入煎剂，可用15~30克。

## （二）补肾收涩

肾藏元气、元精，善固秘收藏。脾气下陷，多和肾气闭藏失职、元气不固有关。因此，临床治疗胃下垂，无论有无肾虚症状，皆可在补中益气的基础上，加用补肾固本收涩药，如川断、杜仲、菟丝子、金樱子等。笔者常用升阳益胃汤加川断、杜仲、补骨脂治疗胃下垂。胃下垂患者脾胃气机升降失常、脾虚不能运化水湿，湿浊困脾，升阳益胃汤升降兼施、升阳化湿，切中胃下垂的中医病机，再加补肾收涩固本，常可收到较好效果。此外，若合并肾阳虚不能温煦，则气机更难升难降，升举无力。可在补中益气的基础上，选用肉桂、干姜、巴戟天等，以辛温助阳气升举。

## （三）养血活血

胃下垂的患者，脾失健运，水谷不能转化为精微以化营生血，多有血虚；胃下垂日久，多可因虚致瘀。故在治疗胃下垂时，应辅以养血活血药，使血脉充盈、血液和畅、血以载气，气机易于升降。补中益气汤中用当归养血活血，即是此意。此外，血瘀明显者，可在当归的基础上加鸡血藤、丹参、川芎等养血活血之品。

## （四）祛湿化饮

湿饮为阴邪，其性黏腻，最易阻遏气机，影响气机升降。胃下垂患者，临床多有湿饮不化的症状，如四肢困倦、胃脘部振水声、呕恶痰涎等，应在甘温补气和温阳益气的基础上合五苓散，加砂仁、陈皮等理气化湿和胃，以利于清阳的升举。

# 七、溃疡性结肠炎

溃疡性结肠炎又叫慢性非特异性溃疡性结肠炎，是一种原因未明的直肠、结肠黏膜的浅表性、非特异性炎症病变，以长期腹泻、黏液便、脓血便，伴有腹痛、里急后重为特点。腹泻多为脾虚不运或湿浊（热）困脾，清浊不泌，下注大肠而致。本病病机和一般的腹泻有所不同，多为湿浊（热）和肠风搏结，蕴结于大肠血分。本病就整体而言，由于病程日久，伤阳耗气，多属虚证、寒证；而就大肠局部而言，则多有瘀热、湿热。当然，泻利日久，伤耗阴津，阴虚泄利者亦有之。故整体用药应宁温勿寒。这里的温非是治疗脾胃寒湿的温燥，而是温运，用苍术、白术、山药、党参、砂仁、补骨脂、桂枝、陈皮、甘草等。非温不能振运脾气，不能运化水湿，不能杜绝湿浊下注蕴结于肠，发生伤血蕴脓之变。偏寒或滋腻则易生湿、蕴热，加重肠道蕴结的热毒、湿毒。但就局部病理改变而言，则应注意清解肠道血分的湿热毒邪或蕴结的秽毒、肠风，同时注意恰当联合使用化腐生肌药，以促进局部黏膜溃疡面的修复，药用荆芥、秦艽、生地榆、槐米、苦参、当归、白芍、防风等。对一般腹痛、黏液便、脓血便患者，笔者常用芍药汤加减。方为炒白芍、当归、木香、黄连、椿根白皮、白术、生薏苡仁、生甘草、槐米、枳壳等。方中白芍、当归调营和血；白术、生薏苡仁健脾化湿；木香、枳壳理气宽肠；椿根白皮、黄连、槐米清肠风、化大肠湿浊；生甘草调和诸药。在此方基础上，根据证候偏寒偏热的不同，适当加减。对于慢性溃疡性结肠炎泻利日久、阴伤内热者，笔者常用《景岳全书》约营煎加减，方为生地黄、白芍、地榆、槐米、乌梅、黄连、荆芥穗、苦参、焦山楂、生甘草。方用生地黄、白芍、焦山楂养阴和营；槐米、荆芥穗、乌梅、黄连、苦参清解大肠血分湿热；生甘草调和诸药。全方具有养阴而不腻滞，清热化湿而不伤正，酸敛而不碍邪的特点。于养阴清热化湿方中佐荆芥穗，为治疗本病的一个特点：荆芥辛温而散，既入大肠经，解肠风，又可防诸药酸敛呆腻。此外，对于慢性溃疡性结肠炎，临床治疗还应注意以下几点。

## （一）慎用酸敛止泻

本病以长期反复发作性慢性腹泻、黏液便、脓血便为特点。其反复发作之因，多为湿毒、秽毒或肠风蕴结于大肠血分，和血分互结，难解难祛。即使有虚寒之象，局部亦存在湿毒、秽毒和肠风致病的病理改变，故非滑泻无度，不用酸敛收涩止泻，如补骨脂、诃子、金樱子等。滥用涩补，则易致湿浊、秽毒之邪滞结不去，使病情加重。

### （二）注重宽肠下气

腹痛、里急后重，是本病的一个主要症状。治腹痛、里急后重之法，肝郁乘脾者，重在抑肝柔肝，采用酸甘化阴之法，药用白芍、乌梅、焦山楂、木瓜和生甘草相伍。同时结合调理肠胃气机，用木香、陈皮、枳壳、苏梗等。肝不乘脾、脾胃气机和降，则腹痛可愈。大肠滞气、里急后重者，采用宽肠下气之法，里急后重偏热者，用枳壳、槟榔；偏寒者，用枳壳、薤白。

### （三）注意局部用药

针对局部溃疡、炎症等病理改变，可采用局部灌肠给药方法，药用槐米、三七、苦参、五倍子、儿茶等，使药物直接清化局部湿热、活血止痛、愈疡生肌，结合全身辨证用药，可望收到较好疗效。

## 八、食管炎

食管位于咽喉以下，胃脘以上，临床上相关病变多与肝、胆、胃相关，其临床症状多表现在胸膈部位。胸膈为气机转输之所，水谷津气输送之道路，务必保持通畅，饮食水谷津气才能畅行无碍。若因素体先天不足，加之后天调理失宜，喜食热食，忧思气结等，导致胸膈气机不展、胃中浊气不降，熏蒸于上，日久灼伤食管，则可导致此病。此病的病机虽为气、痰、瘀、热凝结食管局部，但其病邪凝结之源则和气机的升降、血脉的调和等密切相关。

西医学通过纤维食管镜检查，将食管炎病理改变分为6度：Ⅰ度：食管黏膜失去其正常色泽而呈充血状态；Ⅱ度：出现鲜亮红色的线样表浅溃疡，表面盖以白膜，擦去白膜时溃疡表面可渗血；Ⅲ度：溃疡扩大互相融合，甚至在下部食管的全周看不见正常黏膜；Ⅳ度：黏膜下层肉芽组织增生，食管壁开始硬变；Ⅴ度：黏膜下层的纤维变性，食管可能缩短；Ⅵ度：食管全壁纤维化。

这些病理改变的诊断与中医辨证治疗相结合，是目前中医临床治疗的一个特点。中医临床治疗食管炎，可将其分为初、中、末3个阶段，每个阶段有相应的病理改变和症状特点。同时，将患者的病理改变纳入中医辨证的范畴，有助于提高疗效。

（一）初期

病情较轻，多属于肝胃不和型，主要表现为肝、胆、脾、胃的功能失常，食管局部的病变不明显。临床仅见胸部不适、嗳气胀满等，疼痛者较少见，或较轻微。这一阶段大致相当于食管病理改变的 I 度，即仅有黏膜的轻度改变。

（二）中期

病情较重，气滞与痰浊相结，主要病机为痰气交阻，表现为胸骨后出现较为固定的疼痛，但疼痛不十分严重，进食时可比较明显，胸腔胀满多转变为痞闷，且吐涎较多。食管病理改变大致相当于 II～III 度，即病变已经侵犯黏膜层，形成溃疡，分泌物较多。

（三）末期

病情较重，病机为由气滞痰阻逐渐发展为血瘀。瘀滞日久，伤阴耗血，致使阴血不足，食管局部炎症浸润。此阶段病机重点为气、痰、瘀搏结，兼阴血失于滋润濡养。表现为胸骨后出现固定、持续性疼痛，疼痛较重，可出现呕吐、吞咽固体食物困难，咽部干涩欲饮水润之。病理改变大致相当于 IV～VI 度，即病变已侵犯黏膜下层，形成纤维斑痕硬变。其中 VI 度可见食管全壁纤维化，基本符合血瘀津枯的病机。

中医治疗本病，宜根据临床表现及食管镜检查分期论治，重视早期治疗。早期治疗以调气和胃、行气化痰散结为主，方用半夏泻心汤加醋柴胡、苏梗、升麻等。半夏泻心汤辛开苦泄、升降相因，调理脾胃气机，配醋柴胡、苏梗行气除胀、调和肝胃。升麻在方中可重用至 20~30 克，以清热解毒、疏散食管郁热，抑制食管炎症进一步发展。若出现"胸中结痛"者，多为郁热灼伤食管，可配合《伤寒论》中栀子豉汤，用焦栀子、淡豆豉疏散局部郁热，促进胸膈气机舒展。中后期，食管损伤愈合后形成疤痕、狭窄，胸骨后出现固定性疼痛、热痛，多属气、痰、瘀、热互结、阻塞食管，治应理气活血、化瘀散结，方用血府逐瘀汤加浙贝母、陈皮、木蝴蝶等。木蝴蝶疏肝和胃，质地较轻，善散食管、咽喉部郁结和结热，临床多用至 10 克左右。

若痰瘀互结日久，可加用化瘀通络的王不留行和清热化痰散结的生牡蛎、海蛤壳、浙贝母。病至后期，血瘀津枯、食管干涩而痛，可用麦门冬汤加生地黄、石斛、玄参、当归尾、浙贝母、连翘等养阴散结、清化郁热。此时用药宜甘润清凉，佐以化痰活血散结，缓缓图治，勿过用辛温辛散，再伤其阴津。

## 九、功能性胃肠病

功能性胃肠病是一组表现为慢性或反复发作性的胃肠道综合征，以往曾称为胃肠道功能紊乱。临床表现主要为胃肠道功能紊乱的相关症状，其病因和发病机制尚不清楚。超过半数的患者有胃体排空延缓、近端胃及胃窦运动异常、幽门和十二指肠运动协调失常、用餐间期胃肠运动异常等胃肠动力障碍的表现。功能性胃肠病可见于中医"腹痛""胃痛""反胃""泄泻""便秘""郁证"等病证中。本病病位在肝、脾及大肠，病机虽多虚实夹杂，但总以脾虚肝郁为关键。中医治疗以调和脾胃为主，不宜补泻太过，常以疏肝理气、运脾化湿为主要治法。在此基础上，辨证和辨病结合，可望提高疗效。

### （一）促进胃肠蠕动

功能性胃肠病的很多症状如恶心、呕吐、嗳气、腹泻、急性腹痛和便秘等，均和胃肠道运动功能障碍有关。中医认为这些症状与脾胃升降和运化功能异常有关：胃气上逆，则恶心、呕吐、嗳气等；脾失健运、水湿内停，则见腹泻、腹痛等。治疗以调节脾胃气机升降、健脾助运、和胃降逆为法，常用香砂六君子汤和二陈汤加减。胃肠功能不足，蠕动无力，腹胀明显者，加枳实、焦槟榔行气散滞；胃脘和腹部冷痛、呕吐痰涎者，加桂枝、干姜温中散寒。

### （二）抑制胃肠敏感性

某些腹痛患者并没有胃肠蠕动异常，患者的胃肠敏感性增高，痛阈降低，对疼痛反应较正常人敏感。此类患者病机多为肝气郁结、脾气虚损，或脾胃阳虚、寒邪凝滞。肝郁脾虚者，治疗根据肝郁和脾虚的侧重，分别选用逍遥散、痛泻要方和四逆散加减治疗。腹痛为主，兼有痛则腹泻者，用痛泻要方加减；肝郁为主，用四逆散加减；肝郁脾虚为主，用逍遥散加减。脾胃阳虚、寒邪凝滞者，治疗根据是否兼有寒湿内滞分别选用理中汤、附子理中汤、小建中汤和大建中汤加减治疗。兼有寒湿者，用理中汤；阳虚寒湿甚者，即使没有肾阳虚的腰膝冷痛、小便清长症状，也当用附子理中汤加减；脾胃阳虚，无寒湿见症，舌苔不腻或不滑腻，仅薄白或少者，用小建中汤加减；虚寒腹痛甚者，大建中汤加减。

### （三）抑制胃肠炎症反应

部分功能性胃肠病患者，发病前有急性肠道感染的病史，可能由炎症细胞增加诱发黏膜过敏和胃肠运动异常所致，多以反复发作的腹痛泄泻为主要症状。中医治疗此类患者，舌苔厚腻或垢腻者，可选用藿香正气散加减；没有湿邪秽浊阻滞，舌苔正常者，以痛泻要方加减治疗。在此基础上，可酌加蒲公英、黄连、秦皮等燥湿清热解毒，常可取得较好效果。

### （四）调理情志

功能性胃肠病患者的胃肠功能改变受精神情绪的影响十分明显，许多患者伴有焦虑、抑郁状态和睡眠障碍。患者情绪波动，焦虑、抑郁加重时，病情亦随之加重。疏肝理气、调理情志，是此类患者调理胃肠功能的关键环节。胃肠功能障碍明显，即使没有情绪改变，亦可在辨证调和脾胃的基础上，辅以合欢花、代代花、玫瑰花等疏肝解郁；胃肠功能障碍伴有情绪改变时，治以调和脾胃和疏肝柔肝并重：焦虑烦躁者，在调和脾胃基础上，加香附、白芍、天麻、焦栀子、莲子心、珍珠母平肝柔肝、清解郁热；失眠者，加炒枣仁、夜交藤、远志、茯神宁心安神；抑郁、情绪低下者，加巴戟天、淫羊藿、柴胡、生黄芪甘温升发、振奋阳气。总之，脾胃居中焦，五行属土，为气机升降枢纽，可感知四时五气的变化，化生万物，所以本病病位虽在脾胃、胃肠，但和肝的疏泄、脾的运化、心神的和畅、肾元的生发，甚至肺的宣降皆密切相关。五脏六腑的病变皆可引胃肠功能失调，病机较为复杂，症状多种多样，治疗虽以健脾和胃、调理气机升降为核心，但在此基础上，应从相关脏腑的特性辨治本病的寒热虚实，以使气血冲和、气机和畅，胃肠功能自可向愈。

# 第五讲
# 泌尿系统疾病遣方用药方法

## 一、急性肾小球肾炎

急性肾小球肾炎系免疫复合物性疾病，多发生于感染后 1~3 周，常见的感染为溶血性链球菌所致的上呼吸道感染、猩红热、脓皮病及淋巴结炎等，也有患者发生于其他细菌或病毒感染。主要病理改变包括：①弥漫增殖性肾小球炎，肾小球内皮细胞增生、肿胀、系膜细胞增生，毛细血管管腔狭窄，甚至闭塞；②肾小球系膜、毛细血管及囊腔有明显的中性粒细胞及单核细胞浸润，严重时毛细血管内发生凝血现象；③肾小球毛细血管狭窄，通透性增高，滤过功能明显减退；④内皮细胞和基膜破坏，出现基膜断裂或裂孔等。

急性肾炎一般以突然发生的浮肿、少尿、蛋白尿、血尿、高血压为主要特征，严重者可致急性心力衰竭、高血压脑病、氮质血症、尿毒症等。病邪不外风、湿、热、疮毒之邪侵袭；脏腑多与肺、脾、肾三脏有关，而又多责之于肺、肾二脏。盖肾为少阴，经脉上贯肝膈，入肺循喉咙络舌本，若邪自上受，可由肺经入肾；足太阳膀胱经主一身之表，与肾相表里，为卫外之藩篱，风寒湿热、皮肤疮毒等可由表入里循经直达于肾，导致肾脏气化失司，水液代谢失常，发为水肿。若湿热蕴结，灼伤络脉可出现血尿。肺为水之上源，主皮毛，主治节，通调水道，下输膀胱。外邪侵袭，肺失宣降，三焦水道不畅，水湿泛滥肌肤导致水肿。故急性肾小球肾炎的治疗重在宣肺消肿、清热利湿、凉血解毒和调理肺、肾的肃降和气化功能。急性肾小球肾炎发生高血压者，多为水邪阻滞气机、瘀毒内滞、湿浊内停所致，其实质与肾小球基底膜增生引起的水钠潴留和微循环障碍有关。瘀血浊毒祛、水邪利的同时，血压多可随之下降。急性肾小球肾炎的中医临床治疗，应注意以下方面。

## （一）清热化湿解毒

急性肾小球肾炎多发于急性呼吸道感染和皮肤丹毒、疮疡等之后。中医认为丹毒、疮疡多是湿热邪毒为患。湿热邪毒内侵，肺、脾、肾功能障碍，水液代谢失常，是本病的主要病机。在急性肾炎的水肿期，虽有外邪束表、肺气不宣，但外邪入里后，每与内湿相合，酿为湿热。故中医治疗急性肾炎不仅要开鬼门、发汗利水，更要注重的是清化湿热解毒，可在越脾汤、五皮饮等宣肺利水的基础上加车前子、瞿麦、萹蓄、金银花、蒲公英、紫背天葵等清热利湿解毒。

## （二）凉血活血利水

《金匮要略》云："血不利则为水。"急性肾小球肾炎的湿热内滞、气血循环不畅和肾脏血脉瘀滞，可导致水液代谢障碍而加重水肿。因此，本病在清热利湿解毒的同时，应配伍活血化瘀药，如丹参、泽兰、益母草、赤芍等，可提高临床的利水效果。本病毛细血管内皮细胞及系膜细胞增生，中性粒细胞和单核细胞浸润，使肾小球毛细血管管腔狭窄甚至闭塞。这些病理改变属于中医血瘀的范畴，适当应用活血化瘀药，可减少血管阻力、扩张血管、增加肾血流量、抑制血小板聚集，改善肾小球的微循环障碍，提高肾小球滤过率，达到利水消肿的目的。但应偏于凉血活血化瘀，不宜用偏于辛温的活血化瘀药，如川芎、红花、苏木等，以免温燥伤阴动血。

## （三）凉血活血止血

急性肾小球肾炎患者常有血尿，此为热蓄肾与膀胱、迫血妄行所致，起病急，病机多为湿热损伤肾之血络，故不宜用收涩止血之品。《医学心悟》指出："凡治尿血不可轻用止涩药。"此时尿血的治疗，应在清热解毒利尿的基础上，治以凉血活血为主，稍佐清热止血药，如茜草、小蓟、白茅根等，既清热凉血止血，又活血利水，对急性肾炎的血尿治疗颇为适宜。

## （四）消减尿蛋白

蛋白尿是急性肾炎的一个常见症状，病机主要为湿热瘀滞、蕴积于肾，使肾封藏失职、精微外泄所致。治疗宜清利湿热解毒、活血化瘀。湿热除、邪毒去、瘀血散，则蛋白尿可随之消失。所以在急性肾炎蛋白尿的治疗中，要突出清利和化瘀，切不可妄用补涩之品，以免关门留寇。处方用药可重用石韦30克清肺利水，有较好消减尿蛋白的作用；也可应用蝉蜕、苏叶宣肺透表，益母草、车前子、赤芍、丹参等清热活血利水。此类药物配伍于相应辨证方药中，对消除尿蛋白有一定的疗效。

### （五）恢复期慎用补法

急性肾炎浮肿消退、尿量增加、血尿及蛋白尿减轻，进入疾病的恢复期，虽然临床多可出现肺脾气虚、脾肾阳虚或肾阴不足的症状，但切不可以补虚为主，治疗的要点仍在清化余邪。恢复期余邪未尽十分多见，主要表现为：①原发感染灶未能彻底治愈，如慢性扁桃体炎、皮肤疮疡、泌尿道隐性感染等，从而使病情反复发作，缠绵难愈，甚则转为慢性；②虽然浮肿消失、尿量增加，但不少患者有舌红、苔薄黄或黄腻、咽红、低热等湿热留恋之象，并伴有少量蛋白尿、镜下血尿。由此可见，消除湿热余邪是急性肾炎恢复期治疗的关键。清热化湿为主，佐以活血化瘀，清化阴分、血分湿热毒邪，可作为恢复期的主要治法。笔者常用方为：石韦、赤小豆、车前子、生薏苡仁、茯苓、白茅根、丹参、赤芍、生地黄、川牛膝、金银花。方中石韦、赤小豆、车前子、白茅根、金银花肃肺清利、化湿解毒；生薏苡仁、茯苓渗湿利水；丹参、赤芍、川膝活血化瘀、清解血分余热；生地黄活血养阴清热。诸药相伍，具有清化湿热而不伤阴，养阴清热解毒而不苦寒败胃、腻滞敛邪的特点，可供临床参考。

## 二、慢性肾小球肾炎

慢性肾小球肾炎，病程较长，临床主要表现为反复水肿、蛋白尿、高血压、血尿等。本病乃湿邪经皮毛而入，滞于肾脏血脉，著而不去，留恋日久，肾主水的功能异常，故出现水肿、腹水、高血压等；湿热伤及肾中血络，则有蛋白尿和血尿等。慢性肾炎的病机为本虚标实，本虚为肺、脾、肾三脏亏虚，气、血、阴、阳不足，其中以肾虚精亏更为多见；标实为水饮、湿热、痰浊、血瘀壅滞三焦水道。肾虚气化无力，则为四肢水肿、腹水、胸水；肾虚或湿热内扰，封藏失职，精微下泄，则尿中可见管型、蛋白；肾阴亏虚、水不涵木、肝阳上亢；或肾阳虚衰、水浊上泛，则可致头晕、目眩、血压升高；阴虚火旺或湿热内郁化火、灼伤脉络、血溢脉外，则可出现血尿。若湿浊酿毒，尿毒蕴滞不泻，则可致尿毒症。就临床而言，慢性肾小球肾炎的基本病机可归纳为肾虚、血瘀和湿热浊毒内滞几个方面。

## （一）活血化瘀

《血证论》有"瘀血化水，亦发水肿"，"血积既久，亦能化为痰水"之说。慢性肾炎的发病机制主要与免疫功能紊乱和凝血机制障碍有关。无论中医辨证为哪种类型，均可结合活血化瘀法治疗。常用活血化瘀药如丹参、当归、赤芍、益母草、红花、泽兰、虎杖等。一般而言，临床上很少单用活血化瘀药治疗慢性肾小球肾炎，大都和其他治法结合起来，如结合益气、温阳、养阴、化湿、解毒等。恰切运用活血化瘀药，可明显降低慢性肾炎患者血尿素氮、血肌酐，增加内生肌酐清除率及酚红排泄率，表明活血化瘀对慢性肾小球肾炎患者的肾小球滤过功能有一定的改善和恢复作用，并能增加近端肾小管的排泄功能。

慢性肾小球肾炎难治性水肿的病机多为气虚血瘀，宜益气活血化瘀而促进利尿，药用黄芪、党参、丹参、益母草、泽兰等。此几味中药的用量皆可用至30克左右，尤其是生黄芪，气虚症状明显时可用至90~120克。配伍活血化瘀药，可有显著的利水消肿和减少尿白蛋白的作用。活血化瘀治疗本病可有如下作用：①松弛肾脏血管平滑肌，解除血管痉挛，升高肾小球毛细血管内压，改善肾脏血流，增强肾小管排泄，减少血小板凝聚；②抗免疫变态反应，减轻免疫炎症损伤；③通过减少毛细血管通透性，减少炎性渗出，改善局部微循环，促进炎性渗出物的吸收。可见，在治疗慢性肾炎的过程中，合理选用活血化瘀药是改善患者预后的一个重要环节。

## （二）清化湿浊

唐代王冰在注释《黄帝内经》时指出："溲便变者，水火相交，火淫于下也，而水脏水腑皆为病也。"慢性肾小球肾炎患者，湿浊稽留下焦、郁而化热、伤精耗阴，可发生如下病理改变：①阴虚湿热留滞：湿热久恋，伤及肝肾之阴，病邪深入下焦。亦可因素体肝肾亏虚或房室不节，致肾中相火妄动，与湿热相结为病，症见面色灰滞、两颧潮红、低热、口渴不欲饮、手脚心热、舌红少苔、脉象细数、小便黄混不清。此为阴虚湿热，肾小球肾炎后期较为多见。治疗应以坚阴滋肾、清化湿热为法，方用六味地黄丸加牛膝、车前子、赤芍、益母草、白茅根等治之。此时治疗淡渗分利则易伤阴，厚味滋腻则易助湿，寒凉太过则易遏滞气机、碍脾滞胃。当辨清阴虚与湿热两者的轻重缓急，淡渗清利湿热与甘寒滋补肾阴并用。阴虚为主者，重用甘寒养阴，佐以淡渗；湿热为主者，重用淡渗利湿，辅以甘润。②阴亏虚火上浮：多出现在慢性肾小球肾炎患者经用糖皮质激素治疗之后，临床表现为脸如满月、面浮油垢、两颧潮红、心烦躁热、出汗、形似丰腴而四肢肌肉逐渐消瘦、食欲亢进、四肢倦怠、舌红苔黄、脉象滑数而重按空豁。糖皮质激素为激发阳气的药物，有助热伤阴、酿热生湿之弊，故见此外盛内虚、上盛下虚之候，治疗可选用知柏地黄丸加减，方取六味地黄丸滋补肾阴，知母、黄柏坚阴养阴清热。③阴虚肝阳上亢：肾炎后期，湿热留恋，耗伤肾阴，或辛燥温阳太过，或用激素等阳性药物伤阴助阳，水不涵木，肝阳上亢，症见头晕头痛、面红目赤、性躁易怒、舌红、苔黄燥、脉细数，治用杞菊地黄汤养阴平肝潜阳，加川牛膝活血化瘀、引血下行。

### （三）温阳利水

温阳利水法适于病程较长、水肿明显、脾肾阳虚者。脾阳不足不能运化水湿，肾阳不足不能化气行水，以致水湿泛滥而为水肿。同时，肾阳不足、命门火衰，亦可使脾阳亏虚；脾阳不足，久病亦可及肾，也可使肾阳虚衰，如此造成脾肾阳气俱虚，阴水泛滥周身。患者以脾阳虚为主者，症见纳食减少、倦怠肢软、腹胀便溏等，可用实脾饮加减运脾渗湿；如胃纳尚可、腰膝冷痛、面色㿠白、阴囊湿冷、四肢水肿等肾阳不足症状突出者，可用真武场、济生肾气丸加减温肾化气利水。

### （四）滋阴利水

慢性肾小球肾炎水肿患者，由于长期应用激素，或过用温燥、淡渗伤阴，可出现阴虚水肿之症，临床表现为全身浮肿、舌红、苔少、脉沉细或细弱，此乃阴虚津液枯涸所致，切不可淡渗分利，更不能温阳化气利水。愈分利则阴液愈伤，阴津不荣水道，小水更为之不利。应大剂养阴、佐以利水。养阴用生地黄、阿胶、鳖甲、白芍等，利水用车前子、石韦、赤小豆等，以获阴复水利之效。

在慢性肾小球肾炎治疗过程中，尿蛋白往往短期内不易消失，且容易反复出现，即使一般症状消失后，尿蛋白仍可持续存在。故能否有效地减少蛋白尿，或是尿蛋白阳性转阴，对慢性肾小球肾炎的治疗至关重要。就慢性肾小球肾炎反复尿蛋白而言，病机一般有两个方面：一为脾肾亏虚，不能分清泌浊；二为瘀血湿热内滞，阻遏肾脏膀胱气化。且两者常交互并存。因此，笔者治疗慢性肾小球肾炎尿蛋白，常采用益气活血补肾、清化湿浊法，自拟方为黄芪、山药、菟丝子、益母草、丹参、山萸肉、茯苓、车前子、石韦、白茅根、陈皮、生甘草。方中重用黄芪益气升清、利水；山药补益脾肾、益肾固精；菟丝子、山萸肉补肾固精；丹参、益母草、赤芍活血化瘀；车前子、石韦、茯苓、白茅根清利湿热；陈皮醒脾理气，防补药壅滞；甘草解毒调和诸药。本方组方有几个特点：①补气佐以理气，使补而不滞；②理气而不温散，以免伤气耗阴；③活血化瘀选用凉血活血，且可改善肾小球滤过率、扩张肾动脉的药物，活血而不动血散血、活血促进利水；④补肾敛精而不过用收敛，如用金樱子、锁阳等，以免恋邪；⑤清化湿热，佐以养阴补血，以免苦燥伤阴。诸药相合，可奏益气补肾、活血化瘀、清化湿浊之效。

慢性肾小球肾炎常以隐蔽的方式起病，当患者肾功能开始减退，甚至到相当程度，肾小球滤过率仅为正常值的25%左右时，临床仍可无明显症状，血清肌酐、尿素氮水平也可在正常范围以内。这时容易给医生和患者造成一种虚假的"安全感"。临床上也确实见到不少患者发展至肾功能衰竭时才诊断为此病。在治疗的过程中，切不要被这种"安全感"蒙蔽，不能轻易对慢性肾小球肾炎下所谓"痊愈"的结论。在衡量慢性肾炎的治疗效果时，不仅要观察水肿、高血压、蛋白尿等是否得到控制，更重要的是患者的肾功能有无改善，不能只重视尿蛋白的多少和有无，而忽视肾功能改变。一般认为，患者如能长期保持肾功能正常，尽管有少量蛋白尿，临床亦预后良好；相反，有些患者蛋白尿虽然减少，但肾功能进一步减退，说明病情在恶化，逐渐走向肾功能不全或衰竭。因此，对慢性肾小球肾炎的治疗观察，必须以肾功能变化的客观指标为依据，判断治疗是否有效。

### 三、肾盂肾炎

细菌微生物感染引起的肾盂和肾实质炎症，称为肾盂肾炎，常伴有下尿路感染，多为革兰氏阴性杆菌感染所致。临床分为急性和慢性两种类型：急性肾盂肾炎表现为与感染相关的急性肾间质炎症和肾小管坏死，患者有发热、寒战、腰痛、膀胱刺激征及菌尿等；慢性肾盂肾炎多有尿路解剖或功能异常，除了细菌性尿感外，还有肾盂肾盏瘢痕的形成，肾脏外形不光滑或两肾大小不等，起病较为隐匿，容易反复发作。

肾盂肾炎，急性期多以湿热毒邪蕴结为主，治应重剂清热解毒、利尿通淋。清热解毒是针对热毒蕴结这一病因，利尿通淋则是针对湿热蕴结在膀胱和肾，使湿热通过小水而解。笔者常用八正散加石韦、桑叶、蒲公英、黄柏治之，用淡竹叶代替八正散中的木通，对缓解膀胱刺激症如尿频、尿急、尿痛等有较好效果。里热甚，伴有阳明热结者，用大黄通腑泄热解毒，往往大便得通，小便也随之清利，可获速去蕴结热毒之效。尿道疼痛、尿血者，宜用小蓟饮子加减。方中石韦甘苦微寒，上能清肺、下可清利膀胱，大剂量可用至30~60克，合桑叶清肃肺气。肺为水之上源，源清则小便自洁。黄柏、蒲公英善清解肾和膀胱热毒。热势稍缓后，再分利湿热。湿性黏滞重浊，胶滞难去，是肾盂肾炎容易迁延为慢性的主要原因。因此临床治疗务必重视湿去热孤，使热毒易清易解。

湿去热孤之法：上焦湿热治在宣化，宣畅气机，佐以淡渗，用三仁汤类；中焦湿热治在苦寒燥湿清热，辅以通降胃气，用大黄黄连泻心汤；下焦湿热治在淡渗分利，辅以清肃肺气，方用石韦散（石韦、冬葵子、瞿麦、滑石、车前子）、八正散。肾盂肾炎为湿热蕴结下焦，故常用淡渗分利、清利湿热之法。唯湿热毒邪胶结，最易伤阴，若阴虚和湿热并存，分利不宜太过，更不宜用大苦大燥之品，如龙胆草、苍术、黄柏、黄连、栀子等，应选用石韦、车前子、滑石等淡寒清利，稍佐以养阴药如生地黄、麦冬、白芍等。

慢性肾盂肾炎患者，因湿热留滞、耗气伤阴，多有阴虚或气阴两虚的症状。临床治疗在养阴或益气养阴的同时，应始终注意清利湿热、清解肾与膀胱余毒，不可过用滋补，滋补过则敛邪，湿热毒邪不祛，则肾盂肾炎反复难愈。此外，湿热毒邪蕴结不散，还可遏滞气机，致血脉不利。因此，治疗没有发热，仅小便热痛或涩痛的慢性肾盂肾炎患者，应在随证补其虚的同时，注意以下几个方面：①清化下焦湿热毒邪，药用蒲公英、车前草、白茅根、淡竹叶等；②清肃水之上源，使上源清，小水洁流，药用石韦、桑白皮、地骨皮等；③凉血活血化瘀，使下焦蕴结热毒易于清化，药用丹皮、赤芍、丹参、红藤等。即使慢性肾盂肾炎表现有肾阳虚症状的患者，如腰酸膝软、恶寒怕冷等，在甘温补肾的基础上，亦应注意以上3个方面，此为防止慢性肾盂肾炎病情缠绵不愈的关键环节。

## 四、肾病综合征（肾病）

肾病综合征（肾病）是以大量蛋白尿、低蛋白血症、（高度）水肿和高脂血症为主要特征的一种综合征，即所谓的"三高一低"，可伴有其他代谢紊乱。中医将其归属于"水肿""虚劳"范畴。本病病机多为本虚标实：本虚主要为脾肾亏虚、气化失司；标实主要有水湿、浊毒、瘀血滞留。水肿严重时，标实症状较为突出，但其治疗亦不能像急性肾小球肾炎、肾盂肾炎那样，以清热解毒、活血利水或清热解毒、分利湿热为主。本病多为肾虚（精虚、气虚、阳虚）不能化气行水，脾虚不能运化水液，肺虚不能肃降水道所致，其中尤以肾虚不能化气行水为要。故治肾病水肿，切忌一味淡渗利水（茯苓、车前子、猪苓）或攻逐利水（商陆、二丑、大戟），应温补脾肾、培土制水。若水浊壅遏、舌苔滑腻者，方可辅以化气利水排浊，以待肾气化功能恢复，水邪得祛。肾病化气行水之法，非真武汤、苓桂术甘汤等辛温而燥的方药所宜，宜补肾填精、运脾化气行水，方用济生肾气丸合黄芪四苓散加减治疗。患者血清白蛋白低者，甚至可用鹿角胶、紫河车、阿胶、炙鳖甲、白芍等血肉有情之品滋阴填精、化气利水，佐砂仁、陈皮以防腻滞碍胃。肾病缓解期的患者，应重在培补脾肾，使肾阴精不亏，气化如常，脾气健运，水湿难生，切不可过用分利。

病证结合治疗肾病，多采用"中+环+强"方案，即环磷酰胺、泼尼松按西医方法合理应用，同时用中药对抗西药的副作用。类固醇类药物（泼尼松、地塞米松）等，服用日久易使患者出现阴虚火旺和脂质代谢改变，在使用过程中配合中药滋肾养阴清热，如生地黄、黄柏、知母等，可对抗此副作用；撤减激素时，加用温肾阳药，如淫羊藿、巴戟天、山萸肉、仙茅等，可减少激素的撤药反应，预防疾病的反弹。

此外，中医治疗肾病，还应注意以下两方面。①阴虚水肿：患者长期大量蛋白尿消耗阴精，或过用温阳药伤耗阴液，或长期应用皮质醇激素，消烁阴津，每可见阴虚水肿，如重度水肿、舌红苔少、口干渴、脉沉细数等。此时切忌温阳利水或淡渗利水，更伤阴液，使小水愈不通利。即使水肿严重，亦应大量养阴滋阴，用阿胶、龟甲胶、鳖甲、白芍等，辅以车前子、石韦、茯苓皮等清化利水,使阴液得复、小便自利、水肿得消。若脾胃呆滞者,可佐砂仁、陈皮、炒麦芽等以芳香醒脾,促进脾胃运化和药物吸收。②活血化瘀:诸多活血化瘀药有抗变态反应、减轻肾脏变态反应性炎症、降低肾小球毛细血管的通透性及改善肾脏血液供应的作用。临床应用活血化瘀药治疗肾病,应辨病辨证结合,根据肾脏的病理改变和患者的寒热虚实,合理应用活血化瘀药。如慢性肾炎肾病,病理多有肾小球毛细血管基底膜增生、炎症,无论有无血瘀症状,也应在辨证基础上加用活血化瘀药;而原发性肾小球肾病病理上多属微小球病变型,一般无凝血障碍,除非有瘀血的症状体征,一般没有必要应用活血化瘀治疗。活血化瘀药多辛散走窜,注意不能过用,会耗血伤阴,反不利于疾病的治疗。

## 五、慢性肾衰竭

慢性肾衰竭,简称慢性肾衰,是由多种肾脏疾病引起的慢性持久性肾功能减退,导致代谢产物在体内潴留,水电解质及酸碱平衡失调的临床综合征,是肾脏及与肾脏相关疾病的最终归宿。传统中医将其归于中医学"关格""癃闭""溺毒"等病证范畴。

慢性肾衰竭,本虚属脾肾气虚、阳虚,气化不利,标实在于水气、瘀毒、浊毒积聚。而水气、瘀毒、浊毒产生之因,又多和脾肾亏虚,不能化气行水,血脉瘀滞,血瘀化水酿毒有关。中医临床治疗本病,补脾肾化气行水和祛瘀化浊泻毒,二者不可偏废。秽毒不去,则易戕伐正气;正气亏虚,则秽毒更易积滞。

慢性肾衰时,肾脏气化升降开合失常,精微不摄而漏出,水浊不化而潴留,浊阴郁滞,病理产物遂成致病因素,脏腑受害与浊阴弥漫互为因果,形成恶性循环。因此,中医临床治疗本病需从以下几个方面入手。

### (一)祛湿化浊

脾胃运化失健,肾司开合无力,升降出入失常,则饮食不化精微,转为水湿,凝聚成痰,郁滞成浊,故治疗应祛湿化痰泻浊,药用半夏、陈皮、茯苓、淡竹茹等。半夏燥湿化痰和中,配合陈皮理气化痰,气顺则痰化;茯苓渗湿健脾,湿去则痰消;竹茹清热化痰和胃。若痰浊上扰心神、蒙蔽清窍,患者出现嗜睡、昏沉等症状时,可配合菖蒲、远志、郁金之类化痰浊而清窍。临床祛湿化痰泻浊方药，配伍理气之品，可使气机宣畅、三焦通调，从而协同他药蠲化湿浊。唯本病患者正气已亏，理气不应过于香燥，除陈皮外，可酌情选用炒枳壳、代代花、丝瓜络等质清味淡理气之品。

湿浊不得正常排泄、郁滞体内，久则易从热化，酿成邪毒。湿热与邪毒胶着，胶缠迁延，且久病体虚，常易重感外邪，邪气入里化热，也当清化，故清化浊毒为本病治疗的常法。若浊毒积滞不去，可致病势逐渐恶化。清化浊毒常选用黄连、槐米、黄芩、生薏苡仁、陈皮、金银花、姜半夏等。其中黄连清热解毒，又能化湿止呕，兼恶心呕吐，口气臭秽时每有良效。槐米、黄芩、生薏苡仁、姜半夏等有清热解毒、化湿降浊之功。

### （二）活血化瘀

慢性肾衰病情缠绵，久病入络，久虚必瘀，不论气虚运血无力致瘀，或是阴虚灼血为瘀，还是浊毒阻遏气机运行致瘀，总可使肾络瘀阻或络伤血溢，故多种肾脏疾病如肾小球肾炎、肾盂肾炎、糖尿病肾病在发展至慢性肾衰之前多有镜下血尿或肉眼血尿，既出血必有凝滞，离经之血便是瘀，此亦络伤血瘀之谓。慢性肾脏疾病中的肾小球弥漫性增生、纤维化改变，肾盂肾盏炎性增生、斑痕狭窄、肾实质纤维增生等，皆和现代中医的血瘀有相似之处。因此，治疗慢性肾衰时，在清化浊毒的基础上常需结合丹参、赤芍、川芎、益母草、红花等活血化瘀药，以调和血脉，促进浊毒化解。

### （三）通腑泻浊

慢性肾衰因肾气日衰、胃气渐败，脾失升清降浊，肾失化气布津，水液无主，泛滥无治。因肾失开阖，不能藏精泻浊，则肌酐、尿素氮等浊毒难以排出体外而积滞于体内。浊邪犯中则恶心、吐逆；浊邪泛滥肌肤则水肿。因此，泻浊当为慢性肾衰治疗的一个要务。如何泻浊，通腑当为重要治法。通州都（膀胱）之腑利湿泻浊，使浊邪从小便而去，多用淡渗利湿、清热解毒药，如薏苡仁、茯苓、陈皮、白花蛇舌草等；通大肠清泻肠腑浊毒，使浊邪从大便而出，首选大黄，因其性味苦寒，为"气味重浊，直降下行，走而不守"之品。大黄的清泻浊毒作用可使血液中氮质潴留得到一定程度的改善。但慢性肾衰患者胃气日趋衰败，存一分胃气便有一分生机，且泻浊非一日之功，生大黄之苦寒清热解毒、泻下浊毒作用久用易损脾伐胃，多可使患者腹痛不适，故降泻肾浊，大黄多采用和他药同煎方法，减少苦寒之性，存其泻浊毒之用，或者用熟大黄。具体的用量和用法以不伤胃气为度，使大便稍稀而不泻，每日大便以 2～3 次为宜，偶有应用大黄但大便不畅者，可用生大黄。在泻浊的同时，多加黄芪、西洋参、白术、陈皮等益气健脾以顾护胃气，以防清泻浊毒损伤脾胃。

### （四）益肾健脾

肾为先天之本，为人体元阴元阳之所在；肾为水脏，主持水液代谢；肾阳气化是全身水液代谢的根本，也是代谢产物排出体外的必经途径。脾为后天之本，气血生化之源，主运化、升清和统摄，为水液代谢的枢纽。如果脾肾气化功能失常，则会影响水液代谢和分清泌浊的正常进行，导致湿浊内留、清浊相混，乃至化热生毒、生风动血、浊瘀互结、蒙神闭窍、伤害五脏，出现慢性肾衰的一系列临床症状。因此，慢性肾衰的中医治疗要注重脾肾功能。益气运脾、和胃降逆，可选用香砂六君子、黄连温胆汤加减，药如太子参、白术、茯苓、山药、薏苡仁等平补之品以健脾益气，且无温燥伤阴或滋腻妨碍气机运行之弊。同时可结合砂仁、陈皮等醒脾，以助脾胃运化。补肾化气应遵循"善补阳者必于阴中求阳，则阳得阴助而生化无穷"的原则，在滋肾填精的同时微生少火，方用肾气丸或六味地黄汤加菟丝子、巴戟天等治疗，始终注意温而不燥，达到少火生气化气泻浊的目的。慎用肉桂、附子、干姜等辛温而燥的药物，即使应用亦应小剂量，以免耗气伤阴。

总之，慢性肾衰，中医认为属于大虚大实之证。大虚为脾肾阳气虚衰，气不化精而化水、化浊酿毒；大实为毒邪（多为瘀毒、浊毒）积聚。如何祛浊毒、瘀毒，以利于脾肾气化，扶脾肾、化精微，以助瘀毒、浊毒去除，是临床治疗的难点。一般而言，温补脾肾是治疗慢性肾衰的根本，祛湿化浊是逆转慢性肾衰病情发展的基本手段，活血化瘀、清泻热毒是祛邪的辅助方法，和胃止呕则是治疗慢性肾衰竭、保护胃气的关键环节。需要指出的是，慢性肾衰患者，即使表现为脾肾阳虚、面色㿠白虚浮、脉沉微等症状体征，也需在补脾益肾的基础上，结合清泻浊毒药物，切莫单用温补脾肾之法。慢性肾衰的脾肾两虚和瘀血浊毒内滞并存，且浊毒内滞是加重脾肾两虚的重要因素。单纯补脾益肾，则浊毒壅滞转甚，会导致疾病恶化。近几十年来，随着血液透析治疗的普及，慢性肾衰尿毒症期的患者大多可通过透析维持生命。此类患者因有透析清化尿毒，可结合单纯补益方法减少血液透析导致的正气耗伤，但尿毒症前期未进行血液透析的患者，单用温补往往会促使病情恶化。

## 六、前列腺增生

前列腺增生以排尿困难、尿潴留、尿频为主要临床症状，属中医"癃闭"的范畴。正常人小便的通畅有赖于三焦气化的正常，然三焦气化之本，则源于肾脏的气化。肾主水，司二便，与膀胱相表里，体内水液的分布与代谢主要靠肾气的气化作用。肾气亏虚或痰瘀、气滞蕴塞于下焦，皆可致气化失常，开关不利，发生癃闭。此外，热壅于肺，肺失肃降，不能通调水道，下输膀胱；脾气不足，不能运化水湿，清气不升，浊阴不降及肝失疏泄等，均可使三焦气化不利而发生癃闭。临证时应根据疾病在肺、在脾、在肾及虚实的不同进行辨证治疗。

本病多见于50~60岁的中老年男性，多伴有不同程度的肾气亏虚，甚则以肾虚为主病机，故通利小便不应一味攻下，应顺肾之"性"，常在八味丸、济生肾气丸、五子衍宗丸等补肾化气的基础上加通利之品，使肾气充足、气化正常、开阖有度，从而达到通利小便的目的。调畅水道、通利小便应注意如下方面：①宣降肺气，尤其在急性尿潴留小便涓滴而下或不下时，可在辨证基础上用前胡、杏仁、桔梗、桑白皮、紫菀等，以"提壶揭盖"，使小水流畅；②升提中气，药用升麻、柴胡等寓"欲降先升"之意，同时可配伍黄芪、党参等健脾益气之品使脾胃健运、清阳得升、浊阴得降；③疏肝理气、条畅三焦水道，药用柴胡、郁金、陈皮、川楝子等；④滑利通窍，药用王不留行、冬葵子、车前子等；⑤活血化瘀散结。前列腺增生，腺体肿大多为痰瘀互阻、凝结成积所致，故治疗中常需配伍王不留行、川牛膝、桃仁、赤芍等，甚则用三棱、莪术等破血散结之品，也可酌加夏枯草、玄参、浙贝母软坚散结。笔者治疗前列腺增生，常用莪术、王不留行、车前子、冬葵子配伍于相应方药中，莪术常用至10~20克以活血散结，临床多有较好作用。

总之，前列腺增生较重者，痰瘀互结、水道闭塞较甚，非散结不能开启水窍，在扶正基础上应注重化瘀软坚散结、通利水窍，小水可望通利；前列腺增生较轻，仅以排尿费力为主要症状时，此为肺肾气虚、膀胱不能气化，应以补气为主，稍佐通利，在补气的基础上，辅以活血化瘀、通利滑窍。

# 第六讲
## 神经系统疾病遣方用药方法

## 一、脑卒中

### （一）出血性脑卒中

出血性脑卒中急性期，中医病机虽有本虚标实两个方面，但以实邪大壅大塞为主。实邪为肝阳、痰热、腑实、瘀毒壅滞。诸邪胶结，肝阳暴逆、肆虐为患。平肝、潜阳、降逆、息风诸法皆缓不济急。肝阳肆虐，瘀毒、痰热郁结于上，上病取下，唯通腑泻下清火最为直接。一可借通降阳明胃腑，直折暴亢之肝阳。二可借泻下阳明之力，引瘀热、痰热下行，以缓解在上之"血气火毒郁结"。气血得降、痰热得清、瘀毒得化，元神之府自然清净。三可借硝、黄泻下之力祛瘀化痰、清热解毒、推陈致新，使瘀火风痰有其出路。四可急下存阴，使亏损之肝阴不再劫伤。因此，及时通腑泄热，能使患者较易渡过急性期。此外，治疗急性出血性脑卒中，通腑还应配伍活血化瘀、化痰开窍、平肝息风之法。本病急性期方用星蒌承气汤加减（大黄、瓜蒌仁、丹参、白芍、地龙、桃仁、杏仁、陈皮、郁金、菖蒲、胆南星），方中大黄、瓜蒌仁、桃仁、杏仁泻热润肠，荡涤阳明胃腑，引瘀热之毒下行；瓜蒌仁、郁金、菖蒲、陈皮、杏仁、胆南星还可清化热痰开窍；丹参、白芍、桃仁、当归活血化瘀；白芍、地龙清肝柔肝，息风通络；杏仁、陈皮、宣降肺气，调畅气机，清热化痰。诸药合用，具有泻下通腑、清化瘀毒、化痰开窍之功。大便燥结、腑气不通者，加芒硝咸寒软坚散结泻下；窍闭突出，神昏谵语者，则合安宫牛黄丸、紫雪丹以泄热化痰开窍。但本病终属本虚标实之证，故通腑泄热勿使泻下无度，以至耗散正气。腑气通、痰热减、神志转清后，减少大黄用量直至停用，适当加重清化痰热、平肝潜阳、活血通络之品，以促进患者肢体功能的恢复。

出血性脑卒中恢复期，治疗应注意柔肝息风、活血化瘀通络和益气活血通络，且以前者为多。出血性脑卒中患者多有肝阳上亢、内风上扰清窍、横窜经络的病机。急性期肝阳暴涨，肝风横逆，痰热瘀毒胶结肆虐，劫伤肝肾之阴。急性期过后，则多有阴虚阳亢、血脉不利、风痰阻络的临床症状，治疗应以养阴柔肝息风、活血化瘀为主，佐以化痰开窍。方可用生地黄、白芍、旱莲草、当归等养阴柔肝；天麻、秦艽、菊花、钩藤等平肝息风；石菖蒲、郁金、胆南星等化痰开窍；地龙、赤芍、豨莶草、僵蚕活血化瘀，祛风通络。方中秦艽一药，质润而不燥，为风药之润剂，其辛润之性既可祛外风，又可息内风，还可通经活络，用量多可至20克以上。无论出血性脑卒中，还是缺血性脑卒中，脑卒中的急性期还是慢性期，皆可应用。恢复期出血性脑卒中亦有属气虚血瘀者，不全是肝阳上亢、风痰瘀火阻滞经络，此类患者多表现为四肢瘫软、抬举无力、脉搏沉弱、舌体淡胖等，治疗当以益气活血，用补阳还五汤加减。但不可甘温升散太过，以免阳升无度，尤其以往血压高者，又致脑出血之变。

### （二）缺血性脑卒中

缺血性脑卒中，尤其是脑血栓形成，血压不高，无肝阳上亢症状者，发病初期即应大剂甘温益气活血治之，用补阳还五汤，重用黄芪60~120克，同时配人参大补宗气、元气。清代王清任言："中风多属元气亏虚。"半身血脉无气，非人参、西洋参等不能大补元气。王氏立补阳还五汤重用生黄芪。生黄芪甘温、走而不守，善补宗气、肺气，但补元气则非其所长。如与人参相须为用，元气、宗气、肺气并补，使宗气、肺气生发有源，朝百脉以助血行，可显著增加益气活血通脉活络的效果。此外，兼有外风者，可配伍秦艽、葛根、桂枝、羌活等祛外风药。缺血性脑卒中重用黄芪，配以人参补气，患者需有以下主症：①肢体瘫软，不宜强直。瘫软多属血脉无气强直者多属风痰。②血压不高，精神萎靡，面色微黄，舌体淡胖，有齿痕。③脉搏沉弱或细弦无力。有肝阳上亢见症者，切勿用大剂甘温补气配伍活血通络之法，用则可致生阳亢风动之变。

自唐宋以来，临床医家虽多主张中风病病因为内风，但就临床而言，内风每因外风而诱发，同时内风妄动多因脏腑精气亏虚。风动之后，脏腑气机逆乱，肢体经络气血运行受阻，肢体失养，"至虚之地便是客邪之所"，外风会趁机而入，形成内外合病。因此，在脑卒中治疗的过程中，适当应用祛外风药,其辛散之性,有助于气机调畅、血脉运行。即使无明显外风症状,亦可少量应用祛外风药,如防风、秦艽、豨莶草等,以祛风通络,可促进肢体功能的恢复。肝阳上亢症状突出的缺血性脑卒中患者亦不少见,治应首先柔肝平肝息风、活血通络。肝阳得平、内风平息后,再缓用益气活血方药治之。笔者常在天麻钩藤饮的基础上,加白芍、当归、粉葛根、桃仁、鸡血藤、生地黄组方治之,除非肝阳暴涨,有头痛、面红、目赤、眩晕等表现时,不用珍珠母、生龙骨、生牡蛎、代赭石等重镇肝阳药,以防抑遏气机、凝滞血脉。

### (三)脑卒中后遗症

脑卒中后遗症指脑卒中半年后所遗留的半身不遂、言语不清等,患者多有肢体废用、肌肉萎缩、关节疼痛、肢体浮肿、筋脉瘫软或挛急、恶寒怕冷等症状。究其病机,一为气虚阳虚、血脉失运,二为阴血亏虚、筋脉失荣,三为风、痰、瘀互结,阻遏血脉,且三者常可相互夹杂。脑卒中后遗症的中医治疗,应注意以下方面:

**1.补气应宗气和元气并补** 元气乃一身之气的根本,宗气、肺气赖元气充养才能有根有源。半身血管无气,肢体不遂废用,非单纯黄芪、党参、白术类补宗气、脾气、肺气所能治疗恢复,应当在生黄芪补肺气、宗气的基础上,合人参、高丽参或西洋参等,以宗气、肺气、元气并补,达到气帅血行的目的。若不用人参,也可用甘温补肾药如巴戟天、菟丝子、淫羊藿等与补气药黄芪、党参相伍,以奏补元气、宗气之效。

**2.强筋壮骨** 脑卒中后遗症期,患者筋脉挛缩,骨软废用,此乃肝肾亏虚、筋骨失养所致。后期治疗应在益气活血或柔肝息风活血的基础上,配伍补肾填精、强筋壮骨药,如骨碎补、川断、千年健、山萸肉、鹿角霜、杜仲等。此时用药宜偏于甘温,即使偏阴精亏虚的患者,亦应在补阴填精的基础上,佐以甘温补肾,以助阳化气。阳主升主动,非阳气复,筋骨伸缩功能不能恢复。

**3.活血重在通络** 脑卒中后遗症期,患者多有肢体废用。经络滞涩、血脉瘀阻、经筋失养为其重要病机,故活血应重在通络。络脉血行,经脉得以温养,废用肢体功能才可望恢复。药用当归尾、鸡血藤、僵蚕、地龙等,亦可采用活血化瘀药结合威灵仙、络石藤、豨莶草等祛风通络药治之。

**4.搜剔经络风痰** 脑卒中后遗症期，骨节疼痛、肢体挛缩、活动不利，多为瘀血风痰阻络之征。此时治疗应采用搜剔经络风痰之法，可用天麻、白芍、川芎、当归、鸡血藤等活血化瘀通络和全蝎、僵蚕、乌梢蛇、豨莶草、制南星等搜剔经络风痰配伍。

总之，脑卒中后遗症期多为正虚夹杂邪实，正虚以元气亏虚，宗气、肺气不足为主，肝肾精亏、血不荣筋亦为常见病机，且往往与元气、宗气、肺气亏虚共存。故补虚以补元气、宗气为要。即使以肝肾阴虚精亏为主，亦应佐以甘温助阳，以求阴精得阳气温煦而化气，气运四肢以主肢体关节活动。一味厚腻滋补，常致阴滞阳气不运。邪实多为瘀血、风痰闭阻经络，祛邪以祛经络瘀血、搜经筋风痰为主，辅以通络祛风之药，如威灵仙、青风藤、络石藤、豨莶草等。目前一般认为，脑卒中患者发病半年后肢体和言语功能较难恢复。其实，患者积极主动中西医结合治疗，结合运动康复，其生活能力包括肢体运动、言语等仍可得到不同程度的改善，医患双双皆不应当放弃。

# 二、血管性痴呆

血管性痴呆是由缺血性脑血管病、出血性脑血管病和其他脑血管疾病引起的痴呆，是一种慢性进行性智能衰退的器质性病变。病理改变主要为脑组织弥漫性萎缩和退行性改变，为痴呆的最主要类型。目前一般所说的血管性痴呆，多指缺血性和出血性脑血管病痴呆。

血管性痴呆属于中医学"痴呆""呆病"的范畴。明代《景岳全书》明确提出"痴呆"这一病名。传统中医认为本病的发生以肾虚为本，如《医学心悟》指出："肾主智，肾虚则智不足。"肾藏精，精生髓，脑为髓之海，肾精亏虚，髓海不足，脑神失于充养，故见痴呆、健忘等。《医学衷中参西录》曰："脑髓纯者灵，杂者钝。"指出瘀血、痰浊等病邪郁滞脑之清窍，可发生痴呆。总之，痴呆病位在脑，与心、肝、脾、肾功能失调相关，尤其与肾虚关系密切。肾精气血亏虚为本，痰瘀痹阻、蕴而化毒损伤脑络为标。

## （一）肾虚、痰瘀阻络是主要病机

脑为髓海，赖肾先天之精发育而成，并受肾所藏先天之精及其他脏腑后天之精的濡养而成神明之用。老年肾精渐亏，脏腑阴阳气血不足，脑髓渐失所养，或脏腑功能失调，气血运行受阻，津液输布失常致痰浊、瘀血内生，或久病入络入血、痰瘀互结阻滞脉络、脑失所养，神明则会渐失所用，灵机记性可渐丧失，出现神情呆滞、反应迟钝、善忘失算、懒动少言、肢体笨拙、尿频急迫、尿失禁或尿后淋漓不尽等症状体征。因此，肾虚、痰瘀阻络是血管性痴呆发生的病理基础。

### （二）痰瘀化毒，损伤脑络是疾病进展的关键

肾虚不能化气生髓，灵窍失养；气化不行，痰瘀内生阻闭清窍。两者互相影响，互为因果。正虚痰瘀互结，壅滞不解，化热生风，酿生浊毒，浊毒伤络败髓，元神被扰，神机失聪则发为痴呆。可见，本病是在正虚痰瘀、络脉阻滞的基础上，蕴积化毒，损坏脑络脑髓，致神明失用、灵机记忆丧失的疾病。痴呆的病位虽然在脑，但与心、肾、肝、脾功能密切相关。病性为本虚标实：本虚以肾精气虚、肝肾精亏、脾肾不足为主；标实则有痰浊、瘀血、肝风、火毒之分。正虚痰瘀毒互结，阻滞脉络贯穿于疾病始终。疾病相对平稳阶段，以正虚和痰瘀阻络为主；病情波动和进展阶段，则以正虚和痰浊瘀血化火酿毒、损伤脑络神窍为要。

### （三）填精补肾

肾为水火之宅，阴阳之本。肾虚则五脏失和、阴阳失调、气血失于调达。《素问·阴阳应象大论》云："年过四旬，阴气自半。"肾虚一方面为肾精不足，精少不能生髓，髓虚不能上荣于脑，脑窍空虚，易致邪阻清窍；另一方面，肾亏于下，则水不涵木，肝阳上扰，内风妄动，夹痰瘀上闭脑络。如此，则脑失神明之用。故治疗首先应补肾益髓。肾气实能生髓充脑，则邪弗能害脑窍，单纯补气生血则不能起到如此作用。方药可用《景岳全书》大补元煎（人参、炒山药、熟地黄、杜仲、当归、山茱萸、枸杞子、炙甘草）加鹿角胶、紫河车、菖蒲、郁金填补肾精、醒神开窍治之。正如陈士铎言："不去填肾中之精，则血虽骤生，而精乃长涸，但能救一时之善忘而不能冀长年不忘也。"

### （四）活血化瘀开窍

血管性痴呆的原发病主要为脑梗死和脑出血，瘀血既是病理产物，又是痴呆的主要致病因素。①津血同源，血液同源，"血不利则为水"，血瘀阻于脑络，津液不随脉络运行而渗于脉外，则生痰化浊。②瘀血为败血、死血，

瘀血阻滞脑络，则脑髓失养，神窍失用。因此，活血化瘀为治疗本病的必用方法，应贯穿于整个疾病发生发展的始终。因痴呆有轻重虚实之变，临床活血化瘀又有活血开窍、益气活血、活血化痰、补肾活血的不同，可在脏腑虚实辨证的基础上，根据血瘀的程度加用川芎、赤芍、三七、当归、丹参、郁金等活血化瘀药。舌质紫暗、舌质瘀点瘀斑，瘀血征象重者，可加水蛭、土鳖虫、地龙等破血祛瘀、改善脑组织血液循环。

### （五）化毒醒神开窍

在传统中医所言的致病病邪中，唯有"毒"邪最易伤肌腐肉，败坏形体，损伤脑络清窍。脏腑虚衰，功能失调，病理性产物如痰浊、瘀血等蕴结，酿热化毒，毒邪又最易和瘀血、痰浊胶结一起，损伤脑络、闭塞脑窍，致病情恶化加重。因此，化毒开窍为稳定血管性痴呆病情、改善神窍功用的主要治法。临床可选黄连解毒汤合清开灵加郁金、菖蒲等，以奏解毒开窍之效。

总之，血管性痴呆为慢性进展性疾病，病机虚实夹杂、痰浊瘀血胶结，且易酿热化毒、损害脑络神窍。在治疗过程中，应始终注重补肾填精以充髓海，活血化瘀以通脑络，化浊解毒以醒神窍。根据虚实的不同和病邪的侧重，守方加减治疗，对控制疾病发展，或减轻痴呆程度，可望有较好治疗作用。

## 三、重症肌无力

重症肌无力可分为两类：一是先天遗传性，极为少见，与自身免疫无关；一是自身免疫性疾病，最为常见。本病的基本病理改变为神经-肌肉接头处传递功能障碍，临床主要表现为部分或全身骨骼肌无力和易疲劳，如眼皮下垂、表情淡漠、咀嚼无力、饮水呛咳、抬头抬臂困难、耸肩无力等。活动后症状加重，休息后减轻等。发病的原因目前尚不明确，一般认为与感染、药物、环境因素有关。中医认为本病属于"痿证"的范畴。其病机可有如下方面：①气虚清阳不升，不能升阳举陷，致眼睑下垂；②气虚不能运化水谷精微，营养肢体百骸，四肢萎废不用；③气虚水液失运，湿热黏着，浸淫经筋，经筋失用；④胃肠痿废，不能正常受纳运化，脾胃积滞；⑤经络郁滞，风痰横逆经络。中医治疗痿证，多崇尚《素问·痿论》"治痿独取阳明"之说，一般多采用甘温益气升阳之法。

### （一）气虚不能升陷

重症肌无力，以气虚为主证时，临床可选用补中益气汤、保元汤或张锡纯的升陷汤加减治疗。重用生黄芪，和人参配伍大补宗气、元气。一般不用炙黄芪，因为炙黄芪甘温补气有余，但性偏于守而补中，升陷之力不如生黄芪。气虚下陷明显、舌体淡胖，脉沉弱无力者，生黄芪开始即可重用至90~120克，人参一般用至10克左右，加少量升麻、柴胡5克左右升举清阳。偏阳虚者，加肉桂温阳，为保元汤意；恐甘温补气化热伤阴，加知母养阴清热，为升陷汤意；加当归、陈皮、白术、茯苓，健运脾气、调和气血，为补中益气汤意。可根据气虚的兼症不同选用。

中气不足和肾气不固密切相关，临床治疗应在甘温补气升清的基础上，加菟丝子、补骨脂、川断、杜仲等甘温补肾，以增强补气升陷之用。气虚为阳虚之渐，患者出现四肢不温、恶寒怕冷、小便清长者，可加少量制附子、桂枝温阳散寒。肢体肌肉无力较甚、抬举困难、萎废不用，可尝试在益气温阳基础上，加制马钱子0.5克，祛风通络，兴奋骨骼肌神经活动。

### （二）湿热留滞经筋

脾失健运、湿邪内滞，蕴结于经络肌腠脏腑之间，酿生湿热，沉着筋络，留而不去，致经筋痿软不用。此时应在补气升陷的基础上清化湿热，加萆薢、苍术、川木瓜、生薏苡仁、秦艽等清热化湿药于补益方药中。但重症肌无力之痿证多有气虚、阳虚，宗筋失养，故非湿热症状明显，一般不用苦燥化湿药，如黄柏、黄芩、栀子等，以免苦燥耗气伤阴，加重病情。湿热留滞经筋伤阴者，可在补气化湿的基础上，加生地黄、石斛、麦冬、川木瓜等养阴清热生津。

### （三）脾胃气虚积滞

本病发展过程中，常有胃肠蠕动减弱，无力推动肠中糟粕排出，导致肠中浊气积滞。此大便不畅，以气虚为本，积滞为标，一般润肠通便方药多难获效。治疗应在大剂补气的基础上，加行气润肠通便药，笔者常用麸炒枳实、生白术、木香合杏仁、火麻仁、郁李仁，行气健脾，润肠通便，有一定作用。此时一般不用大黄、槟榔等攻下。

### （四）肝不主筋作强

肝藏血、主筋，为罢极之本；肾藏精主骨，为作强之用。重症肌无力发生的病机不仅为气虚不能升陷，精血亏损，经筋失养亦可导致痿证。因此，治疗重症肌无力，不仅要注意甘温补中益气，还要详辨病机主要为中气不升、肢体萎软，还是肝肾亏虚、四肢不能作强为用。即使患者脾气亏虚、中气下陷的症状明显，治疗亦不能仅考虑中气和宗气，应在补中益气升陷的基础上，加用甘温滋补肝肾药，如补骨脂、巴戟天、菟丝子、川断、杜仲、山萸肉等。温补肝肾和升阳举陷互补，可有两方面的治疗效应：①补肾固本，下元不虚，中气不易下陷；②补先天以助后天，元气充足，后天脾胃中气才生发有源。此外，甘温补气应注意脾胃气机升降相因、相互为用，在甘温补气的基础上，适当佐以斡旋中焦气机药如枳壳、半夏、陈皮等，以求欲升先降之效。

### （五）血瘀风痰阻滞经络

气虚阳虚，气不运血，因虚化风生痰，致经络瘀滞，风痰阻络，筋骨失养，关节不利，肌肉萎缩废用者，在气虚阳虚诸症的基础上，多有肢体细微颤动、指甲暗淡、舌质紫暗、瘀点瘀斑、舌苔厚腻等。此时治疗应在补阳还五汤或黄芪桂枝五物汤加减益气温阳活血治疗的基础上，加天麻、僵蚕、制南星、白蒺藜、全蝎等搜风通络化痰，使气旺血行，筋骨得养，风息痰化，肢体肌肉舒缩功能恢复。

总之，气（阳）主升主动，只有元气气化生发、脾气健运升清、血脉调和、水谷精微营养四肢百骸，肢体才能运动自如。临床治疗此病，应掌握虚实两端：虚以气（阳）虚为要，表现为中气不能升举，元气不能固涩和升发；实以瘀血和风痰为主，表现为瘀血阻络或风痰横逆经络，亦可见湿热浸淫肌腠经筋者。临床治疗应根据疾病的虚实偏重，或补元气、升清气，或活血脉、搜风痰、化湿热，要在使血脉调和、四肢百骸得养，则疾病可望向愈。

## 四、帕金森病

帕金森病是一种常见的由黑质及黑质-纹状体通路变性所致的中老年人锥体外系疾病。其病因和病理改变目前尚不十分清楚，多认为是神经细胞退行性变，黑质细胞的神经细胞数量逐渐减少，功能逐步丧失，致使神经递质多巴胺分泌减少，从而引起相关症状。传统中医学将本病归属于"颤振""振掉"等病的范畴。《素问·至真要大论》云："诸风掉眩，皆属于肝。"其称震颤为掉眩，认为与肝密切相关。又云："诸暴强直，皆属于风……诸痉项强，皆属于湿。"将强直归属于痉的范畴，有风或湿致病的不同。《证治准绳》指出，颤证"壮年少见，中年以后始有之，老年尤多。夫年老阴血不足，少水不能治盛火，极为难治。"因此，本病病机正虚多为年老体弱，肝肾亏虚，髓海失养；邪实多为痰浊瘀血阻络，蕴毒化风，上扰心神，流窜经筋。病位在脑，病变涉及肝、脾、肾三脏。在疾病发生发展过程中，肝风内动是外在表现，虚、瘀、痰、毒是内在病理特征。有因虚致风、致瘀、致痰、酿毒者，亦有因瘀、因痰、因毒致虚化风，导致正虚者，故临床治疗应谨审虚实的孰轻孰重，补虚勿忘瘀、痰、毒三端，祛邪勿忘滋补肝肾，因病情和证候的变化而灵活治疗，以使气血调和、血脉畅达，则风息而诸症可望向愈。

### （一）滋补肝肾，息风止颤

帕金森病的震颤多属虚风内动，故补益肝肾，息风止颤为本病的基本治法，药以白芍、山茱萸、桑寄生、龟甲、怀牛膝、熟地黄为基础滋补肝肾，使阴以涵阳，肝体得柔，风无由生。山羊角、钩藤、全蝎、天麻四味药为清肝平肝、息风止颤的常用药，对中枢神经系统有抑制、镇静及抗惊厥的作用。其中全蝎既可搜剔经络风痰，又可息风止痉，可用于各种原因引起的震颤；山羊角、钩藤善于清肝平肝息风，适用于肝火或肝阳上亢化风者；天麻善柔肝平肝，息风止颤。四药相合，息肝风，止震颤，又无偏寒偏热之弊，伍于滋补肝肾方药中，治疗本病多可获得一定疗效。

### （二）益气活血，化瘀息风

帕金森病临床亦可见气虚血瘀，虚风内动者。病程缠绵日久，气虚血瘀，久病入络，亦可化风致颤。因此，益气活血，通络息风为治疗本病的一个常用治法，方可用补阳还五汤加白僵蚕、钩藤、全蝎、白蒺藜，以益气活血，搜剔经络风痰止颤。临床以肢体强直和运动减少为突出症状，或兼肢体麻木疼痛者，可易用身痛逐瘀汤加黄芪、人参、僵蚕、全蝎、豨莶草益气活血通络，止痛止颤。

### （三）益智开窍

面容呆板、表情淡漠、言语不利是帕金森病的重要特征性症状，其病机总为清窍不利，故治疗此类症状还应注意益智开窍，常用药有菖蒲、郁金、远志、茯神等。可在补肾益髓药如益智仁、熟地黄、山萸肉、菟丝子的基础上随症加减。兼有痰热者，可选用清热化痰药胆南星、熊胆粉、天竺黄和补肾益智开窍药配伍治疗。

### （四）清热解毒

在肝肾亏虚的基础上，风痰瘀血蕴结日久，酿热化毒，损伤神经细胞，为帕金森病发病的主要原因之一。临床在补肾活血、息风止痉的基础上，结合清热解毒药如人工牛黄、郁金、菖蒲等治疗本病，可有一定的效果。若患者瘀热或热毒症状较甚，表现为震颤有力，大便干结，舌质红，舌苔黄燥或老黄或黄腻，可易用黄连解毒汤、黄连泻心汤等加大黄和清热醒神开窍药，对缓解震颤有一定作用。

# 第七讲
# 血液系统疾病遣方用药方法

## 一、慢性再生障碍性贫血

再生障碍性贫血简称"再障"，包括急性再障和慢性再障，发病原因尚不清楚，为病毒感染、化学因素或长期接触X射线、放射性核素或其他不明原因使骨髓造血干细胞和骨髓微环境严重受损，造成骨髓造血功能减退或衰竭的疾病，临床以贫血、粒细胞和血小板减少及反复感染、出血为主要特征。根据再障的发病特点和临床症状，传统中医多将其归属于"虚损""虚劳""血证"等病的范畴。病因病机为先天禀赋不足、后天失养和六淫邪毒（包括化学、物理、生物等因素）伤及脏腑气血，影响气化生血功能。急性再障病情凶险，骨髓衰竭，贫血，感染，出血严重，需要免疫和骨髓移植治疗，目前中医只是作为西医的辅助治疗方法，患者死亡率高。慢性再障中医治疗有一定的优势，故本节仅讨论慢性再障。

20世纪70年代以前，慢性再障的治疗多从脾主生血立论，采用健脾生血法，方用归脾汤、十全大补汤等加减治疗；20世纪70年代以后，将西医学的骨髓造血和中医肾主骨生髓相联系，临床开始从补肾填精立论，方用《太平惠民和剂局方》大菟丝子饮（菟丝子、女贞子、桑椹、补骨脂、巴戟天、黄精、首乌、熟地黄、山萸肉、旱莲草、枸杞子、肉苁蓉）加减，疗效得到提高。但同时也发现，某些患者常有补之无功或补而出血生变者。究其原因，一为此类患者多内有瘀毒邪毒蕴结脏腑及骨髓之间，损伤脾肾二脏生化气机，使先、后天精气不能化血，出现血虚干痨；二为此类患者肾脏阴精亏虚，不能涵阳，常有阴虚火旺、虚火上扰，致络损血溢。

肾主藏精，主骨生髓，为全身元气之根源。只有髓满骨充，血液生成方才有源。肾阳亏虚，命门火衰，则犹如釜底无薪，气血生化乏源。即骨髓造血功能依赖于肾脏元气的温煦气化。肾脏气化功能正常，依赖于肾精和元气的充沛。肾精和元气是骨髓造血相因为用的两个方面。慢性再障患者因血小板减少，凝血机制障碍，常有出血之忧，多不耐温补。一味应用鹿角胶、巴戟天、淫羊藿、菟丝子、山萸肉等甘温补肾，则易动血，致血溢脉外，出现鼻、咽、口腔、皮肤甚至内脏出血。但不用温补，患者造血功能难以恢复，贫血状态难以改善。如何合理配伍滋阴填精和温化元气药，达到气化生血的目的，是慢性再障可否获得疗效的关键。

### （一）甘温补肾化气

甘温补肾化气，临床有两种方法：一为补肾脏元气，药用人参、西洋参等大补元气之药；二为甘温补肾化气，选用血肉有情、温而不燥之品，如鹿角、鹿茸、紫河车、淫羊藿、巴戟天、山萸肉、菟丝子等。慢性再障的甘温补肾，一般不用附子、肉桂等温燥之品，以防耗血动血散血（即使虚寒症状明显，亦不用附子、肉桂等辛温燥热之品）。为防止甘温助阳动血，临床一般可在补肾元、温补肾阳的基础上，佐以生地黄、玄参、旱莲草、女贞子等养阴之药，一可防甘温助阳动血，二可取阴中求阳之效。

### （二）补肾填精化气

阴精亏虚、虚火症状不明显者，在重用滋肾养阴药如生地黄、熟地黄、旱莲草、女贞子、玄参的基础上，稍佐甘温助阳药如巴戟天、山萸肉、紫河车、鹿角霜等，以阴中求阳，微生少火，化生肾气，促进造血功能的恢复。

### （三）滋阴潜镇宁血

肾阴精亏虚、虚火偏旺者，容易使血液妄行，出现出血。此时可重用鳖甲、龟甲、玄参、生地黄、川牛膝滋阴潜镇，引火归下元，同时配伍丹皮、地骨皮、茜草清化虚浮之火。虚火得清后，再在滋阴潜镇的基础上，稍加鹿角胶、紫河车等血肉有情、甘温补肾填精、生血化血之品，但亦应小量，以防甘温化热伤血动血。

### （四）活血生血止血

慢性再障患者骨髓微环境多有循环障碍，血脉瘀滞，常见舌质淡胖、舌有瘀点瘀斑，或舌下静脉瘀暗，或偏阴虚有热的患者舌质暗红或绛红。瘀血去血脉调和，新血才易于化生。因此，对慢性再障的治疗，应稍佐活血化瘀药，改善骨髓微循环，使血脉调和，以利于新血化生。无阴虚内热者，加当归、红花、鸡血藤、三七等偏于温性的活血药；有阴虚火旺者，加赤芍、丹参、丹皮、茜草等凉血活血药。此外，再生障碍性贫血在滋阴补肾填精或甘温补肾填精基础上，亦可配伍活血止血药，如仙鹤草、三七、茜草等，但应慎用炭类收敛止血药，以免止血留瘀，妨碍新血化生。

此外，在治疗慢性再障的过程中，多用味厚滋腻之品才能达到补肾的目的，同时往往有邪毒深潜阴分、骨髓，抑制精血化生，因此临床治疗还应注意如下两方面。①醒脾健脾，消食和胃：在补肾填精方中，伍用陈皮、砂仁、麦芽、神曲等，随方选用2~3种。其一，可醒脾运脾，消化水谷精微，促进后天滋养先天。其二，滋补肾精、肾阴之药，尤其是血肉有情之品，多腻滞碍胃。醒脾消食和胃，既可防脾胃呆滞，又可促进补肾药物的吸收。②透解阴分、骨髓邪毒：邪毒深潜阴分、骨髓，抑制精血化生，亦是慢性再障中医病机的重要方面。临床治疗可于补肾方药中加紫花地丁、白花蛇舌草等清热解毒药。在一般补肾效果不好时，随证应用，可望提高临床疗效。

## 二、急性白血病

急性白血病为恶性血液病，化疗是目前治疗本病的主要手段，但部分患者由于诱导期的骨髓抑制而死亡，或因原发性耐药而不能获得完全缓解。即使获得完全缓解的患者，多数因对化疗药物耐药而复发，终致死亡。在西医化疗的基础上，联合中医辨证治疗，可提高急性白血病的完全缓解率及长期生存率。

急性白血病病情危重，症状凶险多变，属中医的虚劳、急劳和温病范畴，主要病机为肾精和气血（阴）亏损，血癌邪毒和痰瘀交结于骨髓。临床多在西医化疗的基础上，根据疾病不同的阶段和兼症进行辨证治疗。

### （一）诱导缓解期

诱导缓解期的治疗以西医化疗为主，中药为辅。西医化疗可导致骨髓抑制、全血细胞减少和恶心呕吐等不良反应。此阶段中药治疗应以轻剂滋肾填精、补益气血为主，勿用重剂，以免壅滞碍胃。同时注意调和脾胃，顾护胃气，减少化疗药物所致的胃肠道反应，达到增强机体对西医化疗的耐受性和促进骨髓正常造血的目的。

（二）疾病缓解期

急性白血病西医化疗诱导缓解后，大多数患者体内或多或少仍残留恶性白血病细胞，虽巩固、强化及维持化疗能使一部分患者长期带病生存，但大多数患者终会对化疗药物耐药，病情复发，此为本病治愈的困难所在。因此，在患者取得完全缓解或在骨髓移植后，应以扶正培本为主，增强机体的免疫功能，辅以杀伤残留的白血病细胞。具体治疗方法可在补肾填精的基础上，加解毒抗癌中药祛邪，如白花蛇舌草、半枝莲、雄黄、青黛、蟾酥等。

（三）感染和出血

西医化疗药物常致中性粒细胞和血小板减少，出现感染和出血，此是白血病早期死亡的主要原因。在根据脏腑虚实、癌毒轻重辨证治疗的基础上，适当加黄芪、虎杖、鸡血藤、当归等对抗化疗所致的粒细胞减少，加三七、土大黄、茜草、仙鹤草等促进血小板功能恢复、增强止血，加金银花、鱼腥草、板蓝根等清热解毒，辅助抗感染，对减少因中性粒细胞和血小板减少所致的感染、出血有一定的作用。

（四）化疗副作用

在西医化疗治疗急性白血病过程中，除感染和出血外，患者还可出现发热、严重贫血和呕吐等，且多来势快、病情急，处理不当或不及时会影响疗效，甚至使病情迅速恶化，导致死亡。临床治疗应分清标本缓急，如化疗后出现高热，当先予养阴清热解毒，待高热退后，再治其"本"，或益气养血，或滋补肝肾等。某些患者在化疗过程中还可出现严重恶心呕吐、腹痛腹泻、纳呆难食等"脾胃亏虚"或"肝胃不和，胃气上逆"的症状，可先采用健脾和胃降逆法调和胃气，以使化疗顺利进行，然后再补益气血、抗癌解毒。

（五）伏气温病和急性白血病

急性白血病发病有突发和缓慢起病两种方式：急性起病者，患者平时如常，突然出现高热汗出、口渴、畏寒短暂或无畏寒、鼻衄、齿衄、发斑、便血、骨骼疼痛，尤其是胸骨疼痛；缓慢起病者，初见神疲乏力、口干咽燥、低热盗汗、手足心热、骨骼疼痛，或兼见齿衄、鼻衄、发斑等。无论急性发病还是缓慢起病，临床都有正气虚损的症状。此与正盛邪实的温热发病显然不同。

急性白血病的白血病细胞按特定速度不可抑制地增长，用化疗药物以对数级别杀灭大量白细胞后，症状缓解，病情趋于稳定。但间隔一段时间，幼稚白细胞又大量增多，出现白血病症状。这种疾病的特点可用伏气温病解释：正气和伏毒彼此消长，决定了急性白血病的临床过程。化疗药物杀伤恶性白细胞，可认为是祛邪。邪却正气得复，病情缓解。但伏气邪毒并未祛除殆尽，继续耗伤正气，逐渐发展为正虚邪盛，伏毒外发，则病情恶化。

急性白血病的基本病机可认为有两个方面：一是机体阴精、气血素亏，伏邪温毒外发，迅速导致元阴耗损、气血亏虚；二是内伏温热邪毒蕴结较重，骤然起病，出现耗精伤阴动血。因此，滋补阴液、清透阴分血分的内伏邪热癌毒是治疗此病的关键。气血亏虚、邪毒内伏者，治以益气补血、清透伏邪；精亏癌毒内伏者，治以滋阴填精、透其伏邪；癌毒邪热外出，高热者，透泄热毒、清营凉血、顾护阴精。治疗的整个过程始终应固护真阴，清透伏毒。由此，笔者认为伏气温病关于阴分伏邪（毒）的认识，符合急性白血病的病理过程，对指导本病的中医治疗有一定的价值。

## 三、慢性白血病

慢性白血病主要包括慢性粒细胞白血病（CML）和慢性淋巴细胞白血病（CLL）等。CML是一种起源于骨髓多能造血干细胞的恶性克隆性疾病，以外周血及骨髓粒细胞明显增多、肝脾肿大为特征。经过一定时间的慢性期，本病大多最后进入加速期，转变为急性白血病而告终。CLL是一种进展缓慢的成熟B淋巴细胞增殖性肿瘤，以外周血、骨髓、脾脏和淋巴结等淋巴组织中出现大量成熟性B淋巴细胞为特征，临床起病隐袭、发展缓慢，常有淋巴结及肝脾肿大。

根据慢性白血病的临床症状和体征，传统中医将其归属于"虚劳""癥积"等病证的范畴。本病的发生多由七情内伤、饮食失调、起居不慎、劳倦过度，致使脏腑功能失调，气血流通失畅，脉络瘀阻，气血痰浊和邪毒相互搏结而成。本病病位在骨髓和肝脾，病性为本虚标实。正气不足为本，邪毒瘀结为标，临床所见往往虚实夹杂。

《诸病源候论》中指出："积聚者，由阴阳不和，脏腑虚弱，受于风邪，搏于脏腑血气所为也。"本病的发生多为先天禀赋不足或后天失养引起脏腑亏虚，或由于外感六淫、内伤七情等引起气血功能紊乱、脏腑功能失调的基础上，邪毒乘虚而侵所致。邪毒入侵蕴结体内，伤血及髓，致使气虚血亏；邪毒与营血搏结，脉络瘀阻，久而成积。因此，临床治疗本病应注意正虚，痰瘀互结和邪毒蕴结血分、阴分等方面。

### （一）理气通络散瘀

慢性白血病早期，主要以实邪积聚为主，肝气郁滞，脉络瘀阻，邪毒蕴结是其主要病机。在辨证治疗的基础上，应用青黛雄黄散解毒散结，可使病情完全缓解。方中青黛，含有靛玉红，临床有一定的抗慢性白血病作用；雄黄味苦、辛，性温，有大毒，主要成分为二硫化二砷，在空气中可氧化为剧毒成分三氧化二砷，即砒霜，有抑杀慢性白血病细胞的作用。青黛和雄黄的用量可根据病情的寒热调整，一般青黛与雄黄之比为2∶1（青黛0.2克，雄黄0.1克）或5∶1（青黛0.5克，雄黄0.1克）。无郁热征象，舌苔白或白腻，舌质淡者，用2∶1，口苦，舌苔黄，内有郁热者，比例为5∶1。研末冲服，或装胶囊口服，每次0.3克或0.6克，每日1次，饭后服。对于痰瘀邪毒内结较甚，胁下肿块大而较硬者，可用鳖甲煎丸软坚散结合青黛雄黄散治疗。

### （二）扶正散结解毒

素体正虚，气血失运，痰浊、瘀血、邪毒蕴结，或失治误治，损伤正气，瘀毒渐盛，致使正不胜邪，肝脾积块迅速增大而硬，慢性白血病进入加速恶变期。此时治疗单纯扶正则难免恋邪留寇，而一味攻邪又恐正气难支。治疗应以祛瘀化浊、解毒散结为主，辅以补虚，方可用膈下逐瘀汤和八珍汤加活血散结、化浊解毒药加减化裁。膈下逐瘀汤活血逐瘀、破癥消结；八珍汤益气补血。此在基础上，加青黛雄黄散、白花蛇舌草、半枝莲、露蜂房解毒散结抗癌。诸药合用，共奏补益气血、解毒散结、活血止痛之效。邪毒伤阴，阴虚内热者，加青蒿、生地黄、旱莲草养阴清热解毒；胁下肿块坚硬疼痛者，加三棱、莪术、生牡蛎软坚散结。待患者腹内积块逐渐缩小或消失，以贫血、乏力等症状为主时，再予补益气血，少佐解毒散结法治疗。

### （三）养阴解毒散结

慢性白血病后期，邪毒瘀热稽留血分阴分、蕴结肝脾，或复因感受邪热，或因情志抑郁化火，使邪毒炽盛，伤血损髓，耗伤骨髓阴液，胁下积块可剧增而硬痛。此时治疗应以清解阴分骨髓热毒、散结消癥为主，兼顾扶正。方可用青蒿鳖甲汤和膈下逐瘀汤加减，药以青蒿、鳖甲、生地黄、知母、丹皮清内热、滋阴液；桃仁、红花、川芎、赤芍、制鳖甲活血散结；青黛、龙葵、白花蛇舌草、雄黄清热解毒抗癌。内热较甚，出血瘀斑者，合用犀角地黄汤（水牛角代犀角）加减清解热毒、凉血止血；气阴两虚、气短乏力者，合用生脉散益气养阴；肝胆火旺者，合用当归龙荟丸清泻肝火。此期多已演变为急劳，单纯中药治疗往往不能奏效，多应配合西医化疗药物治疗，以求缓解病情，延长患者生命。

总之，慢性白血病早期的患者，往往无明显临床表现，此期不宜用西医化疗，应以中药扶正为主，辅以解毒软坚散结，以求"正复毒解，癥可自消"之效。注意此时扶正并不是单纯补其虚，而是调整气血阴阳，使气血调、阴阳和，延缓疾病进展。晚期尤其是恶变加速期，治疗宜中西医结合，西医化疗以祛其邪，中药扶正以顾其本，标本兼治，对于化疗后抵抗力下降，经常反复感染者，中医扶正方药可增强自身的免疫力，减少感染机会。同时，适当加用解毒抗癌之品，如白花蛇舌草、半枝莲、青黛雄黄散等，可提高化疗效果，助患者度过化疗期。

慢性白血病的病机总为本虚标实，邪毒郁结，正难胜邪。在气血和气阴两虚的基础上热毒逐渐发展、蕴结、肆虐，炽盛的热毒又可进一步加重气血或气阴两虚。在本病的发生发展过程中，患者虚无纯虚，实无纯实，正虚和邪实并存，且多为骨髓虚劳和热毒蕴结肝肾兼见。因此，补虚不同于一般的气血亏虚，应注重骨髓枯劳的填精补髓；祛邪不同于温病外感的热毒，应注重蕴结于血分阴分的瘀毒。肾精骨髓得养，深伏阴分邪毒得解，病情才可长期稳定。

# 第八讲
## 其他内科疾病遣方用药方法

### 一、糖尿病

糖尿病发病机制尚不清楚，一般认为是遗传和环境因素共同作用引起胰岛素分泌缺陷及（或）胰岛素生物学作用障碍所致的临床以血糖增高为特征的内分泌代谢性疾病。其中1型糖尿病与免疫机制有关，遗传基因使患者易感性增加或保护性降低，外界因素（如病毒感染等）启动带有易感基因的个体，引起自身免疫改变，导致胰岛B细胞破坏和胰岛素分泌减少，发生糖尿病。2型糖尿病为胰岛素抵抗和胰岛B细胞功能减退引起血糖升高，高血糖又使葡萄糖介导的B细胞分泌胰岛素反应受抑制并增加胰岛素抵抗，即"葡萄糖毒性"。糖尿病胰岛素分泌和（或）胰岛素作用异常导致胰岛素绝对或相对不足，引起糖、脂肪、蛋白质代谢紊乱，为动脉粥样硬化性心脑血管疾病的主要危险因素。

糖尿病和中医学中的消渴病临床症状基本相似，病因病机包括3个方面。一为气不升清，水谷精微下泄。其气不升清之因，非只中气亏虚、元气不固，阴虚、精虚不能化气亦为重要原因。二为燥热、结热内结，影响气机升降。《素问·阴阳别论》："二阳结谓之消。"结热主要在阳明胃腑。三为瘀血痰浊阻塞血脉、气机，清阳不升，不能输布津液。消渴的中医治疗，金元时期刘完素提出"补肾水阴寒之虚，而泻心火阳热之实，除肠胃燥热之甚，济人身津液之衰，使道路散而不结，津液生而不枯，气血利而不涩，则病日已"。刘氏的论治，偏于寒凉清热养阴，此法多受后世推崇。目前治疗糖尿病，亦多从阴虚燥热论治，但临床气虚和气阴两虚者，亦不少见，故治疗应考虑气阴两者的互生互化，不宜偏执一端。

#### （一）养阴生津

糖尿病口渴、多饮，一缘阴津亏耗，津不上承；二缘燥热，结热内盛，伤津化燥，三缘气不升清，输布津液。非单纯阴津亏虚一端。燥热结热内滞，非只耗阴伤津，亦可伤气。故治疗糖尿病的口渴、多饮，不仅要养阴生津，清解燥热、结热，还要注意益气升清，使津液上承，即以益气养阴、清热生津为法，药用人参、西洋参、黄芪和麦冬、生地黄、玄参、石斛、五味子等相伍。人参、西洋参本身既可益气养阴生津，其补元气之用又可防水谷精微下泻。这里补气药选黄芪、人参而不用党参，是因黄芪补气善升，人参尤其是西洋参补气兼能养阴生津，党参补气升清之力较黄芪、人参弱，且没有生津作用。气升则津液亦升，口渴多饮亦可随之缓解。

（二）清化燥热、结热

《素问·阴阳别论》云："二阳结谓之消。"消渴病的结热和燥热，以往多用白虎汤或白虎加人参汤，以治其"大渴"。其实大渴只是白虎汤证的一个症状，必须大渴、大热、大汗三症具备，才是典型的白虎汤证——阳明经热。糖尿病的口渴多饮和"消谷善饥"并存，因阳明的燥热、结热才可消谷善饥且多没有大热、大汗，可知其非阳明经热。采用清阳明经热的白虎类治疗糖尿病，石膏、知母的辛苦寒之性或可取效一时，但难以达到清化二阳结热的目的。清化阳明结热、燥热之法：消谷善饥伴腑实者，承气汤类；消谷善饥不伴腑实者，大黄黄连泻心汤类或葛根芩连汤类；胃强脾弱者，脾约丸类。此不可不察。笔者治疗糖尿病口渴多食善饥，根据有无大便干结，分别伍用大黄黄连泻心汤或葛根芩连汤于益气养阴方中，临床多可获得一定效果。

（三）燥湿运脾

湿浊困脾为糖尿病一个常见的病机。脾喜燥恶湿，湿浊内滞，脾失健运，清气不升，胃失濡养，则生燥化热，伤津耗液，出现糖尿病口渴善饥诸症。糖尿病有舌体胖大、舌苔白腻或薄黄而腻等湿浊困脾见证者，燥湿运脾是改善临床症状和控制血糖的一个主要环节，笔者多用苍术。苍术少用燥湿醒脾，重用则有燥湿运脾之效，可用至30克左右，和西洋参、玄参、生地黄等益气养阴药配伍，并无化燥伤阴之弊，还可助脾气升清。脾气健运则湿浊蠲化，湿浊化则脾气健，两方面相因为用。健脾燥湿还可用生山药、生白术、生薏苡仁、茯苓等，以运脾化湿，促进水谷清气上升。

## （四）活血化瘀

糖尿病患者多有心脑大血管和微血管的病变，血小板活性增加，易于黏附聚集和血栓形成，且糖尿病多有舌质瘀暗、舌下静脉曲张等血瘀表现，因此，在益气养阴生津的基础上伍用活血化瘀药，使血脉调畅，血以载气，气津易于疏布，则糖尿病的燥热伤津症状易于改善。治疗可选用葛根、丹参、赤芍、丹皮、郁金等性偏凉的活血化瘀药。此外，生地黄、玄参，虽传统将其归为养阴清热药，但其亦有活血化瘀的作用。《神农本草经》载生地黄善治血痹，玄参为《验方新编》中治疗肢体坏疽的四妙勇安汤的主药，用于治疗气阴两虚燥热、血脉瘀滞的糖尿病，不仅有养阴清热之效，还有活血化瘀之用，适合于糖尿病阴虚燥热伴有血瘀者。

## （五）酸甘生津

因气阴两虚、燥热伤津为糖尿病的主要病机，故如何生津止渴为改善症状的一个主要治法。在益气养阴、清化燥热的方剂中，佐以酸味药物，可和益气养阴之甘味药奏酸甘化阴之效，其酸敛之性，还可防气阴耗散、阴津下泻。笔者常用五味子、麦冬、枸杞子等和西洋参、黄芪相伍，以酸甘化阴、生津止渴，同时上述酸味药还可上敛肺气，下固肾气，切合糖尿病患者津伤精微下泻的病机。

总之，糖尿病（2 型糖尿病）多为气阴两虚、阳明燥热所致。临床以益气养阴、清解阳明燥热为主。益气不仅要补脾气、肺气，还要补元气，且应运用补而善升之味，使气以布津，津液上承。清阳明燥热非白虎类所能及，应以大黄黄连泻心汤或葛根芩连汤为法。此外还应兼顾燥湿运脾、活血化瘀等。笔者治疗 2 型糖尿病，常用方为黄芪、西洋参、苍术、葛根、黄连、熟大黄、生地黄、山药、玄参、五味子、丹参、赤芍。热毒内结、生痈成疮者，合五味消毒饮加减。可供临床参考。

古人治疗糖尿病，有三消分治之说。目前中医内科学教材仍分三消进行辨证论治。但三消分治法不切合临床实际。从临床而言，应三消同治。此外，糖尿病也并非只有气阴两亏、阳明燥热一端，在疾病发展过程中，也可出现阴损及阳、阴阳并损的证候，临床应随证治之。

附：酮症

酮症的中医治疗，多从气阴两虚和热毒、湿热毒论治，但切不要等到出现酮症酸中毒，才用清热解毒之品。尿中出现酮体，即可伍用清热解毒和化湿解毒药。清热化湿解毒之法，一用大黄泻下、清热解毒，二用败酱草、贯众、金银花等清解湿热秽毒。若发生酮症酸中毒，则应及时采用胰岛素和相关治疗，切莫耽误病情。

## 二、高脂血症

血液中脂质的一种或多种成分浓度持续超过正常的高限，称为高脂血症。由于高密度脂蛋白浓度低也是动脉粥样硬化的危险因素，目前已多用脂质代谢异常代替高脂血症一词，但高脂血症仍多为临床习惯所用，故本节也用高脂血症一词。

传统中医学无"血脂"这一名称，但对于高脂血症及相关病理改变的认识却有悠久的历史。中医学中的膏脂，和西医学中的"血脂"较为相似。《灵枢·卫气失常》云："人有脂、有膏、有肉。"又："膏者多气，多气者热，热者耐寒。"从生理角度对"膏脂"进行了论述。随着现代中医学的发展，人们对"膏脂"认识逐渐深入。膏脂作为人体营养物质的一种，从饮食水谷化生而来，在脾胃中消化吸收，经脾气转输，清者上升于肺，肺气宣发肃降如雾露之溉，营养周身。由于嗜食肥甘厚味，"膏脂"积于中焦，脾气不能转输，泛溢脉中由清化浊，形成脂浊；或由于长期饮食不节，酗酒无度，损伤脾胃，导致脾胃健运失司，致使膏脂不能化为精微以营养周身，而成为脂浊；或由于常年伏案工作，静多动少，气机失于疏达条畅，导致津液输布不利，膏脂不能转化利用，化生为脂浊。总之，脂浊属于阴邪，与饮食偏嗜和脏腑功能气化异常有关。脂浊滞于脉中，阻遏脉中气血流行，则导致血脉瘀滞甚或痰瘀互结，致发心脑血管相关疾病。

脾胃为后天之本，脂浊化生之源。脂浊泛溢和留滞于血脉与脾胃功能异常密切相关。肝主疏泄，调畅一身气机，肝气不能疏泄亦可致脂浊泛溢、壅滞脉中。肝脏分泌精汁储藏于胆，胆汁疏泄有度才能有助于脂浊的清化。高脂血症患者常有肝气郁滞、胆汁疏泄不及。此外，肾内藏元阴、元阳，是一身有形之阴精向无形之清气转化的基础，肾阴肾阳亏虚则会影响膏脂向精微的转化，故高脂血症多发生于元气亏虚的中老年人。

中医治疗脂质代谢异常（脂浊），主要有以下方法：①脂质代谢异常为实验室化验发现的代谢异常，在没有造成血管损伤或组织器官病变前，大多数患者无典型症状体征。脂浊为阴邪滞留，靠阳气的推动以运化和清除，可首选合适规律的运动，如太极拳、慢跑等，配合清淡饮食，调畅气机的运行，提升阳气的升发，促进脂浊的代谢。②气不化精则化浊，高脂血症，尤其是超重和肥胖，倦怠乏力，舌体胖大、边有齿痕，舌苔厚腻的患者，切莫一味祛湿泻浊，应以益气升阳泻浊为主，方用补中益气汤或升阳益胃汤加减。方中党参或人参可易为红景天，此药除补气外，有一定的调节脂质代谢作用。在此基础上，配合活血化瘀、祛湿降浊之品，如焦山楂、郁金、泽泻、荷叶、草决明等。③《金匮要略》曰"血不利则为水"，"血不利也可为浊"。血脉瘀滞，精微不能随血脉运行则留滞而为浊。治疗"脂浊"，应注意津血同源，活血化瘀，方用血府逐瘀汤或冠心二号方加减。许多活血化瘀药也有降脂的作用，如蒲黄、片姜黄、郁金、赤芍、红花、红曲、丹参等。④蠲化痰浊：脂浊属于现代中医临床的病名，由传统中医"痰"和"浊"衍化而来。此痰浊虽为滞留于血脉的痰浊，但其滋生仍源于肝气郁滞、气机不利、脾失健运。故疏运肝脾、蠲化痰浊为其主要治法，可用导痰汤和柴胡疏肝散加减。柴胡疏肝散中的白芍可易为赤芍，以增加活血调脂之效。⑤温补肾元：脂质代谢异常（脂浊）尽管可发生于青年人，但仍以中老年人多见。年轻时血脂正常的人，随着年龄增长，血脂异常多逐渐出现。因此温补肾元，促进脏腑气化应为治疗脂浊一个重要方面，根据偏阴虚和阳虚的不同，可选用左归丸和右归丸加减。在此基础上，配伍活血化瘀、理气化浊药，可望收到较好效果。对于现代降脂药不能理想控制血脂者，尤应考虑温补肾元，改善患者的气化功能。笔者临床曾遇到几例患者，用他汀类药物和依折麦布血脂仍不能控制理想，但配合温补肾元方药右归丸加化瘀去浊药后，却收到了较好效果，值得临床参考。

### 附：脂肪肝

脂肪肝多因血中脂浊不化，沉积肝脏所致。血中脂浊源于水谷精气。由于长期嗜好肥甘厚腻之品，此时脾胃虽能消谷，但难以将水谷之精微转化为清气以充养人体。水谷精微不归正化，变生脂浊。脂浊可渐积而成形，积于外则形体肥胖，积于肝则形成"脂肪肝"。脂浊积滞一方面可影响脾胃肝胆气机运行；另一方面脂浊伏于脉，浸淫血府，亦可化瘀成痰。脂肪肝的中医病机有虚实两个方面：实为痰浊、瘀血、气滞，尤以痰瘀互结常见；虚多偏于脾气虚、肝肾阴虚。临床以实证为多，治之以清化痰浊、活血化瘀、理气醒脾为主。清化痰浊药用草决明、橘络、法半夏、青黛、瓜蒌皮、茵陈等；活血化瘀应注重疏通肝络，药用水红花子、片姜黄、焦山楂、郁金、熟大黄等；理气醒脾药用荷梗、砂仁、醋柴胡等。笔者治疗脂肪肝，常用方为醋柴胡、茵陈、熟大黄、橘络、黄芪、苍术、茯苓、焦山楂、水红花子、赤芍、丹参、泽兰。肝肾阴虚者，加枸杞子、生地黄、菟丝子滋补肝肾；脾虚者，炒白术易苍术。方中水红花子，辛甘而寒，入肝经，善清肝活血消积，对脂肪肝有较好效果。肝主藏血，性主疏泄，痰浊瘀血阻滞，气机失调，易积热化火，故脂肪肝的中医治疗应偏于清化、清降。

中医治疗脂肪肝，还应注意"水谷精气不归正化则变浊"这一病机。若患者体胖嗜睡，不耐劳累，舌体淡胖，苔白滑或腻等，则多属"水谷精气不归正化则变浊"，治应重在补气运脾，兼以祛邪。治疗此类患者，笔者常用方为黄芪、灵芝、白术、茯苓、陈皮、淫羊藿、菟丝子、丹参、茵陈、虎杖、柴胡。方中黄芪、灵芝、白术、茯苓甘温补气，柴胡升清，淫羊藿、菟丝子滋补肾元；陈皮醒脾理气，丹参、茵陈、虎杖清泻脂浊。此时治疗切忌以体胖嗜睡、不耐劳累、舌体淡胖为气虚而单用或过用甘温补气之品，过用则易壅滞气机，使脂浊难清难化。

## 三、痛风和高尿酸血症

痛风和高尿酸血症均是嘌呤代谢障碍引起的代谢性疾病。临床以高尿酸血症、急性关节炎反复发作为特征，在关节滑液的白细胞内可找到尿酸钠结晶和痛风石形成，严重者出现关节活动障碍、畸形，肾尿酸结石和（或）痛风性肾实质病变。高尿酸血症患者只有出现关节炎相关临床表现时，才称之为痛风。传统中医认为痛风属于"白虎历节""痛风""痹证"等病的范畴。本病病因病机多为禀赋不足，饮食不节，感受外邪所致。病情反复发作，则血停为瘀，湿郁化热，闭阻经络关节，导致关节红肿热痛、功能障碍；若聚湿成痰，痰浊瘀血互结，则可导致关节变形、屈伸不利等。本病初期以邪实为主，病久则邪留正虚、虚实夹杂。病位初期在经络，久则深入筋骨，临床可根据发病的不同阶段和关节疼痛的轻重，采用病证结合治疗。

（一）急性期

痛风急性发作期，西医治疗主要用秋水仙碱和非甾体类消炎药等消炎止痛，疼痛严重者可适当应用糖皮质激素类药物控制症状。此期中医治疗，多予清热解毒或清热化湿解毒为主。关节疼痛不重者，方用三仁汤加萆薢、金钱草、豨莶草、络石藤等，以降低尿酸、缓解症状、减少发作；疼痛严重者，往往湿热和瘀血胶结在筋骨关节，治当清热利湿化浊、祛瘀通络止痛，可予四妙散、白虎加桂枝汤加活血通络药治之，寒热并用，以清化为主，在清热解毒化湿的基础上，佐威灵仙、络石藤、豨莶草等通络止痛，使苦寒或寒凉药物清热而无寒遏血脉经络之弊。同时，合用地龙、丹参、赤芍等活血化瘀、通络止痛。热化（红肿热痛）严重者，在此基础上，重用生地黄，加水牛角、山羊角等清热凉血，清解经络蕴结热毒。总之，急性期患者湿热和瘀血蕴结在经络筋骨，酿化热毒，侵蚀骨骼经筋，多关节红肿疼痛剧烈，不能任物。治疗的关键在于清化湿热，活血通络，结合清透经络热毒之品，使湿去热孤，血活毒解，则关节疼痛可缓可解。

（二）慢性期

西医对于慢性期痛风的治疗，主要使用排尿酸药物如苯溴马隆和抑制尿酸合成的药物非布司他等，副作用一般较大，停药后尿酸短时间内易再升高。此期中医治疗，应扶正和祛邪并施。扶正补肾重在强筋健骨，药用寄生、杜仲、骨碎补、豨莶草等；扶正运脾重在益气化浊，药用黄芪、党参、白术、茯苓、生薏苡仁等助运化湿为主，使脾运而湿化。祛邪要在详辨寒热的基础上，选用通经活络止痛药物：偏热者，用忍冬藤、桑枝、络石藤等；偏寒者，用威灵仙、千年健、透骨草、海风藤等；疼痛甚者，加地龙、皂刺等活络止痛。同时，结合活血化瘀药如当归尾、赤芍、川芎等，使血脉调和而经络湿浊之邪易化易祛。在此基础上，加土茯苓、海桐皮、萆薢、山慈菇、白茅根等促进尿酸排泄的药物，可提高疗效，减少病情复发。

（三）饮食调节

饮食调节，减少富含嘌呤类食物的摄入，是高尿酸血症和痛风治疗的基本环节。无论痛风急性期，还是慢性期，患者皆要注意节制饮食，严格限制升高嘌呤食品如海鲜、豆类食品的摄入，同时戒酒，饮食清淡，多食新鲜蔬菜。多饮水，可使尿液碱化，促进尿酸浊毒的排泄。肥胖患者，应控制体重，有助于缓解病情，减少痛风的复发。

## 四、风湿热

风湿热多在感染溶血性链球菌后1～4周发病，是一种反复发作的全身结缔组织疾病，病理特点为结缔组织增生与渗出性炎症，常侵犯心脏及浆液膜，临床表现以心脏炎和关节炎为主，可伴有发热、皮下结节、环形红斑、舞蹈病等。急性发作后常遗留轻重不等的心脏损害，特别是心脏瓣膜病变，形成慢性风湿性心脏病。慢性风湿性心脏病虽无风湿活动，但可持续存在免疫炎症反应。多数患者早期积极治疗，可防止永久性瓣膜损害的发生。本病临床症状取决于病变累及的部位和程度，主要有心前区不适或疼痛、心悸、发热、关节肿痛等，严重的风湿性心肌炎也可引起心力衰竭。

传统中医根据患者的临床症状，多将风湿热归属于"心悸""胸痹"和"痹证"等病的范畴。病因多为在正虚的基础上，风、寒、湿、热邪合而入侵机体。本病的病位在心和经络、肌腠、关节，临床辨证治疗应注意如下方面。

### （一）辨病和辨证用药

风湿热病的风寒湿热邪气感人，一为痹阻心脉，二多痹阻经络关节，故心脏症状和关节肿痛多同时兼见。在临床辨治过程中，无论以什么症状为主，均可应用祛风化湿、清热解毒的药物治疗，如金银花、生地黄、秦艽、穿山龙、生薏苡仁、海桐皮、独活、羌活等，皆有一定的抗风湿作用。其中生地黄虽为养阴清热药，但补而不滞，且可活血通脉，有类激素样抗风湿作用，没有脾虚见证者可重用至30克以上。穿山龙具有可靠的抗风湿作用，20世纪70~80年代，国内曾有穿山龙注射液，广泛用于风湿性关节炎的治疗，有较好的效果。金银花为清热解毒药。传统清热通络用忍冬藤，即金银花的藤枝。笔者通过长期临床体会，认为金银花治疗风湿热的效果远优于忍冬藤，供参考。其他如防己、蜂毒、海风藤、青风藤、徐长卿、水曲柳等，也有较好的抗风湿作用。无论急性期还是慢性期，临床皆可根据药物的阴阳寒热属性，辨证灵活加减应用，尤其是急性期患者，宜增强祛风湿、通络止痛的针对作用。

### （二）辨风寒湿热偏重

《素问·痹论》云："风寒湿三气杂至，合而为痹也。"本病多风、寒、湿、热邪杂至为患，这里的"杂至"，显然是病邪互结和胶结之意，但临床风湿热发病单纯风寒者较为少见，多为风、湿、热病邪互结感人致病，尤其是湿、热病邪。湿邪黏滞缠绵，不同于外感风寒之邪一汗可解。风湿热患者若过用汗法，往往非但湿邪不解，反可使邪气入内，郁而化热，以致风、寒、湿、热之邪更为胶结难化。因此，风湿热病的祛风化湿清热应注意以下两点：①疏风透邪不可过用发散，风、湿、热并在经络肌腠，不能像风寒或风热表证一样，治以辛温或辛凉发散，重在解表。即使风湿热病邪较盛，祛风化湿清热的同时，也要注意适当配伍甘寒养阴之品。因为风湿热邪在经络、在心脉，过用辛温抗风湿药发散，非但不能祛风胜湿，反而易于劫津伤阴，使邪气留滞，疾病难愈。②利湿不可过于淡渗，应注意清化经络湿热，用生薏苡仁、川木瓜、海桐皮、萆薢等。风湿热病多是风、湿、热三邪蕴结致病，淡渗药物如茯苓、赤小豆、猪苓等，一不能药达经络病所，二可耗阴伤津，使"湿邪未已，燥证复起"，疾病更难以治疗。

### （三）养阴透热

风湿热病邪感人，久结不散，化热酿毒，热毒易入阴分，伤阴耗血，故风湿热患者常有阴虚内热。同时，阴虚郁热内滞，内外相招，又易反复感受风、寒、湿、热病邪，使风湿热病反复发作。因此，在治疗过程中应注意养阴透热解毒，在清解风寒湿外邪的方药中，适当配伍养阴清热之品，如生地黄、玄参、石斛等，既可引药入经络血脉，又可透解经络风湿热之邪。

### （四）活血化瘀

心主血脉，以和为顺。治疗风湿热所致的风湿性心脏炎和心脏瓣膜病，应凉血活血，化瘀通络，使血脉和顺，瘀毒易于化解，可选用生地黄、丹参、赤芍、穿山龙、益母草、红藤等。此类药物可促进风湿炎症吸收，抑制纤维结缔组织增生。但活血不宜过用温燥，如红花、川芎、苏木等，以免耗气化热伤阴。

总之，风湿热多为阴虚或气阴两虚的基础上，感受风湿热邪（感染链球菌）而发病。阴虚和气阴两虚为本，风湿热毒邪为标，偏于单纯寒湿者较为少见。在疾病演变过程中，多可累及心脏血脉，致血脉瘀滞。疾病初期，风湿热邪实为主者，治以祛风清热化湿，辅以养阴透毒；疾病发展阶段，风湿热邪侵犯心脉，则应养阴活血或益气养阴活血，清热透毒；风湿热后期遗留瓣膜损害者，则应加重活血化瘀解毒药的应用，以防瓣膜炎症粘连，导致永久性心脏损伤。

## 五、类风湿关节炎

类风湿关节炎（Rheumatoid arthritis，RA）是一种以累及周围关节为主的多系统性慢性炎症性自身免疫疾病，典型症状为对称性、多个周围性关节的慢性炎症病变，尤其是指（趾）间近端关节，表现为受累关节疼痛、肿胀、强直和功能下降。病理改变涉及关节和关节外两个方面：RA关节的基本病理改变是关节滑膜炎症后释放炎性介质、蛋白酶及细胞因子，对关节软骨、韧带、关节囊和基质胶原产生侵蚀作用，导致软骨破坏、纤维化及关节腔狭窄、畸形，同时关节附近肌肉产生失用性萎缩；RA关节外病理改变主要为血管炎和血管周围炎，多累及中、小动脉和（或）静脉。类风湿结节是本病的一个典型病理改变，易形成于受压或易摩擦部位的皮下或骨膜上，是血管炎基础上发生的组织坏死，内含纤维素和免疫复合物。

RA属于中医"骨痹""顽痹""尪痹""历节风"等病的范畴，不同于一般的"风寒湿杂至合而为痹"的痹证邪在经络肌肉，祛风通络、散寒化湿可解。RA风寒湿邪多在骨骱经筋，阻遏气血经脉运行，日久和瘀血、痰浊、寒湿等胶结在一起，蕴而化热酿毒，难化难解，伤筋败骨，致使骨节经筋损伤，僵直变形。本病发病有急性起病和慢性起病两种方式：急性起病，风湿热毒浸淫经筋骨骱者较多；慢性起病者，多肝肾亏虚，寒热错杂。因此，本病急缓发病的方式对辨证治疗有一定的指导意义。

### （一）急性起病

急性起病，关节红肿热痛，疼痛剧烈，夜间加剧。由于湿热邪毒在经筋骨骱、在阴分，故疼痛夜间加重，晨起活动一段时间后减轻，多伴有发热、口渴、舌红等。此时切不可以夜间疼痛加重认为是阴寒之证，单独采用辛温通络的药物如桂枝、附子、细辛等治疗，再劫伤其阴，使阴液更亏，瘀热毒邪更炽。治当大剂养阴清热、凉血活血，即陈士铎所谓"补水养肝以润筋"之法，佐以活血通络止痛。笔者临床常用方药如下：生地黄、知母、白芍、当归、鸡血藤、山羊角、金银花、白花蛇草、穿山龙、青风藤、络石藤、生薏苡仁、制附子、甘草。方中生地黄可重用至30克以上；白芍、知母可用至15~20克，以养阴清热通痹，引药达经筋骨骱；山羊角、白花蛇舌草、络石藤、金银花清热通络，化解经筋骨骱热毒；当归、鸡血藤养血活血，散瘀通络止痛；生薏苡仁清热化湿通络；制附子辛温而通，可温通肝肾经筋骨骱，散凝滞寒湿病邪而止痛，并可防重剂养阴清热解毒药寒凉厚腻、妨碍气血运行；甘草调和诸药。诸药相伍，共奏养阴清热解毒、活血通络止痛之效。不用桂枝者，是为恐其辛温而散、伤阴化火。患者急性起病，舌苔黄腻，脉滑数，四肢关节沉重肿胀疼痛者，为湿热留滞经筋骨骱，加苍术、黄柏、川牛膝和方中薏苡仁组成四妙散，合海桐皮以清化湿热。

类风湿关节炎急性发病之热毒致病，尽管可表现出气分实热的症状，如发热汗出、口渴等，但远非白虎类清解气分邪热可以奏效，亦不可大剂栀子、黄芩、黄柏等苦寒燥湿清热，以免伤阴化燥。经筋骨骱位于经脉血气稀少之处，应以大剂味厚养阴清热药为主，才能使血脉充盈，载药达于病所，同时伍用凉血散血、清热解毒通络之品，使经筋骨骱蕴结之热毒易解易散。此外，大剂养阴，可荣养经筋，也有助于清化经筋的风热邪毒。

### （二）慢性起病或缓解期

类风湿关节炎慢性起病，或缓解期慢性关节肿痛、僵直、畸形者，病多属肝肾亏虚，寒热错杂，痰瘀互结，蕴而化热，此时治疗不仅要注意不通则痛，亦应注意不荣则痛。不通则痛在于风、痰、湿、瘀胶结，蕴而化热，阻遏经筋血脉、骨骱；不荣则痛在于阳（气）虚失于温养，阴虚失其荣养。此时治疗宜寒热并投，阴阳并补，重在滋补肝肾、强筋壮骨，辅以活血化瘀、蠲化痰浊、通络止痛，以使血脉经筋和畅，病情长期稳定。对慢性起病或缓解期的类风湿关节炎，笔者常用《金匮要略》桂枝芍药知母汤合三妙散加生地黄、续断、巴戟天、当归、鹿衔草等治之。药用生地黄、巴戟天、川断、当归、骨碎补、桂枝、白芍、知母、制附子、苍术、薏苡仁、川牛膝。小关节肿痛者，加全蝎、威灵仙、片姜黄；膝关节疼痛者，加鹿角胶、松节；关节肿胀尤其是膝关节肿胀者，加防己、海桐皮、生薏苡仁；骨节变形强直者，加穿山龙、制南星。此方寒温并投，在重剂滋阴的基础上，佐以甘温助阳微生少火，散肝肾经筋骨骱阴寒毒邪。此外，补肾时注意强筋壮骨，使筋骨壮，邪不留滞。祛湿法采用三妙散辛开苦泄，不取三仁汤之轻清宣化，是因其湿浊在经筋，深伏于里，非轻扬宣化可解。制南星有较好的祛经络风痰作用，临床重用至30克左右，对关节肿痛有较好的效果。虽传统中药书籍多载其有毒，但笔者临床应用并未发现明显毒副作用。

类风湿关节炎以局部关节积液肿大为主者，尤其是膝关节、踝关节等大关节积液者，可采用药物外敷治疗，使药物直接作用于病变局部。关节肿胀多为痰、湿、瘀互结聚积于经筋骨节，或蕴积化热。即使关节局部手触有热感，外敷药物也宜偏于温散，可用炮姜、赤芍、白芷、川乌、草乌、酒大黄，共为细末，黄酒加温后调药末成糊状外敷。局部红肿热痛明显者，可用独活、白芷、赤芍、制南星、白芥子，共为细末，醋调外敷。外用不同于药物内服。内服药需味厚滋阴，才可达经筋骨骱关节，过于温散，药物则偏于走经络肌腠，还可化火伤阴；外用药物直接作用于病变关节部位，唯有温散，凝滞关节局部的病邪才易解易散。

慢性类风湿关节炎反复不愈，为正虚邪实，寒热互结，肿胀的关节或长期侵犯的关节局部常有热感，但此并非热邪或阴虚内热而致，乃病邪滞于经络关节，郁而发热，不可轻率单纯投以寒凉清热药，遏滞气血经脉运行，加重病情。反之，湿热或邪毒阻遏气血、血脉，阳气不能输布，肢体亦可发凉，若单纯投以温热散寒药，亦徒加重病情。辨类风湿关节炎或其他慢性病属热属寒，应综合全身症状和舌脉而定，不能单纯根据关节局部表现。此外，血沉的快慢和本病的寒热有一定的关系。一般而言，血沉快者，多属热证和虚热证；血沉正常者，多属虚寒或寒热错杂证。可作为临床参考。

**附：强直性脊柱炎**

强直性脊柱炎（AS）是一种进行性、全身性自身免疫性疾病，一般先由骶髂关节开始沿脊柱逐渐向上延伸，波及椎间关节滑膜、关节囊、脊柱周围的韧带等软组织，使之发生钙化和骨化。目前本病的病因尚不清楚，可能与遗传和感染因素等有关，多发于中青年男性。本病发展到晚期，脊柱可出现严重强直或驼背畸形，造成机体运动障碍。

强直性脊柱炎属于传统中医"肾痹""骨痹""大偻"等病的范畴。《黄帝内经》对于本病的临床症状即有较为系统的认识，指出本病的主要表现为"肾痹者，善胀，尻以代踵，脊以代头"。本病和类风湿关节炎的病因病机多有相似之处，均为肝肾亏虚，风、寒、湿、热病邪深伏经筋骨骱，致生败血痰浊，痹阻气血运行，出现关节晨僵、疼痛、活动受限，日久关节破坏畸形等。但二者的发病部位不同，本病发生部位主要在骶髂和脊柱关节，为督脉和足太阳经循行的部位，阳虚不能温运肾脏和督脉的症状更为突出；类风湿关节炎多发生在周围关节，以手和足指（趾）近端小关节为主，肝肾亏虚、病邪凝滞经筋骨骱较为明显。

因本病病位以督脉和太阳经循行部位为主，故补肾温督、活血通络止痛为强直性脊柱炎的临床基本治法。在此基础上，可根据疾病的寒热虚实不同，参照类风湿关节炎辨证治疗用药。温通督脉之药，首推鹿角胶、鹿茸、制附子，其他可用川断、骨碎补、杜仲、淫羊藿、葛根等。鹿角胶、鹿茸为血肉有情之品，既可补阳，又可填精，温而不燥，和祛风化湿、温通经络药配伍，可取温督散邪之用；制附子辛温燥烈，用其温运督脉需和生地黄、熟地黄、玄参等同用，以制其温燥辛散之性。寒湿凝结督脉较甚、疼痛剧烈者，可用川乌、草乌代替制附子，配伍滋肾填精药，以增加散寒止痛的作用。

笔者临床治疗强直性脊柱炎的常用方如下：生地黄、鹿角胶、巴戟天、川断、当归、鸡血藤、白芍、制附子、苍术、薏苡仁、川牛膝、豨莶草、生甘草。方用生地黄、鹿角胶、巴戟天、川断、制附子补肾填精，温运督脉；当归、鸡血藤、白芍养血活血，通络止痛；苍术、薏苡仁、川牛膝、豨莶草祛风化湿通络；生甘草清热解毒，调和诸药。诸药相伍，共奏温督散寒、祛风化湿、活血通脉止痛之效。舌质红，苔黄腻，脉滑数，证候偏热者，加知母、金银花、白花蛇舌草清热养阴解毒；舌质暗淡，舌体胖大，苔滑腻，脉沉迟，证候偏寒者，加重制附子、鹿衔草的用量，同时加淫羊藿温肾活络止痛；合并颈椎强直、疼痛者，加葛根、片姜黄舒颈活络止痛。

# 第九讲
# 常用方剂和中药释义

　　中药方剂或称中药复方，是中医辨证和临床治病之间的桥梁，中医辨证思维的具体表现形式和中医治病的具体载体。临床应用复方治病，不仅要熟悉复方的中药组成，熟悉方中中药的药效、性味、归经，还要熟悉不同药物配伍、不同药物剂量加减所产生的药物性能和整体效应的变化。"方证"和"方病"，即中药复方和对应的证候、疾病，不仅仅是中药复方的概念，也蕴含了中药的配伍规律和中医临床诊断疾病、辨别证候的思辨，以及特定诊断的疾病、证候的治疗方法和对应的方药。"方证"是脏腑辨证、气血辨证、三焦辨证等和中药阴阳属性、效用有机结合的产物，和"方病"认识一起形成了中医临床遣方用药的基本方法。"方证"尤其适用于一些涉及多个脏腑功能失调，人体气血阴阳发生多系统紊乱的状态，往往能执简御繁，体现灵活性和个体的差异；"方病"与方证相辅相成，在疾病的演变过程中辨识疾病的主要基本病机和演变规律，体现了某些疾病治疗的规律性。

　　《中医方剂大辞典》收载上自秦汉、下迄1986年底有关文献中有方名的方剂近10万首。就临床医者来说，不可能熟背如此浩繁的复方，并且临床患者千变万化，即使有较为切合病机的方药，临床亦多加减应用。这就要求临床医生熟悉中药的性能和组方原则、方法和技巧，根据中药的阴阳属性、效用和中医的组方规律，将中药有机组合起来，调整机体阴阳的偏盛偏衰。中药和中药方剂的学习，核心是熟悉常用药物的四气五味、作用以及现代药理研究的结果，掌握临床常见中药方剂的配伍组方规律，在此基础上反复实践，真正理解历代医家对相关中药的认识和创制相关复方的目的，以提高临床驾驭中药及其复方治疗疾病的能力。

# 一、临床中医如何组方

许多中药复方的形成，往往建立在众多试错经验总结的基础上，或在前人经验启发下格物穷理，经过反复的实践检验总结而成，如李东垣的"补中益气汤"、吴又可的"达原饮"、王清任的"血府逐瘀汤"、张锡纯的"镇肝熄风汤"等。这一反复实践的过程，对临床灵活运用中医方剂和配伍用药治疗疾病有着重要作用。

《伤寒论》序中言学习中医要"博极医源，精勤不倦"。方剂的学习也不仅是背几个汤头歌诀，记住功效主治组成即可，要想真正驾驭某些方剂并在临床运用自如，务要理解创制者立方的本意，准确把握疾病病机演变及药证和药病之间的联系。在此基础上，结合自身认识，逐渐有所感悟和阐发。

## （一）顺从脏腑特性

临床治疗内科杂病组方，首先要顺从脏腑的特性。中医认为顺其"性"曰补。五脏分司其职，各自具有不同的功能，因此具有不同特性，如：同是阳虚，心主血脉，以温通为用，心阳虚治应温通，用桂枝、薤白类；脾主运化水谷之精微，水谷精微性质属阴，必赖脾阳之温煦方能转化清气以上输于肺，故脾阳虚治宜甘温守中，用干姜、高良姜合炙甘草以达甘温守中的目的；肾主闭藏，肾阳需涵于肾水、肾精之中方能静守于下，故肾阳虚治应在填补肾精基础上潜藏元阳、微生少火，以达少火生气的目的。同是阴虚，心阴虚养阴应注意甘寒而不腻滞，佐以和脉、安神；肾阴虚则应味厚滋补，佐以清相火，使相火不扰、阴精内守。因脏腑的特性不同，用药有明显的差异。

其次，脏腑的特性还体现在脏腑相互联系上。客观地说，这种联系亦是脏腑的特性。临证组方亦应注重于脏腑的联系，如清心火常辅以泻肝，补肝阴常用滋水涵木，调脾胃常用调理气机升降，治疗肝火、肝阳上亢常用清肃肺气药等，亦为组方必须考虑的法则方法。

## （二）阴阳和合

中医治疗疾病的核心在于用自然的药物之性调理脏腑阴阳的偏盛偏衰。机体的脏腑器官总是阴阳两方面的有机统一，如肝体和肝用、肾阴和肾阳、心血和心阳、脾升和胃降等，一方受损，必累及另一方。故处方要紧紧把握脏腑阴阳属性的两个方面，不可偏执一端。如肝郁气滞，疏肝时要辅以柔肝，许多疏肝解郁的复方用白芍酸甘柔肝即是此意。肾阳亏虚，于大剂补阴中稍佐温阳，以微生少火；升脾阳方药中佐半夏、陈皮以降；降胃气方药中佐荷梗、升麻以升清等，皆是从阴阳两方面调理脏腑的功能。属性为阴的中药和属性为阳的中药组合，不应简单地理解为寒凉药物配伍温热药或温热药配伍寒凉药，而是有更为广泛的内涵，如养阴药中配以淡渗及辛散理气药，亦属阴阳统一的组方方法。临证组方，强调阴阳统一，一要把握药物的阴阳属性，二要注意阴药和阳药的用量，不可泛泛皆以临床常用量组方。根据机体阴阳的偏盛偏衰，权衡方中药物用量，才能致生化无穷。

### （三）动静结合

临证组方，宜动中有静，静中有动。原则上说，这也属于阴阳和合的范畴。动中有静，阴血（精）才不致妄动耗散；静中有动，才能产生旺盛的生机。具体包括：①滋补药佐以淡渗药，如六味地黄丸滋补肝肾的同时用泽泻、茯苓淡渗化气；②甘温补气药配伍行气药，如补中益气汤大剂黄芪、党参甘温补气的同时用陈皮斡旋中焦气机；③滋阴药伍用醒脾健胃药，如常用药对熟地黄、砂仁，熟地黄味厚滋补，砂仁醒脾化湿；④滋阴药中伍用温阳药，如右归丸、右归饮在大剂滋补肾阴的基础上配伍小剂量的桂枝、附子微生少火；⑤辛凉解表时伍用辛温解表药，如银翘散中辛凉解表药金银花、连翘配伍荆芥、防风辛温透邪；⑥苦寒清热药伍用辛散药物，使热邪易解易散，如山栀、黄连、黄芩苦寒清热配伍金银花、连翘辛凉透邪等。在注意动静结合组方时，应首先辨清脏腑病证治疗宜动还是宜静，分清主次用药。

### （四）升降相因

气机贵在升降，脏腑气血生化全赖气机升降。气机升降是互因互用、相互依存的两个方面。因此，临证组方时，不仅脾胃病治疗要注意气机升降，其他脏腑病证的治疗也要注重气机升降。欲升其阳者，佐以降气，以求欲升先降；欲降其阳者，辅以升散，以求降中有升。如疏肝方中，常用柴胡、枳壳配伍，柴胡主升，枳壳主降；治肺系咳喘方中，常用麻黄、桑叶、杏仁相伍，麻黄、桑叶主升，杏仁主降等。

### （五）敛散（通）相合

敛散（通）结合不仅在调和营卫时要注意，如用桂枝辛散，用白芍酸敛，在调理脏腑病变时，亦应注意。在补心气方中常使用五味子，如养心汤，方有黄芪、桂枝甘辛而温，益气通阳，加五味子敛阴以防心气耗散；补肾固精的五子衍宗丸，用菟丝子、金樱子等补肾固肾，伍车前子通利，以防固敛太过。

如何提高临证组方的能力，是能否取得临床满意疗效的关键问题。临床组方，在注意以上5个方面的基础上，还要注意以下几个方面：一要掌握脏腑气血阴阳和病邪的特性；二要善用药性，而不仅是用其功能；三要熟悉药物性味相伍的作用机制，如辛甘通阳、酸甘化阴等。

此外，在临床应用复方治疗疾病过程中，常可见到以某方加减，结果处方时减去了主要的药物，甚至是君药，增加的药味超出了原方的功用。如益气养阴的生脉散中加黄芪30克以上，黄芪甘温补气升阳，此方功效不再是益气养阴，而是甘温益气，佐麦冬、五味子酸甘化阴，以防甘温太过伤阴。桂枝汤原本是调和营卫、治疗表虚伤风的方剂，若重用白芍收敛，即成为温振脾阳的方剂。由于药物和剂量的加减变化，功效主治皆发生变化的方剂不胜枚举。要提高组方治病的能力，一定要根据原方的阴阳属性、功能主治进行加减，慎重调整方剂的药物及增减药物的用量，勿喧宾夺主，随意制方。

## 二、常用方剂释义

古代传统方剂多因其精妙的组方配伍和确切的临床疗效流传至今。这些经典方剂不仅是药物配伍的样例，还集中体现了历代医家的学术思想，经过后世医家临床的不断验证和完善，目前多成为中医治疗临床复杂疾病相对固定的中药组合方式。认真学习传统中医方剂，可为不同临床病证的治法及不同药物的配伍带来许多启示。

### （一）四君子汤

本方出自《太平惠民和剂局方》，由党参、白术、茯苓、炙甘草组成，为传统中医补气健脾运脾的基本方，仅由四味药组成。脾气以升为健，升则运化水谷精微，清气上升于肺，故脾气虚治以甘温的党参（或人参）、甘草升运脾气；脾喜燥恶湿，故用白术燥之、茯苓渗之，燥湿渗湿以促脾胃运化；白术甘温味苦，苦能降，淡渗用于脾土亦可降，和甘温补气以奏升降相因之效。药虽四味，但却顺应了脾脏喜升、喜燥、恶湿的特性，寓含了升降相因、阴阳互化之理，诚为脾气虚施补之经典方剂。然本方意在甘温以守中补气，辅以苦燥淡渗祛湿，虽为补脾益气的基本方，但临床较少单独应用于脾虚证，因为脾虚运化不及，多兼有气滞、湿滞、食积等。四君子汤加陈皮，名异功散。陈皮善理气燥湿健脾，斡旋中焦气机。脾虚气滞湿困者，宜用异功散；气郁湿滞重者，易用香砂六君子汤。临证若有血虚，可结合补血之四物汤，组成八珍汤；合并饮食积滞者，可配伍消食化滞之品，组成健脾丸健脾消食，促进脾胃运化。

### （二）补中益气汤

本方出自《内外伤辨惑论》，方由黄芪、党参（或人参）、白术、当归、陈皮、柴胡、升麻、甘草组成，为甘温补气升阳举陷的代表方。此方配伍有如下几个特点：①补脾气、中气以黄芪为君，辅以党参、白术，不用党参、白术为君药。因黄芪补气而善升，党参、白术补气而守中。②补气药和升清药相合，黄芪、党参配伍柴胡、升麻升举清气（清阳）。但升举清阳药非仅升麻、柴胡。张锡纯创建升陷汤，在甘温补气的基础上，用柴胡、升麻、桔梗配伍黄芪补气升气。李东垣另一补气升阳方药——升阳益胃汤，在甘温补气的基础上配伍防风、羌活和柴胡升举清阳。凡辛散质轻药皆有升气（阳）的作用，和甘温补气药相伍皆可升阳举陷。只是甘温配合辛散时要注意辛散药用量宜小，量大则发散耗气，不能升气。同时还要根据病证的偏寒偏热，选用辛温升阳或辛凉升阳。③配伍当归、陈皮。甘温补气配升、柴之升，治疗中气下陷即可吻合病机，为何还要应用当归、陈皮？这里有气血相关、升降相因的含义。当归养血活血，通行十二经脉，可使血脉调畅，血载气以行，则气易升降；陈皮味辛苦，性微温，疏理斡旋中焦气滞，和补气药相伍，可奏欲升先降之用。

补中益气汤，临床不仅适用于脏器下垂、气虚发热之证，有以上3条主要症状之一，皆可应用此方，还可用于胸中空虚、怔忡，气短懒言，言语无力，脉沉弱无力，或沉细寸口脉弱，舌体淡胖，往往可获得较好效果。张锡纯的升陷汤，采用黄芪、知母和柴胡、升麻、桔梗配伍，虽言在甘温益气的基础上从左、中、右升举清阳，但临床应用效果不如补中益气汤，其原因可能在于张氏的升陷汤没有重视气血相关和升降相因的配伍。

李东垣创制补中益气汤时，为金代末期，当时人们劳乏过度，饥饱失宜，损伤脾胃，中气不足，湿浊下注，阴火外燔，故李氏治疗此类病证以补气升阳为主。现代中医临证，大部分患者静多动少，在清阳不升基础上，常伴见胃中浊气不降。因此纯用升阳之品往往不能获得满意效果，需配伍和胃降浊之品，使清阳升、浊阴降。笔者临证曾使用此方去陈皮，加半夏、枳实、杏仁治疗一例多年食用油炸豆腐而致食积的患者。症见面色晦垢，气低声怯，上腹部胀满，两脉沉弱，大便不成形但难以排出，需开塞露刺激后方可排出。辨证属脾胃气虚，中焦气滞，纳运失常，加之豆类易胀难消，积于胃肠成有形积滞。积滞不除则清气难升，浊气难降，但消积则有克伐正气之虑，故治用甘温升清与通腑降浊同施。升清莫如补中益气，降浊消积通腑采用枳实、杏仁、半夏。二者相伍，使清者升，浊者降，服药三剂，大便通，排出白色黏稠污秽之物。三剂大便成形后渐去枳实、杏仁，单用补中益气汤加半夏、炒麦芽加减调理两周，病遂告愈。

### （三）炙甘草汤

本方出自《伤寒论》，由炙甘草、阿胶、人参、生地黄、麦冬、麻仁、桂枝、生姜、大枣、白酒组成，为治伤寒发汗后，心气阴（血）两虚，心动悸，脉结代的代表方药。此方重用炙甘草，合人参甘温而缓，上补心气、宗气，下补元气，中补脾气。宗气、元气互生互化，以主血脉，运血行。配伍大剂量生地黄，重在滋阴养血通脉。生地黄不同于其他养阴药，其味甘性偏寒，善入血分，滋阴兼能活血，能补血脉之枯涸，使脉道充养，血行通畅。阿胶为血肉有情之品，大补阴血，增强生地黄养阴补血润脉之功。心主血脉，血脉以通为顺，但血脉之通需阳气的推动，故在大补气阴的基础上，伍桂枝、白酒宣通血脉，成为本方治疗心脏气阴（血）虚的显著特点。桂枝辛温，有耗阴伤血之弊。中医有疮家、湿热、阴虚火旺者禁用桂枝之说，但心脏气阴两虚何以用桂枝，还有辛温善通的白酒，因为心主血脉，血脉遇寒则凝，遇温则通，方中大剂量生地黄、麦冬、阿胶，阴柔滋补，有味厚滋腻碍脉之弊，配伍桂枝、白酒顺其心主血脉、脉贵在温通的特性。但在补肺气阴、补胃气阴方中，切不可用桂枝、白酒等。桂枝、白酒善入血分，易伤阴动火，生湿热，伤阴动火之弊立时可见。脉道滞涩则肠道也易艰涩，故方中配伍火麻仁以润肠通便，亦有养血的作用。临床常见急性心血管病事件由便秘诱发，因此保持肠道润畅亦是治疗心血管病需要重视的一个方面。方中麦冬甘、微苦，微寒，《神农本草经》言其"久服轻身"，有滋养心阴、收敛心气于血脉之中的功效。临证使用时可配伍五味子，效仿生脉饮方，以增强敛益心气、滋养心阴之用。此方虽有生地黄、桂枝、白酒等，但活血化瘀之力仍稍显不足，临床治疗心动悸、脉结代可配合当归、丹参等活血化瘀，促进血脉运行、利于脉气顺接。

### （四）六味地黄丸

本方出自宋代儿科医家钱乙《小儿药证直诀》，为《金匮要略》八味肾气丸去附子、桂枝之辛热化裁而来，原名地黄丸，又名六味丸，由熟地黄、山药、山茱萸、丹皮、泽泻、茯苓组成。原本用于治疗小儿肾虚所致的失音、囟门不合、神不足、目中白睛多、面白等症，因其配伍精妙，开辟了滋阴补肾的先河，成为传统中医补肾阴的代表方，广泛用于临床各科肾阴虚患者，以腰膝酸软，盗汗遗精，舌绛红，少苔，脉细或细数等为主症。精不足者，补之以味，故方中重用熟地黄味厚滋肾填精；山茱萸酸温补肝涩精，取"肝肾同源"之意；山药补益脾肾，亦能涩精。是为"三补"。泽泻利湿泻肾浊，防熟地黄滋腻；茯苓淡渗脾湿，助山药健运；丹皮清泄肝热，制山萸肉温涩。称为"三泻"。六味合用，滋肾为主，兼补肝脾助之，三补三泻，补而不滞不腻。

本方还有阳中求阴之意，历代医家对此较少论之。补肾阴之阳中求阴，并非补阳药中加补阴药，如补肾阳之阴中求阳，大剂补阴药中稍佐补阳，微生少火。补肾阴之阳中求阴之法，为补阴药的基础上配伍淡渗和芳化药，达到顺应脏腑之性（肾主水，司小便），畅达气机，以利阴液化生之用。《素问·至真要大论》言"辛甘发散为阳"，实为阳中求阴的基本诠释。肾中阴精的正常化生需要肾脏气化功能正常，秘清化浊，使浊去精藏。故此方用淡渗的泽泻、茯苓伍于滋补肾阴药中，寓意即在于此。肾主水，藏精生精于内，为人体气化的源泉；同时肾泻浊于外，以防秽浊积滞体内，妨碍精气化生。故补肾需知"藏"和"泻"为肾之功能相辅相成的两个方面，"秘藏"和"泻浊"为补肾的基本核心治疗方法。此外，治疗肾精肾气亏虚、遗精滑精、不孕不育的五子衍宗丸，在味厚酸涩滋补药菟丝子、枸杞子、覆盆子、五味子的基础上，配伍车前子淡渗通利，亦是宗其补肾固肾的"藏""泻"特性。

## （五）二仙汤

本方为20世纪50年代上海张伯讷教授针对围绝经期综合征研制的方剂，由仙茅、淫羊藿、巴戟天、当归、知母、黄柏组成，具有温补肝肾、育阴助阳的功效。《素问·上古天真论》云："女子七七任脉虚，太冲脉衰少，天癸竭，地道不通，故形坏而无子也。"围绝经期综合征的基本原因是"任脉虚、太冲脉衰少、天癸竭"，所以不仅是肾精亏虚，更是肾精不能化气协调五脏阴阳平衡。肾精亏于下，相火虚火上扰于上，故出现烘热汗出、心悸心烦、少寐多梦、腰酸膝软等。中医治疗更年期综合征，一为温肾化气，用甘温质柔的仙茅、淫羊藿和巴戟天甘温补肾、化气生气，启肾中真水上济于心；二为"一阴一阳谓之道"，而此道在和合，在平秘，故用黄柏、知母滋阴清热制仙茅、淫羊藿、巴戟天等温热之性，降上升虚火而坚肾。两者相合，调理阴阳二气升发潜藏的平衡；第三，女子以血为本，补肾应补肝，厥阴肝木调畅，阴阳二气交会，既可化精化气，又可和调阴阳升降平衡，故用当归养肝血、活血脉，调理冲任。《辨证录》云："心欲交于肾而肝通其气，肾欲交于心而肝导其津，自然魂定而神安。"因此，对围绝经期综合征患者，不论男女，凡见精气日衰、心肾水火不交、阴阳不调者皆可用之。本人应用本方，常加丹参、莲子心、合欢花清心解郁，天麻、杜仲柔肝平肝，地骨皮、珍珠母清化虚热。尤其是阵发性烘热显著者，常重用珍珠母30克，临床多有较好作用。

## （六）半夏泻心汤

半夏泻心汤由小柴胡汤去柴胡、生姜，加黄连、干姜组成。方中辛温药为半夏、干姜，苦寒药有黄芩、黄连，补气药为党参、炙甘草、大枣。此方辛开苦泻，寒温互用，调和阴阳，主治寒热湿浊互结中焦胃脘，导致中焦气机升降不利、气机结滞出现的痞满硬痛诸症。病证偏寒，胃脘痞满隐痛，喜温者，加重温药用量；病证偏热、舌苔黄腻或黄燥而厚、痞满喜凉者，加重苦寒药量；病证偏虚、胃脘痞满喜按者，加重补气药的用量。此外，方中甘温而升的药有干姜、党参、炙甘草，苦降的药有半夏、黄芩、黄连，临床亦应根据病势偏升偏降的不同，调整药物的用量。此方寒热并用、升降并调、补泻并施，适用于脾胃同病、虚实寒热错杂之证。笔者临床常在半夏泻心汤的基础上加苏梗30克，治脾胃同病，寒热错杂，心下痞硬，嗳气，胀满。

苏梗味辛微温，理气宽中醒脾，能升能降，伍于半夏泻心汤中，其疏转气机之用有助于半夏泻心汤调脾胃气机的升降。

从本方药物的寒热、升降和虚实进行分类，有助于掌握本方的灵活配伍和临床应用。本方是《伤寒论》治疗心下痞"五泻心汤"的首方，结合其他四泻心汤对比学习，有助于掌握仲景治疗心下痞硬的方法。半夏泻心汤主治胃脘痞满的病机为寒热中阻，湿浊留滞，脾胃虚弱，升降失调；生姜泻心汤为半夏泻心汤中干姜由三两减到一两，加生姜四两而成，主治痞满的病机为寒热中阻，水饮留滞，脾胃虚弱，升降失调，在痞满的同时，呕恶症状比较明显，可有胃脘停水声；甘草泻心汤为半夏泻心汤炙甘草的用量由三两增至四两而成，治疗胃脘痞满且胃虚呃逆较甚；大黄黄连泻心汤，由大黄、黄连、黄芩组成，治疗邪热壅滞中焦的痞满证；附子泻心汤，由大黄黄连泻心汤加附子温经回阳组成，主治胃脘痞满兼见恶寒汗出，方中大黄、黄连、黄芩苦寒清热消痞，附子辛热温阳固表止汗。

另外，五泻心汤的煎煮方法值得注意：半夏泻心汤、生姜泻心汤、甘草泻心汤均为治疗中焦寒热互结痞满，故重煎寒热诸药，取其味以使阴阳相合相制；大黄黄连泻心汤治热结痞满，为轻取其清轻之气，故用麻沸汤渍之，去渣服用，以散热消痞；附子泻心汤治阳虚卫阳不固、中焦热结，附子久煎取汁温阳固表，大黄、黄芩、黄连麻沸汤渍之轻取其气泻热消痞。根据施治的病证不同，寓不同药物的不同煎煮方法于不同治法之内，取药物性味的阴阳属性调理病证的阴阳偏颇，实为中医组方治病的精妙所在。

### （七）柴胡桂枝干姜汤

本方出自《伤寒论》，由柴胡、桂枝、干姜、天花粉、黄芩、牡蛎、炙甘草组成，具有和解少阳、温中散寒、清热散结消痞之效。《伤寒论》147条："伤寒五六日，已发汗而复下之，胸胁满微结，小便不利，渴而不呕，但头汗出，往来寒热，心烦者，此为未解也。柴胡桂枝干姜汤主之。"可知此方所治病证的基本病机为邪热郁结少阳，枢机不利，同时兼有太阴脾土寒湿之证。少阳在半表半里，为病邪表里传变的枢机，太阳、阳明病传里经由少阳，三阴经病传阳经也经由少阳。因此少阳病多有兼证，如少阳兼阳明热实的大柴胡汤、柴胡加芒硝汤证，少阳病兼太阳表虚的柴胡桂枝汤证等。柴胡桂枝干姜汤与大柴胡汤证治疗的病证相反：大柴胡汤是郁热兼有阳明实热结热，柴胡桂枝干姜汤是少阳郁热兼有脾胃虚寒证。

因少阳郁热，枢机不利，故症见往来寒热、心烦，治疗仍用柴胡、黄芩疏解少阳郁热；太阴虚寒，寒湿内滞，气机不畅，故胸满微结、小便不利，用桂枝、干姜温中散寒；渴而不呕，为少阳枢机不利，郁热伤津所致，故用天花粉生津止渴；牡蛎为少阳郁热上扰心神的心烦而设；甘草调和诸药。诸药合用，可和解少阳，温散寒湿，兼能生津安神。本方病证不仅在外感中有之，内科杂症中亦常见之，症状表现为情志抑郁，淡漠，肢体疼痛，口苦，口臭，胃脘部怕冷，大便不成形或溏泄，少食冷物即腹泻腹痛等，这与现代人情志易于抑郁，少阳枢机不利，脾胃失其运化，寒湿内滞有关。本人曾用此方治疗一慢性颞颌关节炎疼痛，稍吃冷食即大便溏泄的患者。颞颌关节为少阳经经过之处，"至虚之地，便是客邪之所"，风寒湿三气结滞少阳，留而不去，结合脾虚大便溏泄，故用柴胡桂枝干姜汤加鸡血藤、威灵仙、络石藤、炒白术健脾化湿、通络止痛。用药七剂，颞颌关节炎疼痛消失，诸证见愈。

### （八）龙胆泻肝汤

目前临床所用龙胆泻肝汤，多认为是清代医家汪昂在李东垣《兰室秘藏》所载龙胆泻肝汤的基础上加栀子、黄芩而成，增加了清肝泻火的力量。本方所治病证乃由肝胆实热，或湿热循经上扰、下注所致。扰于上则头巅耳目作痛，或耳鸣如潮，或听力失聪；旁及两胁则为胁肋胀痛、口苦；下注则循足厥阴肝经所络阴器而为阴痒、睾丸精索肿痛；湿热下注膀胱，则为小便淋涩、浑浊、淋痛。方中龙胆草大苦大寒，上泻肝胆实火，下清下焦湿热；黄芩苦寒，善清肝胆实火；栀子苦寒滑泻，清火燥湿，善清三焦实火；泽泻、木通、车前子清热利湿，使湿热从小便而解；肝主藏血，体阴用阳，肝经湿热实火，最易耗阴伤血，再加苦寒清热燥湿和淡渗利湿之品易伤阴劫阴，故用生地黄、当归滋阴养血。此处用生地黄与逍遥散用芍药酸甘敛阴不同，生地黄养阴而不酸敛，有养阴清热活血之效，而少敛湿碍邪之弊；方用柴胡，引药入肝胆，同时柴胡辛散疏肝之性，有"火郁则发之"之意，可防苦寒遏滞气机；甘草清热调和诸药。综观全方，泻中有补，清中有升，寒中有散，燥湿和淡渗利湿互补，清热泻火利湿而不伤肝阴，苦寒泻火而不碍少阳之气升发。《医宗金鉴》在本方基础上加大黄，治疗带状疱疹之"热毒炽盛"者，导热邪从二阴而解，泻大便亦为泻实火、泻热毒的有效方法，甚值临床借鉴。

需要注意的是，方中木通、泽泻，皆有肾脏的毒副作用，尤其木通，目前临床多已不用，可用车前草、淡竹叶等代替其清热利水之用。此外，本方龙胆草、栀子大苦大寒，且栀子滑泻大便，脾胃虚弱者慎用，或适当配伍陈皮、半夏等和胃之品。本方用丸剂，亦取其"丸者缓也"之意，慢攻缓泻以防苦寒伤其胃气。

### （九）五积散

本方出自唐代蔺道人所著的《仙授理伤续断秘方》，由白芷、枳壳、麻黄、苍术、干姜、桔梗、厚朴、甘草、茯苓、当归、肉桂、川芎、芍药、半夏、陈皮组成，主治素体阳虚，寒湿困阻中焦，复感风寒所致的中焦气机不运，胃中痞满胀痛，恶风怕冷，头身疼痛，肩背拘急，心腹疼痛等。中焦不运，水谷气化不足，则易外感风寒。脾胃寒湿积滞，经脉气血失和，故出现外寒、中滞、经络不畅诸症。治疗之法，贵在中焦，使脾胃健运，在此基础上外散寒湿，内调血脉，则诸症可愈。脾胃所伤者，在痰湿，在气机升降失常，在寒邪伤阳。本方取二陈汤陈皮、半夏、茯苓和胃降逆，祛湿化痰；干姜、肉桂温运脾胃，散寒健脾；厚朴、枳壳、桔梗调理脾胃，升降气机，化痰消痞。三类药物配伍，以使中焦复其健运和气机升降。在此基础上，取麻黄、苍术、白芷祛风解表，散寒祛湿，以治肌表寒湿；当归、川芎、芍药养血和血，调和经脉，以治经络凝滞；甘草益气，调和诸药。

《仙授理伤续断秘方》成书在唐代晚期，宋代《太平惠民和剂局方》亦有收录，只是两者的用药剂量有不同。本方虽然药味多，但"多而不乱""气血并调""表里兼顾"，组方以疏达中焦气机、温运脾胃为枢，兼以外解寒湿，调和经脉，组方方法清晰有序。中医内科杂病临床多外感、内伤、气血不和并存，本方的组方方法不失为治疗用药的重要参考。

### （十）防风通圣散

本方出自刘完素《黄帝素问宣明论方》，主治热邪壅滞中焦，表里俱实之证。关于此处的表里俱实，有人言表实即外感之证，其实，表里俱实还有内热壅盛，实热循经发于肌表所致的卫表失和，并非仅指外感。临床高热之人，未有发热不恶寒者，甚至有高热寒战者，即是例证；汗出之后，热势遂减，也是例证。"阳加于阴而为汗"，邪热随营血出于表，故热随汗解。本方以麻黄配伍石膏，合连翘、荆芥、薄荷、防风、黄芩，辛凉疏散肌表之热，使热邪从汗而解；大黄、芒硝苦寒泻下，釜底抽薪，导热邪从谷道而解；滑石、栀子清热利尿，导热邪从小便而解；川芎、当归、芍药养血和营；白术、甘草益气健脾；桔梗辛凉升提，既可清热，又可防清泻太过影响阳气升发。此方融"汗、下、清、补"四法一体，内寓"火郁发之""釜底抽薪"治法之意，是临床常用的清解实热方剂，无论是否兼有外邪束表，皆可用之。后人有"有病无病，防风通圣"之说，可见本方应用之广。但正虚者、无实热者、身体无病者，自然不应服用此方。

笔者曾使用此方治疗一例糖尿病患者，每日应用胰岛素22U，空腹血糖仍为10mmol/L。观此人形体壮实，面色油润，舌质红，舌苔白厚而燥，微黄，自诉大便秘结，2日1次，常觉头后有风吹之感。思患者病属表里俱实，里热达表，营卫失和，嘱以防风通圣丸，1日2次，1次10克。服后1周，复诊时空腹血糖下降至7mmol/L，大便通畅，舌苔亦转薄白。此类患者一派实热征象，且里热外迫，营卫失和，有风吹之感，致内外皆热。需注意的是热属壮火，易食气伤阴，但邪热尚未结滞阳明，故治疗不可动辄即用承气类或大黄黄连泻心汤类，苦寒攻伐泻下，克伐胃气，宜清理透表，调阴和营，诸症自可向愈。

### （十一）六郁汤

六郁汤为朱丹溪治疗郁证的基本方，收载于《丹溪心法》，由香附、川芎、苍术、栀子、陈皮、半夏、砂仁组成。本方香附味辛性平，不温不燥，性善疏肝行气解郁，以治肝气郁滞；川芎辛温，为血中气药，善活血行气，以治血郁；苍术苦温而燥，善燥湿运脾，以治湿郁；栀子苦寒，善清三焦火热，以治火郁；陈皮、半夏、砂仁，醒脾祛湿化痰，以治痰食之郁。此方与越鞠丸相比，去神曲而加半夏、陈皮、砂仁，增加了祛湿化痰、行气和胃降逆的作用。在原文中，"越鞠丸"下注"诸般郁"，即越鞠丸仅为治疗郁证的一种配伍方法，而不是治疗郁证的基本方，在六郁汤中才明言"六郁"。因此，治六郁者，并非越鞠丸，而应为六郁汤。"郁者，结聚而不得发越也。

当升者不得升，当降者不得降，当变者不得变化也。此为传化失常，六郁之病见矣"。六郁的具体所指是："气郁者，胸胁痛，脉沉涩；湿郁者，周身走痛，或关节痛，遇阴寒则发，脉沉细；痰郁者，动则即喘，寸口脉沉滑；热郁者，音闷，小便赤，脉沉数；血郁者，四肢无力，能食，便红，脉沉；食郁者，嗳酸腹饱不能食，人迎脉平和，气口脉紧盛。"此六郁中的湿郁、痰郁，亦应用陈皮、半夏、砂仁，非单一消食化滞的神曲可治。

一些方剂学教材言"神曲主痰、食二郁"，以解释越鞠丸治"六郁"，较为牵强，未明丹溪制方之意。胃肠有未消化的有形食物积滞，可单用神曲消导；痰湿食滞，气机郁阻，则非神曲所宜，必当陈皮、半夏、砂仁类和胃降逆，醒脾化湿。《丹溪心法》云："脾胃居中……一有不平，则中气不得和顺而先郁。"明确指出诸般郁证的病机为脾胃气机升降运化失常，气、血、痰、火多源此而生。中焦为气机升降枢纽，凡郁多在中焦，郁证之始多自中焦，日久累及脏腑气血，或阻遏血脉，或酿生痰瘀，而生他病之患。因此，疏肝解郁、理气醒脾运脾，实为治疗六郁的基本方法，值得临床思考。

### （十二）枳术丸

枳术丸载于《内外伤辨惑论》，书中记载枳术丸的制作方法为"白术二两，枳实（麸炒黄色，去穰）一两，同为极细末，荷叶裹烧饭为丸，如梧桐子大，每服五十丸，白汤下，无时。"胃失于受纳，则不思饮食，胃脘痞满；脾不能运化，则食物水饮留滞。本方所治病证乃脾胃虚弱的基础上，兼食积气滞所致。脾胃虚弱为主，结滞痞满缘脾胃虚弱而生。故方中重用白术苦温健脾运脾，促进脾之运化为主；枳实苦辛微寒，归脾胃经，善下气散结滞，消痞。白术用量为枳实的二倍，意在治脾胃虚弱之本。荷叶其气轻清，归经肝脾，清香健脾升清，以荷叶烧饭为丸，助白术健脾升清，和枳实散结下气相伍，亦有升降相因之意。

《金匮要略》中有枳术汤，亦由枳实、白术组成，但方中枳实用量倍于白术的用量，主治食积水饮结滞，主症为"心下坚，大如盘，边如旋盘"。除两药的用量不同外，枳术汤以汤剂服用，汤者荡也，可增其散结滞之力。枳术丸作丸剂，用于结滞不甚，症状以纳呆、不思饮食、痞满为主，故补之以缓，散之以轻。此外，枳术丸用荷叶烧饭，为去荷叶寒凉之性，取醒脾升清之用，亦为补脾而设。

笔者治疗胃脘痞满、腹胀、不思饮食、脾胃虚弱和气滞食积症状孰轻孰重不明显时，用麸炒枳实和白术各20克，配伍半夏、黄连各10克，丝瓜络5克。胀满连及两胁。遇寒则重，苔腻口苦者，加香附10克、吴茱萸5克温肝理气；胃中有水声，痞满者，加桂枝、茯苓温化水饮。

枳术丸、枳术汤和笔者枳实、白术等量用于临床，药不同，所治病证亦有不同。此外，治疗疾病虚实的药物变化，还有剂量的不同。《伤寒论》桂枝汤、桂枝加桂汤、桂枝加芍药汤，三方所用药物相同，但剂量不同，主治病证差别甚远。掌握临床药物用量变化之妙，实为临床遣方用药的一个重要方面。

## （十三）下气汤

下气汤出自清代黄元御《四圣心源》，为调气降逆的名方，甚为后世推崇，由甘草、半夏、五味子、茯苓、杏仁、贝母、芍药、橘皮组成。原书记载本方主治"（气）滞在胸膈，右肋者"。如肺胃不降，壅滞胸膈，满闷，不思饮食，情志抑郁，精神倦怠等症，一般多认为属于郁证，从肝论治。但本方治疗此类病证，重在调理肺胃升降，配伍用药甚有独到之处。肺居上焦，主一身之气，为气机升降的上源，气机郁结首在肺。情志抑郁之人，平素多叹气，即是一个突出的表现。其次，脾胃为气机升降枢纽，枢纽疏利，则肝气易于条畅。气机郁滞之人多纳谷不馨，闷闷不欲饮食，即为胃不和降影响肝气条畅的一个典型症状。至于夜寐难安、口苦、腹胀连及两胁、呕逆等，无不和肺胃气机失调有关。因此本方治疗气郁肺胃不降病证从调理肺胃气机入手，以杏仁、贝母肃降肺气，半夏、陈皮和降胃气。肺胃浊气下降，则壅滞气机自可条畅，肝气自可疏达。黄元御在本方后言："肺气不降之原，则生于胃，胃土逆升，浊气填塞，故肺无下降之路。"其实，肝气疏泄和肺胃肃降也密切相关。五味子、芍药味酸，敛阴柔肝，既防温燥辛散伤阴，更能柔养肝体，使肝气不横逆于胃，不上侮于肺；茯苓淡渗健脾利水渗湿，其性趋下，亦有防肺胃之气上逆之意；甘草调和诸药。本方诸药配伍，重在肃降肺胃，散中焦胸膈壅滞气机，辅以柔养肝体。浊降清升、肝体柔顺，气机自可升降出入有常，不治肝而有调肝之意，深值体味。

### （十四）达郁宽中汤

本方出自《名医特色经验精华》，是近代名医何廉臣的经验方，由沉香、当归、白芍、柴胡、香橼、蚕沙、鸡内金、白茅根、厚朴、大葱组成。主要用于肝硬化腹水、腹满、腹胀等。肝硬化腹水，属于传统中医四大难治病"风""痨""臌""膈"之"臌"病。鼓胀病，多因三焦郁闭，水气不化，阻遏气机，血脉瘀滞，痰饮积聚，水谷精微无由化生，终致正气亏虚、气瘀痰水相互胶结，故治疗极为棘手。目前西医治疗本病通过抽腹水、利尿等多可以暂时缓解腹胀、腹水症状，但病本难除，腹水旋生，由此也可知临床不可轻易攻伐逐水太过。攻逐太过，易耗气伤阴动血，导致变证、坏证。本方用柴胡、厚朴、香橼疏肝理气，畅达三焦气滞；沉香温脾肾，降气；当归、白芍养血活血，合柴胡补肝体助肝用，柔肝疏肝；蚕沙温中和胃化湿，活血通经；鲜葱性善通宣阳气、利水；鸡内金与白茅根合用，乃鸡雉皮茅根汤之意，化有形之积，通利三焦水道，消除邪水泛滥。此处鸡内金善于消积，不仅消食积，亦可消瘀血痰浊积滞。白茅根善于利水，又有凉血止血消瘀之用。诸药合用，疏肝理气，化瘀消积利水，有形之积得消，郁滞气机得疏，积聚之水得退，鼓胀自可缓解或向愈。本方用药和缓，攻补相辅，对长期肝硬化出现气滞血瘀水停时，用之颇效验，临证也可结合五皮饮使用。本方配伍有如下特点：①疏肝理气和温肾纳气合用，使元气易于升发，气机调达，三焦水道通利；②健脾化湿和消积配伍，脾气健运，则肝脾积滞易化易去；③降肺气和清利相合，利小水可防郁热酿生。此方临床应用时，唯嫌补气活血化瘀之力不足，可加生黄芪、莪术、赤芍、泽兰等补气利水、化瘀散结，治疗肝硬化患者多可取效。

### （十五）癫狂梦醒汤

本方出自王清任《医林改错》，由桃仁、柴胡、香附、木通、赤芍、半夏、大腹皮、青皮、陈皮、桑白皮、苏子、甘草组成，有疏肝解郁、活血化瘀、降气化痰之效，临床主要用于气、痰、瘀、热互结导致的癫狂病证。癫狂的病因病机，一般多认为由气郁痰火内结，干扰神明，导致清窍闭塞所致。《医林改错》云："癫狂梦醒汤癫狂一症，哭笑不休，詈骂歌唱，不避亲疏，许多恶态，乃气血凝滞脑气，与脏腑气不接。"认为本病的主要病机为气血瘀滞脑窍血脉，使脑气与脏腑气不相顺接。

脑为奇恒之腑，为髓之海，气化神机，内通于心神，外通官窍，感知外物变化，故王清任主张"脑主神明"之说，与传统"心主神明"不同。关于心主"神明"与脑主"神明"，历代多存争议。本人认为脑主神明与心主血脉是体和用关系。心主血脉，血脉调畅，血液上荣脑之髓海，才能神志聪慧、官窍灵敏，脑才能发挥主神明之用。若髓海空虚，清窍失养，或痰浊、瘀血、热毒蒙闭脑之清窍，则脑窍失用，产生或癫或狂病。故治癫狂病，多从痰瘀治之。痰和瘀皆为血脉运行失常，不随常化，血液败坏而成，且其运行全赖气机升降出入。因此，王氏癫狂梦醒汤重用桃仁、赤芍活血化瘀和脉。通利脑窍经络，使心血滋养清窍，使脑之清窍主神明之用；香附、柴胡、青皮疏肝理气，散结解郁，使气行血行痰化；苏子、半夏、陈皮理血中郁滞之痰浊；桑白皮、大腹皮降泻肺胃浊气，使清气易于上行；木通性寒，善于清解心经郁火导小便而解，且善上行通利脑窍；甘草缓急调和诸药。诸药相伍，活心之血脉，理肝脾之郁滞，消血脉之痰浊，使血活气畅、痰消湿化，脑中元神得主清窍，则癫狂自可向愈。

### （十六）消风散

本方出自陈实功《外科正宗》，主治湿热浸淫肌肤所致的风疹、湿疹、神经性皮炎等引起的皮肤瘙痒不绝、疹出色红，或皮损津水流溢等。本方由当归、生地黄、知母、胡麻仁、防风、蝉蜕、荆芥、牛蒡子、苍术、苦参、石膏、甘草、木通组成。方中荆芥味辛性平，善祛血中之风；防风辛、甘、微温，善走表而祛风，二药引药达表，辛散疏风止痒而少伤阴之弊。苦参味苦性寒，善清热燥湿止痒。笔者临床常用苦参60克，煎汤擦洗外用，治疗神经性皮炎或湿疹等，晾干后稍涂凡士林膏防止皮损部位干燥，常有较好作用。苦参性味苦寒而臭，较难下咽，胃弱者难以耐受，且易伤胃，内服量不宜大，10~15克即可；苍术芳香性温味苦而燥，能除外湿、燥内湿、化秽浊；牛蒡子性疏散风热、透疹解毒，蝉蜕疏散肌表风热、透疹止痒。二药不仅可增强荆芥、防风疏解风热之力，更能透疹止痒；石膏、知母养阴清热；木通清利小便，使湿热之邪从小便而解。皮肤瘙痒，多为血虚生风所致。且风湿热毒由肌肤侵犯人体，多耗阴伤血。祛风燥湿之品，亦易伤阴血。故方用生地黄、胡麻仁、当归养血活血、祛风润燥止痒。诸药合用，于养血活血之中，配伍祛湿、清热、疏风透表之品，使风邪去、湿热除、血脉和，则瘙痒自止。

本方为治疗皮肤湿疹、风疹、神经性皮炎的代表方药，其有如下配伍特点，体现了皮肤病的基本治疗方法：①"治风先治血，血行风自灭"。方中生地黄、当归、胡麻仁相伍，养血活血，使血脉调和，皮肤经络得养，瘙痒自可缓解和向愈。②荆芥、防风辛温疏散外风和牛蒡子、蝉蜕辛凉清热透表相伍，祛风止痒，使凉不遏肌表，风邪疏解。③清热燥湿的苍术和苦寒燥湿的苦参相伍，寒温相济，燥湿止痒而无伤阴和苦寒遏邪之弊。④瘙痒之病，遇热即甚，遇凉则轻。湿疹、神经性皮炎等为慢性皮肤病，病不仅在肌肤，和脏腑气血功能失常亦密切相关。病情日久，湿热、瘀热、肌表郁热相互胶结，难解难愈。方中生地黄善清血中之热，石膏、知母善清气分之热，石膏辛寒，也有透热之用，牛蒡子、蝉蜕善于疏散肌表风热。诸药相合，使血分、气分和肌表郁热清解。生甘草调和诸药，兼能清热解毒。本方临床应用稍嫌辛凉清热透毒之力不足，临床可加金银花、白花蛇舌草、野菊花清热解毒透表。皮损在上者，临床可加地肤子、羌活、片姜黄疏解上焦风邪；皮损在下，津水流溢者，加黄柏、川牛膝、生薏苡仁，和方中苍术结合成四妙散，祛湿化浊。风疹、湿疹、神经性皮炎等多为风湿热毒郁结经脉肌表，湿邪重热象不明显者，应去方中寒凉的石膏、知母，以防碍邪，但仍可用生地黄、胡麻仁以养血活血止痒。皮损干燥、皲裂者，去方中苍术、防风、荆芥，以免辛温伤阴，同时加大生地黄、胡麻仁的用量，但仍可用苦参，其止痒效果甚佳。

### （十七）镇肝熄风汤

此方出自《医学衷中参西录》，由川牛膝、代赭石、生龙骨、生牡蛎、生龟甲、生白芍、玄参、天冬、生麦芽、茵陈、甘草组成，为治肝阳暴涨、肝风内动的常用方。此方配伍有3个显著的特点：①金石类代赭石，化石类龙骨，鳞介类龟甲、牡蛎合用，以重镇平肝潜阳，使暴亢之阳得平得潜。②滋水涵木，阴以含阳，真阴复，重镇之肝阳自易潜藏，不复上亢。故用血肉有情之品的生龟甲，合玄参、天冬、白芍峻补肝肾之阴，以滋水涵木，阴以含阳。③血为气母，血载气行，川牛膝味甘、微苦、性平，善活血化瘀、引血下行。血脉下行，上亢肝阳自易平潜。④肝为刚脏，愈镇愈烈，肝气疏畅条达，上亢之阳则易平潜。故在介石类药物平肝镇肝的基础上，配伍疏肝调肝药川楝子、麦芽、茵陈相伍。麦芽、茵陈禀气于阳春三月，其性主升主散，和平镇肝阳药相伍，含欲降先升之意。此方为临证肝阳暴涨的常用方剂。此外，临证时本方可加山羊角、钩藤、黄芩等清肝热平肝息风药，以防暴亢肝阳热极生风之变；加陈皮、半夏、神曲等和胃药，以防重镇滋腻药碍滞脾胃气机。

### （十八）大川芎丸

本方出自刘完素《黄帝素问宣明论方》，由天麻、川芎两味药组成。原书载本方主治首风，眩晕眩急，外合阳气，风寒相搏，胃膈痰饮，偏正头痛，身拘倦等。方中川芎辛温走窜，走而不守，能行能散，可上至巅顶，下至血海，外而肌肤，内而脏腑，尤善活血祛瘀止痛，治疗血脉瘀滞导致的各种疼痛病症。川芎的辛散温通之性，还可祛风燥湿止痛，用于治疗风寒湿外感所致的头风、头痛、风湿痹痛等；配伍疏肝理气之品，亦可舒达肝气，肝气郁结者每多配伍用之，如柴胡疏肝散。前人谓川芎为血中之气药，即指其具有辛温疏解、理气止痛的功用。天麻质柔润而性平，主入肝经，长于平肝息风，凡肝风内动、头目眩晕之症，不论虚实，均可使用，对治疗眩晕有特殊功效，尤其适合于内风上扰所致的眩晕。质柔而润的天麻和辛香走窜的川芎相伍，可疏肝平肝，散风息风，活血止痛。川芎得天麻则祛风活血而不峻烈，天麻得川芎则增其柔肝平肝息内风之用。同时川芎辛散之性，对于外风头痛亦能取效。因此，无论肝阳化风或风寒湿外感引起的头痛、头重、眩晕，临床皆可配伍应用。

大川芎丸补肝肾、祛外风、化痰之力皆嫌不足，临床治疗眩晕需配伍其他方药应用：①肝肾亏虚，肝阳上亢，头痛、头晕、眼干眼涩者，与六味地黄丸或杞菊地黄丸相伍；②痰浊中阻，头晕、头沉、困倦乏力、舌胖苔厚腻者，与半夏白术天麻汤或平胃散同用；③肾虚精亏，头痛、头晕、记忆力减退、腰膝酸软者，与大补元煎或右归丸合用。此外，临床应用大川芎丸治疗眩晕、头痛时，还应根据偏外风、寒湿、血瘀或肝阳、肝风的不同，调整两药的剂量，前三者重用川芎，辅以天麻；后二者主用天麻，辅以川芎。

### （十九）清上蠲痛汤

本方为明代医家龚廷贤在九味羌活汤（羌活、防风、白芷、细辛、苍术、川芎、生地黄、黄芩、甘草）的基础上去生地黄之甘寒，加养血药当归、解表药独活、蔓荆子、菊花，滋阴药麦冬而成，收录于《寿世保元》。原文载该方治一切头痛，不问左右、偏正、新久，皆可取效，且其后附载多种加减方法。

九味羌活汤为张元素所创，为后世提供了分经治疗头痛的基本方法，但九味羌活汤虽有生地黄养阴清热和黄芩苦寒清热佐制，但其辛温解表药皆为辛温而散之品，仍嫌温散有余，仅适用于外感寒湿头痛。头痛一病病因病机颇为复杂，虽中医内科学分外感、内伤两端，但临床所见实难截然划分，且多虚中夹实，内外合病，极易缠绵，日久难愈。故龚氏此方养血消风结合疏散外风，融内外治法于一炉，气血同调，易生地黄之甘寒质重滋养肾阴，加麦冬之甘寒养阴清肺；易黄芩苦寒性燥清热，加菊花辛凉解表伍于辛温解表药中，以制一味辛温太过，使本方辛宣透表之力优于九味羌活汤，同时减少了辛温耗散肺阴之虑。本方虽可治新久头痛诸病，但毕竟辛散药较多，气血亏虚、阴亏阳亢者慎用。

治疗风寒外感头痛，单用辛温解表即可，为何方中配伍养阴清热药，历代方书多从辛温耗散易于伤阴解释。其实，平素营血不足、阴虚有热者，较易感受外邪，包括风寒之邪。究其因，乃为营阴不足、卫气外浮不能固表所致。所以，治疗外感疾病的方药中，配伍养阴清热药，可使营血和、卫气固，则外邪不易外侵。

### （二十）藿香正气散

本方首载于《千金翼方》，为汤剂；后被《太平惠民和剂局方》收录，易半夏为半夏曲，确定了分量，改做散剂。半夏易为半夏曲，一方面减少了半夏毒性，另一方面增加了消食化滞作用，表明中药炮制学在宋代有了一定发展，丰富了半夏的使用方法。本方由大腹皮、白芷、紫苏、茯苓、半夏曲、白术、陈皮、厚朴、桔梗、藿香、甘草组成。方中藿香辛温芳香、解表化浊、理气和中、化湿止呕，既可祛外湿，又可化内湿，在方中用量独重；紫苏、白芷理气散寒，助藿香化湿解表；桔梗辛凉宣肺、透热解表；半夏曲、橘皮、厚朴、大腹皮理气化湿降逆，与桔梗配伍，升降相因、斡旋中焦气机；白术、茯苓健脾益气化湿；甘草调和诸药。湿为阴邪，黏腻秽浊，既易外犯肌表，又易内滞中焦，阻遏气机。外湿内湿常相互感应，且脾虚湿阻者多易感湿浊秽疫之气，故方重用藿香，合茯苓、半夏曲、白术、陈皮、厚朴醒脾运脾，化湿祛浊，调理中焦气机，体现了治疗湿浊之患内外兼顾，首调气机的配伍原则；桔梗、藿香、白芷、紫苏辛温和辛凉相合，芳化和辛散相伍，使透表祛湿化浊而不伤阴耗气。其配伍方法，颇值目前治疗湿浊外感或湿温疫毒疾患参考。本方为芳化湿浊、透表和胃的常用方，目前有多种剂型的中成药可供临床选择，多应用于胃肠型感冒、暑湿外感、湿浊瘟疫等，临证以发热或不发热、胃脘痞满、疼痛不适、呕吐腹泻、舌苔白厚腻为主要特征，无外感者亦可选用。经四联抗幽门螺杆菌疗法治疗后患者有胃脘疼痛、食欲减退、舌苔厚腻等表现，个人临床应用此方多可获得满意效果，供临床参考。

### （二十一）茵陈蒿汤

方由茵陈、栀子、大黄组成，出自《伤寒论》，被誉为中医治疗黄疸的第一方。多数中医方书认为：茵陈为退黄专药，善清解肝胆湿热；大黄泻腑通便，导热毒从大便而解；栀子清利三焦湿热。其实，仲景用药还有其他更深的含义。《伤寒论》曰："阳明病，发热汗出者，此为热越，不能发黄也，但头汗出，身无汗，剂颈而还，小便不利，渴引水浆者，此为瘀热在里，身必发黄，茵陈蒿汤主之。"由此可知，本方对应的病证为湿热、瘀热，熏蒸肝胆而发的黄疸。中医有"无湿不作黄，无瘀不作黄"之说。临床多重视因湿而作黄，对因瘀血而作黄并没有十分重视。其实，血瘀化热，败坏血液而作黄，在黄疸发生的病机中具有十分重要的作用。茵陈蒿汤方中茵陈禀气于阳春三月，其气主升主散，顺从肝胆之性而促其条达，清化肝胆郁热。肝气条达，湿热（毒）才易解易化；大黄除泻阳明结热实火外，还善入血分，活血化瘀，清化血分热毒；栀子善清三焦实火，清湿热，化瘀热。仲景治疗阳黄，疏透清化，化瘀解毒，切合湿瘀化热作黄的病机，但本方药味较少，祛瘀化湿、清热解毒皆嫌不足。临床治疗湿热瘀血黄疸可配合大柴胡汤，增强通达胆腑和肠道气机的作用；加郁金、丹参、赤芍、虎杖，增加活血解毒之效；配合麻黄连翘赤小豆汤加田基黄、金钱草，助其利湿退黄；临床黄疸日久，皮肤瘙痒、湿热留滞者，可采用此种配伍治疗，同时于方中增加活血化瘀解毒之品，一般有较好疗效。此外，在治疗黄疸的实践中，后人发现了许多具有退黄作用的中药，如郁金、虎杖、垂盆草、田基黄等，合理配伍可增强退黄的作用，临床可从证加减用之。

### （二十二）桂枝芍药知母汤

本方由桂枝、芍药、甘草、麻黄、生姜、白术、知母、防风、附子组成，出自《金匮要略》，含有麻黄附子汤、芍药甘草附子汤、甘草附子汤、桂枝加附子汤四方之意。人体正气不足，风寒湿邪感人，深入经筋骨骱之间，痹阻气血，湿痰、瘀血胶结于局部经筋骨骱，日久酿毒生热，伤经损骨，致关节肿大、畸形、活动不利受限的尪痹之变。肌腠经络风寒湿邪，辛温通络发汗可解；病在经筋骨骱的寒湿、痰湿、瘀血、郁热或热毒之邪，辛温祛风通络则徒伤阴耗液，反易助热化毒、损伤血脉；一味苦寒清热祛湿，则阳气受遏，不能输布于肢节，反而加重关节强直、疼痛等症。本方为临床治疗尪痹、骨痹之病而设，远不同于《素问·痹论》所说的"风寒湿三气杂至合而为痹"，故方用味厚而重的药物如白芍、知母，入肝肾经筋骨骱，以达病所；配伍麻黄、桂枝、附子、防风疏散经筋寒湿；白术运脾燥湿；生姜、甘草解附子药毒，调和诸药。本方和临床一般治疗痹证的三痹汤、独活寄生汤、蠲痹汤等药物配伍有如下不同：①滋养肝肾的白芍、知母和辛温通阳散寒的桂枝、附子相伍，以祛经筋骨骱寒湿。白芍、知母现代发现皆有较好的抗风湿作用；②祛风通络用善通经散寒的麻黄，质柔的辛温药防风，不用独活、羌活等祛风胜湿通络；③祛湿不用苍术，而用健脾运脾的白术，以治湿邪化生之源，而不是散肌腠的湿邪。桂芍知母汤的配伍用药方法，尤其适用于类风湿关节炎关节变形肿大，强直性脊柱炎髋、脊柱关节强直的慢性痹证、日久不愈的患者。已故名老中医焦树德教授的补肾祛寒治尪汤，即为从桂枝芍药知母汤加补肾散寒、活血通络药物而成，临床广泛用于类风湿关节炎和强直性脊柱炎的治疗。

### （二十三）温胆汤

本方源自《三因极一病证方论》，由半夏、竹茹、枳实、陈皮、茯苓甘草组成。方在二陈汤理脾和胃化痰的基础上，加枳实、竹茹以温胆、升胆，看似平淡，实则配伍内寓深意。原书载本方可"治心胆虚怯，触事易惊，或梦寐不祥，或异象惑，遂致心惊胆慑，气郁生涎，涎与气搏，变生诸证，或短气悸乏，或复自汗，四肢浮肿，饮食无味，心虚烦闷，坐卧不安"。上述病症的病机核心在于痰湿化热，阻滞中焦，胆气不能升发以安心神魂魄。《灵枢·本输》曰："胆者，中精之腑。"《素问·六节藏象论》："凡十一脏皆取决于胆也。"胆主少阳之气，其气主升。肝气疏泄，清气上升，皆始于少阳之气的升发。若痰湿阻滞中焦，郁而化热，少阳胆气不能升发，心神清窍失养，则心胆虚怯，惊悸易梦诸症遂生。本方陈皮辛温芳香，善理气化痰；半夏燥湿化痰，和胃降逆；茯苓利水渗湿健脾；甘草补中，调和诸药。四药为二陈汤，以蠲化中焦痰湿。妙在加枳实破气散结，导中焦浊气下降；中焦浊气阻滞，则胆气无从升发，枳实在二陈蠲化痰浊的基础上，散结气、降浊气，则胆气得以上升，清阳得以护养心神，惊悸恐怯之症可去；竹茹微寒，味甘、归胃、胆经，其性秉阳刚之气，温胆汤一用其寒凉清胆胃郁积之热，二用其轻清升发之性助胆气升发。二陈汤有诸多加减方法，温胆汤可谓得其妙者。后世对于温胆汤临床的运用发挥甚多，尤其对方名温胆却未用温性药物，反而使用清胆的竹茹，颇多疑义。但温胆汤临床确有升少阳而安心神魂魄的作用，确为得温少阳、通胆阳之所要。

阳气者，根源于肾，充养在脾胃，升发在肝胆，布散在心肺。中焦痰阻，阳气难升，郁积生热，同时心肺不能布散阳气，则常出现恶寒怕冷之象。此时治疗务要以化痰为先，痰湿得化，阳气自升，心神自然得以温养。若见寒象即用姜、桂，甚至附子等大辛大热之品，不仅阳气不升，反而易使痰湿化火生热，灼炼痰液使其胶结难除。笔者临床遇惊悸恐怯、入睡困难、焦虑不安、纳谷不馨、胃脘痞满不适、寒热虚实证候不明显者，常用温胆汤合伍半夏泻心汤加减，以和胃降逆，温胆安神定魂魄，临床常有较好效果，可供参考。

### （二十四）延年半夏汤

延年半夏汤首录于《外台秘要》，由槟榔、桔梗、枳实、前胡、半夏、鳖甲、人参、生姜、吴茱萸组成。该方主治胃脘因寒作痛，连及两胁或寒痰咳喘诸症。方中半夏、生姜、吴茱萸辛温燥烈，燥湿化痰，和胃降逆。枳实、槟榔善散结气，行滞气，降胃中浊气。前胡、桔梗宣肺化痰，升举清气。上药相合，升降相因，泻胃浊而不降气太过，在燥湿化痰基础上调理肺胃升降气机，有朱丹溪"治痰先治气"之意；方中鳖甲入肝经，通血络，散积聚，养肝阴，可散血脉结聚之瘀血顽痰，又防诸药劫伤肝血肝阴。人参益气健脾，杜痰湿复生之源。与二陈汤相比，本方更善于治疗脾胃气虚，痰饮湿浊积聚日久，影响肝经疏泄的胃脘痰饮秽浊积聚疼痛，连及肋胁胸部及肩胛部，胀满而硬，按之则痛的患者；二陈汤为燥化痰湿的基本方，主治痰湿为病，但痰湿没有积聚，没有明显影响肝气的疏泄升降，仅见胸膈痞闷，呕吐恶心，或头眩心悸，咳嗽痰多者。

痰浊或痰饮阻于某经即有一经之症状，阻于某脏即影响一脏之生理功能。在治疗痰湿或痰饮为患时，应根据不同经络脏腑的特性和痰湿结聚的程度进行辨病辨证治疗。二陈汤为针对痰湿而设；本方为针对痰湿结聚日久，导致气机疏泄升降失常者而设。临证应详辨应用。

### （二十五）阳和汤

本方为清代外科名家王维德的家传秘方，录于《外科证治全生集》中。王氏对于疮疡诸症，主张消散为要，慎用托补，故有"以消为贵，以托为畏"之说。对于疮疡的治疗，自明代陈实功提出"消、托、补"三法之后，后世医家宗其意以托为通法，重用黄芪补气托毒生机，但许多疮疡疾患愈托愈溃，终至难救。有鉴于此，王氏强调疮疡应阴阳分治，消托并用。本方为王氏治疗阴证疮疡流注的代表方药，因素体阳虚，营血不足，复加寒湿凝滞腰膝经脉所致。治疗以温阳补血、散寒通脉为要。阴证疮疡病在阴分、血脉，故方中重用味厚而重的熟地黄，滋补阴血，填精益髓；配伍血肉有情的鹿角胶，温补肝肾，益精养血，两者合用，直达阴证疮疡病所，温阳养血，透托寒毒湿毒于外。炮姜色黑入血，善温散血脉凝滞寒邪。麻黄除辛温解表、宣肺平喘利水外，还善于通经络阳气，治疗痹证和阴证疮疡，本方乃取此用，和《金匮要略》桂枝芍药知母汤用麻黄之意相似；白芥子辛温，《名医别录》谓其"主除肾邪气"。朱震亨认为痰在胁下及皮里膜外，非白芥子莫能达。炮姜、麻黄、白芥子相合，以通经散寒化痰，治疗寒痰流注肌肉经筋。甘草生用解毒，调和诸药。综观全方，温补肝肾精血与通经络阳气散寒合用，直达阴疽病所而扶正透邪；通散血脉凝寒和温化寒痰合用，以治阴证疮疡流注。内温肝肾经筋，外消寒痰凝滞，适用于一切阴疽寒痰流注筋络骨节的病证，故以"阳和"名之。此方临床使用不仅限于外科阴疽、痰核流注，还可应用于腰椎、膝关节病变属于痰湿流注者。病态窦房结综合征、雷诺氏病、血栓性闭塞性脉管炎等病属血脉阴寒凝聚着，皆可应用本方加减治疗。

## 三、认识中药贵在四气五味的阴阳属性

秦汉以前对中药性味、功效的描述，目前已很难有可靠的文献进行考证，但根据古代朴素唯物认识自然界和人体疾病的方法，推测人类在最初认识中药的阶段基本是以"药–症"对应的模式为主，即真实客观记录某药可以治疗什么症状，然后反复试用得到实践证明，而后成为经验得以沿用。中医发展至汉代，随着中医基本理论的形成，对中药功效的认识开始尝试用阴阳五行理论进行阐释，即"寒、热、温、凉"四气和"酸、苦、甘、辛、咸、淡"六味（也有称酸、苦、甘、辛、咸五味者）。唐宋时期，中药学不断发展，对于中药的性味、功效和作用的认识不断深入，尤其金元时期张元素提出"药物归经"的概念，将临床用药经验上升为气味和归经。此后，逐渐发展形成了中药气味厚薄、升降浮沉和归经等的系统中药理论，用于指导临床。关于中药作用的认识也已不限于药物功效的层面，逐渐开始以药物性味的阴阳属性为基础，采用取类比象的认识方法将中药和人体脏腑器官的阴阳属性、五行生克联系结合起来，进行中药治疗相关病证的分析，代表著作有清代杨时泰通过改编刘若金的《本草述》而成的《本草述钩元》。中药"四气五味"的阴阳属性与"药物归经"的阐释，是运用中医阴阳五行理论认识中药性味、归经和功效的结果，与运用现代科学技术研究中药药理有较大的差异。到目前为止，中药四气五味和功效的阴阳属性认识仍具有整体经验性，每味中药功效和作用特点的归纳认识仍带有文化感悟的特点，而现代科学技术研究中药药理作用是建立在科学唯证的基础上，和哲学文化的感悟、整体取类比象的辨识明显不同。因此，采用现代科技方法研究阐释中药的作用机制，不可能完全阐释中药产生作用的奥秘，也不可能代替传统中药理论指导中药的临床应用。临床对于中药四气五味和归经的认识，要和中药生长的生态环境和功效有机结合起来，和其治疗病证的表里、寒热、虚实的阴阳属性结合起来，在此基础上进行中药药化、药理的现代研究，才有可能逐渐丰富中药四气五味和归经的内涵，提高中药临床应用的规范性和针对性。

中药药理作用的基础，毋庸置疑应源于中药所含的物质成分或其代谢成分，但中药进入人体之后的药代和药动的变化，以及中药复杂成分的相互作用却极其复杂，难以全面系统阐释。近年来，尤其是青蒿素获得诺贝尔奖

后，中药有效成分的分析、鉴定等成为中药研究领域的热点和焦点。一味中药的成分可达几十种甚至上百种，尤其是大量的微量成分，在人体复杂整体系统中如何相互作用，究竟发生哪些生物变化，即使在系统生物医学迅速发展的今天仍难以阐释清楚，更不用说中药有效成分、代谢变化和中药四气五味阴阳属性的关系，应当说目前还只是处在尝试性探索阶段，难以进行现代科学语言的描述。

中药的四气五味，决定着中药的升降浮沉、归经和功效。中药复方在配伍应用中药时，不仅仅是考虑其功效，更重要的是考虑如何应用药物四气五味的阴阳属性去调整机体阴阳的偏盛和偏衰。《素问·阴阳应象大论》："清阳发腠理，浊阴走五脏；清阳实四肢，浊阴归六腑。"《脾胃论》指出："凡药之所用，皆以气味为主，补泻在味，随时调气……气味生成，而阴阳造化之机存焉。一物之内，气味兼有；一药之中，理性存焉。"可见药物的补泻效用在于自身的气味和阴阳属性。因此，中药临床疗效的关键在于在辨病证基础上巧妙的选药和配伍，在于疾病阴阳寒热虚实的变化和药物气味的阴阳属性是否相合相应。

在中药四气五味的阴阳属性认识指导下，分析和辨别中药不同剂量、配伍和效用的关系，可以执简驭繁，指导应用中药于临床实践。至于中药的不同炮制，很大意义上也是中医调整药性的一种方法，如姜半夏止呕，清半夏化痰，法半夏燥湿；生牡蛎软坚，煅牡蛎收涩止精敛汗；生甘草清热解毒，炙甘草补气等，皆是通过不同炮制调整药物的阴阳属性。可见，只有在理解药物阴阳属性的基础上，认识药物的效用，才能熟悉不同中药临床应用的复杂变化。此外，中医临床如何充分发挥中药功效，还应考虑如下方面：①量效关系：许多中药只是因为剂量不同，产生的作用就明显不同，有时甚至相反，如柴胡，小剂量（3~5克）升清，中剂量（10克）疏肝解郁，大剂量（20克以上）则多用于退热。②配伍改变药物效应：复方药物配伍的剂量不同，产生的整体效应有时明显不同，如左金丸、反左金丸，吴茱萸和黄连以1∶6的比例配伍，治疗肝胆郁热犯胃、口苦吐酸、苔黄腻等；吴茱萸和黄连以6∶1的比例配伍，则治疗肝寒胃失和降，腹满吞酸，苔白腻。③配伍突出某一作用：中药临床应用多是采取配伍形式，一味中药往往有多重作用，通过不同配伍，可以突出其一个方面功效，限制其他方面作用发挥。如麻黄，配桂枝或其他辛温发散药，则解表散寒发汗；配伍辛寒清热药石膏，则清透肌腠实热；配伍宣降肺气的杏仁、桔梗，则降肺平喘；配伍味厚滋阴的熟地黄、鹿茸等，则温通阴经寒湿流注。再如桂枝，主要作用为辛温通阳，和生地黄、白芍、当归、饴糖等配伍，则分别产生通血脉、和营卫、振中阳、通经络等作用。临床大多数中药是通过不同配伍发挥相应的药理效应。④正虚邪实：中药的效用源于药物自身的阴阳属性，但体现在人体虚实转化、正邪相争的过程。如黄芪、人参，用于心肺气虚甚或元气虚不兼有郁热者，补气效果用之立现；对于阴虚、郁热、湿热之人，则甘温助热，患者用药后不仅疲乏倦怠不见改善，反而多可加重，甚至出现鼻腔出血等。

因此，如何将中药配伍应用于复方中治疗相关疾病，除了解中药的功效外，更重要的是在中医药理论指导下，认识中药四气五味的阴阳属性，用药物阴阳属性调理人体疾病阴阳的偏盛偏衰，才有利于临床疗效的提高。

## 四、临床常用中药释义

### （一）桂枝

桂枝辛甘而温，温而通脉、温而升阳是其特性，是临床最常用辛温通阳药。桂枝除和白芍同用调和营卫，桂枝和酸甘药白芍、饴糖、甘草相伍，可振奋脾阳；和甘温药人参、黄芪、党参相伍，能温通心阳；和淡渗药茯苓、泽泻、猪苓相伍，能温阳化气行水；和辛温药吴茱萸、良姜等相伍，可平抑阴寒上冲之气；和味厚质重的熟地黄、生地黄、山萸肉相伍，可温肾化气，微生（升）少火；和黄芪、当归相伍，可治血虚寒凝；和温通血脉的附子、炮姜等相伍，则善温散经脉血分阴寒；和甘寒滋阴的生地黄、白芍、知母等相伍，则善通经筋骨骱寒湿病邪，治疗骨痹顽痹。此外，桂枝还善通经脉，和养血药配伍治疗妇科虚寒疾病，如痛经、少腹痛，因寒而生而重等。桂枝以上效用，皆因其辛甘而温、善入血脉、振奋阳气之能。诸多病证，确属血脉虚寒者，如雷诺氏病、大动脉炎阳虚不能温运四肢、四肢恶寒怕冷或逆冷者，或少腹血脉寒凝、痛经者，桂枝常可重用至 20~30 克，常可获得满意疗效。但调和营卫之用，则应10克左右为宜，切应有味苦酸性寒的白芍相伍。阴虚内热、湿热、诸疮疡红肿疼痛，切勿用桂枝，用则有动火伤阴之弊。笔者临床曾治疗两例慢性咽炎患者，无明显寒热之象，微恶风寒、咳嗽、咽痒、舌苔腻、微黄，用平胃散和桂枝汤加浙贝母、升麻、桔梗治疗，咽痒、咽痛反而加重，后去桂枝，改用平胃散加浙贝母、升麻、桔梗、赤芍、连翘祛瘀散结、清散血分郁热而愈。可见，因桂枝善升，善入血分，温血脉，伤阴动火，有血分郁热或湿滞蕴热者，不宜用桂枝。

### （二）防风

防风辛而微温，为风中之润药，外可辛温解表、止痒，疏散肌腠风邪，治风寒外感和皮肤瘙痒诸症；内可升清阳，疏肝理气和疏通经络。疏肝理气，多和白芍、枳壳相伍：防风辛散，善升；枳壳苦温，善降气行气宽中；白芍养阴柔肝。三者相伍，顺从肝体肝用之性，疏达肝气而不伤肝阴，调达气机而不泄气，为治疗肝气乘脾诸症的常用药对；治疗气虚下陷、脾虚湿滞、清阳不升，常与甘温补气药和辛散药升清相伍，《内外伤辨惑论》升阳益胃汤为代表方，取甘温黄芪、人参与防风、柴胡、羌活等配伍。其中防风既可辛散升阳，又可祛风胜湿。此外，防风善祛血脉经络风邪，用于治疗痹证和卒中后遗症，如治疗痹证的代表方三痹汤、独活寄生汤和治疗中风身体缓急、口眼㖞斜的小续命汤中皆配伍防风，此皆取其辛散质润、善疏经络之风之用。

### （三）羌活

羌活辛苦而温，辛温可散风寒，苦能燥湿、降逆。羌活不仅能祛风胜湿，治疗风湿外感导致的头痛身重、腰脊疼痛、头痛等，代表方如羌活胜湿汤；还可升清阳、降逆平冲。升举清阳，与防风、独活一起小量应用，和甘温补气的黄芪、人参配伍，用于脾虚湿困、清阳不升者，其中防风入肝，从左而升；升麻入脾，从右而升；羌活入膀胱，从中而升，此为李东垣升阳益胃汤的配伍深意。《神农本草经》载羌活治疗奔豚，认为奔豚乃肾水之邪，如豚奔突而犯心。羌活苦可燥湿，甘可伐肾，所以主之。临床可和椿根白皮、白芍等相伍。现代临床用羌活治疗阵发性的快速性心律失常，有一定作用，可供参考。

### （四）白芷

白芷辛温、气味芳香，辛温散寒解表、祛风止痛，其芳香之性又善通窍，治疗风寒外感引起的头痛、鼻渊、牙痛等。因其入阳明胃经，尤善治疗风寒引起的前额、眉棱骨痛。笔者常用白芷和大黄、石膏、细辛、苦参相伍，治疗胃火牙龈肿胀疼痛，反复口含漱口，效果十分可靠。脾胃虚弱甚者，去大黄。脾虚不重者，可不去大黄，因仅漱口应用，药性作用于局部，取其苦寒轻清之气。笔者治疗慢性胃炎、消化道溃疡，证属湿热者，常和黄连、连翘、大黄等相伍；虚寒者，常和桂枝、香附、干姜相伍。皆取其祛腐收敛生肌之用，以助溃疡愈合和炎症损伤的修复。

### （五）荆芥

味辛，微苦，性平微温，入肺、肝经，有祛风解表、透疹、利咽止痒之效，炒炭用则可止血。荆芥作用平和，无论外感风寒还是外感风热的表证皆可应用。恶寒发热、头痛恶寒的风寒表证，与防风、独活、川芎等配伍解表散寒，如荆防败毒散；发热头痛、咳嗽咽痛的风热感冒，可与金银花、连翘、桔梗配伍辛凉解表散热。本品还能辛散疏风透毒止痒，用于麻疹、风疹的皮肤瘙痒，疮疥痛痒也可应用；荆芥炒炭后药性以收敛为主，可用于治疗大便泄泻无度，更多用于止血，如便血、崩漏等。

《傅青主女科》的完带汤，在人参、白术、苍术、山药、车前子、陈皮等大剂补气健脾燥湿的基础上，稍加黑芥穗、柴胡两药，可说是荆芥穗炭的妙用。白带之生源于脾虚，肾中阴精不归正化，转为水湿。水湿属阴，其性趋下，气虚带脉失约，水湿下注前阴为白带。傅氏在大剂补气燥湿的基础上，稍佐黑荆芥，收敛化湿；柴胡升举清气。气升湿化、带脉得约，则白带可自止。由此可知荆芥炭不仅可止血、止泻，也可止带，皆是用其收敛固涩之性。

### （六）桑叶

桑叶甘苦微寒，不仅可辛凉解表，清肺肃肺，解肺中邪热，治疗风热或痰热犯肺引起的发热、咳嗽，还可清肝平肝，疏散肝经郁热，治疗肝阳上亢、肝经郁热的头痛、头晕、目赤等。桑叶气味轻清，禀秋天肃杀之气，辛凉清肺透邪兼能肃肺降肺是其特点。其清肃肺金之用，可防木火上炎刑金，使肝阳、肝火不易亢害，其辛凉之性还可疏散肝经郁热。笔者临床治疗肝阳上亢或肝火上炎的高血压病和围绝经期综合征，常用桑叶10克左右伍于天麻钩藤饮或杞菊地黄丸中，多有一定作用。桑叶的清肃肺气之用，还可使上源清而小水自流，用于治疗肾炎水肿、泌尿道炎症，小便涩痛不利等。此外，现代临床发现，桑叶还有一定的降糖作用，笔者临床常配伍于益气养阴方药中，治疗糖尿病。

### （七）柴胡

味苦微辛、气平微寒，具有轻清上升、宣透上达之性。3~5克小剂量应用，配伍甘温补气的人参、黄芪等，可升脾阳；10~15克中剂量应用，善疏肝调肝，清解肝胆经郁热。因其辛散有劫伤肝阴之弊，疏肝时每和白芍、麦冬、怀牛膝相伍，以奏柔肝疏肝之效。清解肝胆郁热和半表半里邪热，多和黄芩相伍。20~30克大剂量应用，则能清透肌腠、解表退热，用于发热实证患者，可配伍白虎汤、清瘟败毒饮等应用，有较好的退热作用。本品历代本草虽云其"性平"，但柴胡有较强的升散之性，临证使用时应注意：合以温热药，柴胡可助其温热之性；合以寒凉药，则助其寒凉清热之力。

古人有"柴胡善劫肝阴"之说，近代名医张锡纯尤其认为柴胡疏肝有劫肝阴之弊，并主张疏肝时用香附代替柴胡。其实，任何辛散药，不仅柴胡，单独应用皆有劫伤肝阴之弊；若与白芍、麦冬、当归等养阴血药配伍应用，用于疏解肝郁、清化肝经郁热，则无劫肝阴之弊。历代众多疏肝理气方药，皆配伍白芍等养肝柔肝药，如四逆散、柴胡疏肝散、逍遥散等，即是例证。临床应用柴胡，注重配伍应用，不必过于受柴胡善劫肝阴的限制。

### （八）升麻

升麻甘平微寒，其性轻清善升，有升透疏风解表的性能，故多用于热毒蕴结于肺胃和外感风热之证，但目前对于其解表作用的应用逐渐减少，多用其清解热毒和升清的功效。小量用3~5克，配伍甘温补气，升中焦清气；中剂量应用10克左右，其辛凉升散之性可辛凉解表、透麻疹热毒；大剂量20~30克应用，配伍清肺胃之品，善解咽喉和阳明胃经热毒，治咽喉肿痛、牙痛、口腔溃疡诸症。笔者常用苍术30克、白芷10克、黄连10克、升麻30克、生甘草5克，治疗口腔和舌溃疡属于阳明郁热或湿热者；用浙贝母15克、连翘15克、升麻20克、夏枯草10克、赤芍15克，治疗肺胃郁热的咽喉肿痛。多可获得显著作用，供参考。

### （九）桔梗

味苦辛，性平，归肺经，可宣肺、利咽、化痰、排脓。临床常用于咳嗽痰多、咳痰不畅、咽痛音哑、肺痈吐脓等。本品宣肺解表与其他解表药物不同：一般解表药是辛散解表、疏透表邪；桔梗发散表邪的作用源于其升宣肺气。桔梗有化痰排脓的作用，《金匮要略》用桔梗和甘草配伍（桔梗汤）治疗日久咳嗽、痰多如米糜者。目前临床和清热解毒药金银花、黄芩、蒲公英、鱼腥草配伍，用于慢性支气管炎合并感染；和清热解毒散结药如连翘、射干、浙贝母等配伍，治疗扁桃体肿大。临床皆有较好作用。

此外，本品有升清作用，《太平惠民和剂局方》参苓白术散用桔梗升举脾胃清气治疗泄泻；张锡纯创制升陷汤，由黄芪、知母、柴胡、升麻、桔梗组成，认为柴胡可从左而升，升麻可从右而升，桔梗可从中而升，共同达到升举中气、清气的作用。

### （十）藿香

藿香味辛性温，归脾胃肺经，功善芳香化湿、和胃止呕，又可解暑。藿香的芳香化湿之性，既善于芳化中焦湿浊，治疗湿滞中焦、胃脘胀满、纳呆呕恶等；又可宣化肌腠皮表湿滞、肢体困倦乏力等；还可外解夏月外感暑湿。偏热者，配伍黄芩、滑石、连翘、薄荷，如《湿热经纬》甘露消毒丹；偏寒者，配伍紫苏、白芷、厚朴。此外，国医大师陈可冀院士喜用藿香配伍于益气活血解毒方药中，自创清心解瘀方（黄芪、丹参、川芎、藿香、黄连）治疗证属痰湿互结、瘀而化毒者，临床有较好作用，可供参考。

### （十一）苍术

苍术苦辛而温，既可辛散肌腠、经络风湿之邪，又可芳燥脾胃湿邪。苍术10~15克，燥湿醒脾，辛散肌表湿邪，治疗肌腠风湿痹证和脾胃湿邪阻滞；苍术20~30克，化湿健脾，且无伤津化燥之弊。笔者常用本品20~30克，配伍生地黄20~30克、玄参20~30克等味厚滋阴清热药，治疗糖尿病，显示有一定作用；配伍黄连10克、升麻20克、白及10克可清化阳明郁热，治疗反复发作的口腔溃疡，临床效果较为肯定，可供参考。

### （十二）枳实

枳实味苦性微寒，入脾、胃、大肠经，长于破滞气、散结气、化痰湿、消积滞、除痞满，为脾胃气分药。《伤寒论》用之配伍大黄、厚朴治疗阳明热结、腹部胀满；《内外伤辨惑论》用之配伍白术治疗中焦气机壅滞、脘腹胀满。笔者临床偶可遇到用枳实腹泻的患者，尤其脾胃偏于虚弱。因此，对大便质软、排便困难无力、舌体胖大、脉沉弱的患者，笔者常用生黄芪30克、枳实15~20克，配伍当归、杏仁、郁李仁、生白术治疗，多有较好作用。

枳实善于破积、散结滞，凡中焦实邪壅滞、腹部痞满或胀满，按之疼痛者，无论痰积、水饮、食积、气滞皆可应用。治疗食滞，多和鸡内金、炒麦芽、神曲、焦槟榔配伍；治疗气滞，多和香附、苏梗、丝瓜络配伍。气滞甚，胀满痛者，和青皮、大腹皮配伍；治疗痰饮，多和法半夏、陈皮、莱菔子、白芥子等配伍。随配伍不同，枳实临床可治疗多种病证，但皆为取其善破滞气、下气导滞之性。

枳实和枳壳，两者行气的作用相近，但枳壳较枳实的作用明显缓和。枳实和枳壳除善于散中焦结气和滞气外，还善于行大肠滞气，用于治疗大便下坠、里急后重、便后不尽等。大肠滞气重、大便下坠明显，无明显气虚者，用枳实；气滞轻，仅大便轻度后重，便后不尽者，用麸炒枳壳。

20世纪80年代，临床用枳实伍于甘温益气药治疗中气下陷，伍于益气回阳药治疗心力衰竭、低血压、休克等，显示有较好效果，可供参考。

（十三）丝瓜络

丝瓜络味甘性平，入肺、胃、肝经，具有理气醒脾、疏肝通络止痛的作用。临证凡见肝气不舒、脾胃不和、腹胀连及胁肋，乳房及胃脘部刺痛、隐隐作痛者，皆可应用。唯其作用和缓，临床常需和其他药物配伍使用。笔者常用丝瓜络5克左右，伍于半夏泻心汤或枳术丸中，治疗上腹部结气痞满；伍于柴胡疏肝散中，治疗两胁胀痛或乳房胀痛结节等。此外，笔者亦常用本品和路路通、葱白合用，作为通经活络引经药，用于经络瘀滞的头痛、颈部和上肢麻木等，供参考。本品质松而轻，大剂量应用因体积较大，煎煮比较困难，一般临床用5克左右即可。

（十四）代代花

本品为芸香科植物代代花的花蕾，性味甘、微苦，归肝、胃经，有疏肝和胃、理气宽中之效，有一定促进胃肠蠕动的作用，可用于胸腹胀满疼痛、纳呆少食等症。本品与枳实来源于同一种属，性味和枳实较为接近，但作用远较枳实缓和，所以对于胸腹结气滞气、年老或体虚的患者，可用代代花代替枳实应用，以免散气耗气。

### （十五）檀香

檀香味辛而温，归心、脾、肺经，气浓味香，为芳香类行气止痛药，与其他芳香类药物丁香、沉香主下气温肾不同，此药善上行入胸膈、入心肺、入胃。《本草求真》云："凡因冷气上结，饮食不进，气逆上吐，抑郁不舒，服之能引胃气上升，且能散风避邪，消肿止痛，功专入脾与肺，不似沉香力专主降，而能引气下行也。"本品分黄檀香和白檀香两种：黄檀香色深，味较浓；白檀香质坚，色稍淡。此药性主升，气味浓烈者易致人呕逆，所以临床用白檀香多，因其挥发气味较黄者稍淡，不易诱发呕吐。檀香产于印度、马来西亚、云南、海南等地，其行气散寒止痛之用以印度檀香为佳，其他产地檀香作用较弱，临床应用时需注意选择。因其性味辛温芳香善于上行，故多用于治疗胸痹心痛和胃脘疼痛，以气滞寒痛效果为佳。治疗胸痹心痛，国医大师陈可冀院士和已故名老中医郭士魁教授将檀香与荜茇、高良姜、延胡索、细辛、冰片配伍，在古方哭去笑来散的基础上研制出宽胸丸，现剂型已改成气雾剂，为临床常用治疗心绞痛发作的急救中成药，在速效止痛方面不次于国产的硝酸甘油。《时方歌括》的丹参饮，由丹参、檀香、砂仁组成，不仅可治疗气滞血瘀的心痛，还可治疗胃脘痛。偏气滞寒痛者，心痛配伍桂枝，胃脘痛配伍良姜或干姜。皆为取其气味芳香、性温善上行的特点。

此外，本品气味芳香浓烈，有部分患者不耐受，且有耗气伤阴之弊，气虚或阴虚火旺者，不宜应用。

### （十六）黄连

黄连性味苦寒，归心、胃、大肠经，善清泻心胃实火，燥肠胃积滞湿热，具有苦寒泻火解毒坚阴而不伤阴的特点。黄连少量3~5克，用其苦寒轻清之气，可清心除烦、和降胃气、促进胃肠消化，适当配伍治疗心经郁热和胃失和降，多有较好作用，并无苦寒伤胃之弊；黄连10克左右，善清热燥湿，泻心火和胃火，凡胃肠湿热、心胃实火，用之皆有效果。因黄连入大肠经，其苦寒燥湿之性又善治脏毒下血，如痔疮、溃疡性结肠炎湿热下注伤及大肠血脉者，多配伍生地榆、秦艽、马齿苋、荆芥炭等。《济生方》治疗脏毒下血，用"黄连为末，独头蒜煨研，和丸梧子大，每空心陈米饮下四十丸"；若为寒毒或寒湿之毒，大肠下血、血色紫暗、舌苔白滑而腻者，则配伍制附子、炮姜、肉桂、小茴香、荆芥炭等治之。黄连又善治湿热毒痢疾、便下脓血、里急后重，如《伤寒论》白头翁汤、葛根芩连汤皆为治疗热毒湿热痢疾的名方，目前仍广泛应用于临床。

此外，黄连还可用于治疗消渴病，即现代糖尿病。《名医别录》载黄连"微寒，无毒。主治五脏冷热……止消渴，治口疮"。《本草纲目拾遗》言黄连"主羸瘦气急"。可见，黄连治疗消渴自古就有记载。消渴消谷善饥，为阳明积热、郁热，黄连苦寒清热坚阴、善清泻阳明郁热，切合消渴病机，故用之多可获效。至于治疗口舌生疮，亦因其善清胃肠积热之故。

黄连临床的应用，还有许多炮制方法，如酒炒黄连、姜汁炒黄连、吴茱萸水炒黄连等。酒为辛热发散之品，酒炒可去黄连苦寒降泻之性，用以清上部郁热，尤其是心经郁热；生姜性温而散，姜汁炒可减缓黄连苦寒之性，益其和降胃气之能，用于郁热犯胃、胃气上逆；吴茱萸辛温而热，能温胃止呕、散寒止痛，将吴茱萸浸水轻取其气与黄连同炒，既可缓黄连苦寒之性，又可增加吴茱萸止酸止呕之能。《兰室秘藏》中应用黄连，常酒洗后入煎剂，此法是为缓和黄连的苦味，与酒炒黄连用在清降上焦火热稍有不同，值得注意。现代研究发现，黄连可抗心律失常，调节糖脂代谢，供临床应用参考。

### （十七）苦参

苦参味苦性寒，善清心胃之火、燥湿化秽毒。笔者常用苦参治疗心律失常、实火牙痛。治疗心律失常，常用苦参15~30克伍于相应方药中，无论寒热，皆有一定的抗心律失常作用；用苦参治疗实火牙痛、牙龈肿痛，为笔者刚刚大学毕业从医时一位乡下老中医告诉的经验。此后，我每次遇到牙痛或牙龈肿痛患者，用苦参30~60克浓煎，频频呷服，皆获得较好疗效，也在反复应用中逐渐形成了相对固定的配伍方法：大便干结者，加大黄5~10克，杏仁5克；牙龈肿胀者，配伍白芷5克，野菊花5克，若疼痛严重，再加细辛3克；发热、口渴者，伍生石膏30克。苦参具有抗菌消炎、杀虫止痒的作用，治疗湿疹、神经性皮炎，不仅可煎汤内服，还可以外洗，效果颇佳。

《本草纲目》言苦参"能治风杀虫";《药性论》言苦参"治热毒风,皮肌烦燥生疮,赤癞眉脱";《滇南本草》言苦参可"解热毒,疥癞,脓窠疮毒。疗皮肤瘙痒,血风癣疮,顽皮白屑"。笔者治疗湿疹、神经性皮炎等皮肤顽癣、瘙痒等,除配伍于辨证方药中内服外用,常用苦参30~60克、蛇床子20克、川椒15克、枯矾10克、徐长卿15克煎汤浸洗皮损处,晾干后轻涂甘油防皮肤皲裂,确有较好作用,供临床参考。唯苦参气味秽苦而臭,汤剂特别难以下咽,脾胃虚弱者不宜服用,即使和甘草、生姜等配伍,也难以清除秽苦而臭的气味。

### (十八)紫花地丁

紫花地丁辛苦而寒,入血分,善清解血分热毒,主治一切疮疡疔肿、无名肿毒,为痈肿疔毒的常用药。《本草正义》云紫花地丁"辛凉散肿……惟血热壅滞,红肿焮发之外疡宜之;若谓通治阴疽发背寒凝之证,殊是不妥"。由此可知,紫花地丁为苦寒清热解毒之品,适用于阳证疮疡,不适用于阴证疮疡。紫花地丁配金银花、天葵、蒲公英、野菊花,为《医宗金鉴》治疗一切毒疮、痈肿、疔毒的名方"五味消毒饮"。方中金银花、野菊花、蒲公英善清热解毒、散结消肿,紫花地丁凉血散结解毒治疗疔毒。紫花地丁散结肿之力优于金银花和野菊花。此外,临床用紫花地丁和凉血活血配伍,还常用于治疗乙型肝炎、病毒性心肌炎等属于热毒内伏血分者,亦为取其辛寒善于清透血分热毒之用。

### (十九)秦艽

秦艽辛凉苦质润,既可祛外风,又可息肝风,还可去肠风;既可清外感风热,又可清阴虚骨蒸潮热,还可和血脉搜剔经络风湿热邪。息肝风、清虚热、通经络是本药的三大特点,可因证配伍应用。秦艽配伍通经活络之品,用于治疗风热痹关节疼痛和中风半身不遂;配伍养阴清热之品,用于治疗虚火骨蒸潮热。此外,秦艽入大肠经,善于清解大肠血分风邪,祛大肠湿热,治疗慢性痢疾、溃疡性结肠炎和痔疮、肛裂等大便下血。治疗慢性细菌性痢疾、溃疡性结肠炎等,证属湿热留滞者,常和苦寒清化大肠湿热的葛根、黄连、黄芩、马齿苋等配伍;证属寒湿者,常合连理汤加当归、制附子、炒白术、薏苡仁等配伍;治疗痔疮、肛裂出血,常和当归、生地榆、仙鹤草等配伍。

### （二十）栀子

栀子味苦性寒，归心、肺、胃和三焦经，既善清心胃和三焦之火热，又善燥湿、清利小便，凡三焦实热、湿热之病证，皆可用之。栀子有焦栀子、炒栀子和生栀子之分，生栀子苦寒滑利、清泻力强，除清热泻火燥湿外，还有解毒通便作用，用于三焦实火诸证，但脾胃虚寒者慎用，有苦寒伤胃之弊。炒栀子为置炒制容器内，文火加热，炒至深黄色。炒栀子苦寒清热、泻火滑下之性明显减弱，但仍存清解郁热之用，心经火热和中焦湿热诸证，亦可应用。焦栀子清热之力比炒栀子还弱，适用于火热轻证。

此外，栀子苦寒泻下、清热利湿，可使湿热从小便而解，故可和茵陈、金钱草、田基黄等配伍，治疗湿热黄疸。炒栀子还善于清解肝经郁热，用于肝郁气滞、郁而化热、两胁胀满，兼有口苦、咽干等。肝郁乘脾，郁而化热者，和逍遥散配伍，如丹栀逍遥散；气郁食郁化热者，和香附、川芎、苍术、神曲相伍，如越鞠丸。此皆为目前常用的治疗肝胆郁热的方药。

### （二十一）黄芪

黄芪味甘性温，善补心气、宗气、中气，补而兼升，走而不守。黄芪有炙黄芪和生黄芪之分：生黄芪色微白，善走、善升、善固表止汗、善托毒生肌、善利水消肿、善主血脉而运血行；炙黄芪为生黄芪蜜炙而成，色黄，善守中补中、生血养血。故凡表虚自汗、气虚血瘀的冠心病心绞痛、心衰、中风和疮疡溃烂，脓液稀薄，久不愈合，及气虚水肿者，多用生黄芪；脾胃亏虚，气失健运，大便溏薄，或心脾两虚，血不养心者，或气虚偏于阳虚，恶寒怕冷者，多用炙黄芪。生黄芪一般用量偏大，尤其是气虚血瘀的冠心病心绞痛、心衰、中风和疮疡溃烂久不愈合者，大剂量时可用至120克，取其大补宗气、统帅血行和托毒生肌之效。笔者临床治疗中风后遗症、心衰和冠心病心绞痛证属气虚血瘀者，只要患者舌体胖大、有齿痕、舌质淡暗、脉沉弱无力或沉细无力，开始即用至30~60克，之后逐渐加大剂量至120克左右，且常和人参合用。黄芪和人参合用，可下补元气，上补肺气、宗气，中补脾气，即使没有元气亏虚的体征和症状亦可应用。单用黄芪，无人参相伍，则宗气、肺气生发无源，补宗气、肺气和升阳之力减弱，不利于达到气主血行血之用，且疗效难以持久。王清任创制补阳还五汤治疗中风偏瘫、半身元气亏虚，仅用大剂量黄芪和活血化瘀通络药配伍。验之临床，尤其是半年以上血压偏低的气虚血瘀的中风患者，单用补阳还五汤原方确实不如在原方基础上加人参效果好。人参虽可上补宗气、中补脾气、下补元气，但其性多守而不走。人参不和黄芪同用，则温升运血之力稍嫌不足。

生黄芪固表止汗的作用不仅可用于卫气虚自汗，和生地黄、当归、黄柏等配伍，还可用于阴虚汗出，如《兰室秘藏》的当归六黄汤，治疗表虚自汗，多和白术、防风配伍组成玉屏风散，表虚没有外邪者也可应用原方。防风和生黄芪配伍，有固敛和辛散相因为用之妙。生黄芪还善于利水，和淡渗利水药配伍治疗慢性肾炎、肝硬化和心衰水肿等，有较好作用。此外，尽管生黄芪补而善走、善升，但其甘温之性终有易壅滞气机和化热之弊，尤其大剂量应用时。为防壅遏气机，可佐陈皮理气；恐其甘温化热伤阴，可佐知母甘苦寒清热养阴。

### （二十二）人参

人参味甘、微苦，性平而偏温，归脾、肺、心经。人参的种类较多，有生晒参、白人参、红参、西洋参、野山参和朝鲜参等，但无论哪种人参，皆有上补肺气、宗气，中补脾气，下补元气的作用，且可复脉固脱、生津安神，不同的是各种人参的性味和补益作用稍有差别。《神农本草经》载人参"味甘，微寒"，"主补五脏，安精神，止惊悸，除邪气，明目，开心益智"。《本草纲目》谓其"治男妇一切虚证，发热自汗"。可见人参实为补气的要药。一般而言，白人参和生晒参药性平和，红参和朝鲜参药性偏温，西洋参药性偏凉，且有生津作用。人参为大补之剂，各类人参用之不当，皆可上火，甚至可导致鼻衄出血。笔者曾遇几例患者服用西洋参后口舌生疮，1例患者甚至出现鼻衄，可见西洋参用之不当也可上火，需要临床注意。

人参具有益气养阴生津效用，有一定的降糖作用，可治疗糖尿病，其中以西洋参作用较好。笔者常用人参、葛根、黄连、黄芩、僵蚕等配伍治疗糖尿病。此外，人参单用或者与巴戟天、淫羊藿等配伍应用，皆有一定改善性功能的作用。此作用应源于人参善补元气，盖人正常的生理功能是以元气充沛为基础。

### （二十三）红景天

红景天味甘、苦，性平，归肺、心经，具有益气活血、通脉平喘之效，主要用于气虚血瘀的胸痹心痛、中风偏瘫、倦怠气喘等。近年来，本品在临床应用甚广，主要用于冠心病、卒中后遗症等，因其味甘性寒，还有清肺润肺功效，可用于肺热咳嗽、喘闷等。笔者常用黄芪30克、红景天30克，配伍活血化瘀药治疗冠心病。黄芪甘温，红景天甘寒；黄芪善升，红景天稍有苦降。两者配伍，可增强补气之用，但减少了寒温的偏性，验之临床，实有较好效果。目前，民间多将红景天作为高原反应的预防药物，去高原前服用，谓其可提高耐缺氧的能力，但尚无可靠的临床证据，有待进一步观察研究。此外，红景天有一种类似于月季的特殊香味，饮片入煎煮服用时，某些患者不能耐受，需要临床注意。

### （二十四）甘草

甘草味甘，性平，为临床最常用的一味中药，具有甘缓和中、补中益气、清热解毒、调和药物偏性等作用。因治疗病证和应用目的不同，甘草有炙用、生用，大剂量和小剂量应用等不同的方法，临床常未得到足够的重视，影响了甘草药效的发挥。一般而言，在解表、理气、活血、祛湿、蠲饮、清热解毒的方药中，甘草用量宜小，3~5克即可，意在调和诸药，且要生用；在温阳（尤其温脾阳）补气（尤其补心气）等方药中，甘草用量宜大，用至10克左右，甚至可用至30克，且应炙用，取其炙后性甘而温，和辛温、甘温药相伍，更好地发挥辛甘化阳和甘温补气之效，如桂枝甘草汤和炙甘草汤等。甘草生用还有清热解毒、利咽的作用，亦不宜重用，用5克左右即可，最多用至10克，重用则易恋邪。甘草还有类似雌激素样的作用，伍于补肾养血活血方药中治疗围绝经期综合征有一定作用，可用至10克以上。此外，甘草味甘，易于壅滞气机，导致水液代谢不利、水钠潴留、水肿等，尤其是高血压肝阳上亢或痰湿内滞的患者，应予重视，临床小剂量应用，仅取其调和诸药即可。

### （二十五）生地黄

生地黄甘苦而寒，善补心阴、肾阴、凉血养血。因其补而不滞、滋而不腻，又可调和血脉。《神农本草经》言其"主折跌绝筋，伤中，逐血痹，填骨髓，长肌肉，作汤除寒热积聚，除痹"。《药性赋》称"生地黄宣血更医眼疮"。可见养阴血、活血脉为生地黄作用的特点，尤善治疗阴虚内热血涸所致的血脉不和诸证。笔者临床除用生地黄治疗糖尿病、围绝经期综合征、感染性疾病有阴虚内热或热入营血见证者外，常重用生地黄30克以上，治疗类风湿关节炎、大动脉炎、红斑狼疮、IgA肾病等。生地黄归经肝肾，可引诸药入阴分、血分和经筋骨骺。关于生地黄的配伍应用，虚寒者，伍附子、桂枝温经散寒；阴虚风湿热阻络者，伍白芍、秦艽、络石藤、忍冬藤养阴活血通络；血瘀阻脉者，伍丹参、当归尾、桃仁、赤芍等活血通脉，常可收到满意效果。生地黄有类似糖皮质激素样作用，已故著名中医学家岳美中先生常用大剂量生地黄配黄芪治疗风湿或类风湿关节炎。治疗心血管病，如心律失常、心肌炎等有阴虚见症者，也可重用生地黄，和当归、鸡血藤、川芎等配伍，养血活血，使脉气调和顺接，《伤寒论》炙甘草汤即是样例。无阴虚见症者，因其滋阴血又和血脉，在辛温通阳基础上，佐用生地黄，亦可奏辛甘通阳、活血和脉之效，又可防止辛温伤阴劫阴。生地黄性寒而润，可润肠通便，故脾虚便溏者应慎用，但和附子、桂枝等辛温药配伍，久煎浓煎，可无伤脾滑肠之弊，脾虚亦可应用。

### （二十六）玄参

玄参味苦、咸，性寒，归脾、胃、肾经。本品质地黏厚，能入血分，清血分邪热，常用于热入营血，外发斑疹等。本品又善养阴生津利咽，用于热病烦渴、咽喉肿痛等。本品味咸，有软坚散结之效，还可用于瘿瘤，痰核凝聚等。

玄参与生地黄均味苦甘寒，归经于肾，均有滋阴清解营血邪热之效，用于热入营血、内陷心包、温毒发斑、斑疹吐衄、身热夜甚和心烦口渴等。和生地黄相比，玄参清热解毒力强，且可软坚散结，血分热毒甚者选玄参，如治疗肢体坏疽的四妙勇安汤；和玄参相比，生地黄养血作用稍强，营血亏虚者，多用生地黄。此外，玄参和生地黄皆可滑肠通便，玄参寒性更甚，滑肠作用更明显。临床若恐其滑下太过，可配伍麸炒苍术以燥湿运脾。

### （二十七）槟榔

槟榔又名大白，苦辛而温，其味苦能降，味辛能散，性偏温可通，功善泄气导滞，利水消肿，上至胸中气结，下至大肠结滞，或中焦痰饮积滞，槟榔皆可治之。唯其苦辛善行，多有破气耗气之弊。用于治疗气滞、痰饮、水肿者，常炒用以去其峻烈攻逐之性。此外，本药善治大肠肛门下坠、里急后重。槟榔和薤白皆可治里急后重之症，前者偏于积滞，后者偏于气结，临床应加区别。

### （二十八）牵牛子

牵牛子又名二丑、黑白丑，是牵牛花的种子，两种颜色的作用基本相似。苦寒、有小毒，为泻下逐水药，有通便逐水、消痰化饮和杀虫之效，但目前杀虫的功效已罕有应用。生牵牛子长于逐水消肿，用于水肿胀满，二便不通；炒牵牛子药性较为缓和，以化痰饮、消积滞见长，且炒后气香，有醒脾运脾化湿的作用，且无耗气伤胃之弊。笔者常用炒牵牛子1克、炒鸡内金3克、神曲3克、陈皮5克，共为细末，治疗小儿疳积，每次2克，1日2次，温水冲服，临床有一定作用。《名医别录》载牵牛子"主下气，疗脚满水肿，除风毒，利小便"。笔者治疗肝硬化腹水，常炒牵牛子5~10克，配伍于相应方药中，有一定的利水作用。

### （二十九）大黄

大黄大苦大寒，气味俱厚，性峻力猛，功善泻下、祛瘀生新、清热解毒，尤其通过泻下大便而清热解毒。古人对大黄有将军之称，可见其药性刚烈。大黄因用量、煎煮方法、炮制及配伍的不同，药物的作用有较大的差异。大黄水煎后下，泻下力量最强，用于大便热结；大黄和其他药物同煎，则泻下作用变缓，但清热作用不减；大黄熟制，泻下作用明显变弱，但有较好的清解血分瘀热和活血化瘀作用；大黄酒制，则为取其活血化瘀生新作用。大黄用于和降胃气，治疗胃热气逆诸证，一般用生大黄3~5克，与黄连、丁香、半夏、陈皮等配伍；用于通腑泻下，治疗大便热结，一般用生大黄10~15克后下，和芒硝、枳实等配伍；用于祛瘀生新，治疗下焦瘀热发狂，一般用熟大黄和酒大黄10~15克，和桃仁、三七、水蛭等配伍。

根据大黄善于祛瘀、清热、泻下的作用特点，临床多用于治疗如下疾病：急、慢性肾功能不全，和槐米、黄芩、蒲公英、生牡蛎、制附子配伍应用，水煎服或灌肠，其泻下作用可起到一定的胃肠透析效果；急性阑尾炎急腹症患者，和牡丹皮、冬瓜仁、金银花、败酱草、赤芍、红藤等配伍，取其活血解毒、通腑泻下的作用。大便秘结不明显者，用熟大黄与其他药同煎；急性脑中风、急性心肌梗死、慢性阻塞性肺气肿合并急性感染等伴有大便热结者，和瓜蒌、黄芩、郁金、杏仁等配伍，泻下瘀热，使在上瘀热毒邪通过泻大便而解；上消化道出血，大黄粉和三七粉、白及粉各1.5~3克，口服或鼻饲，有一定止血效果。其他用于治疗火热上炎所致的喉肿、牙痛、目赤等，亦是取其泻火和清热解毒之用。

大黄既可入阳明气分，也可入血分；既可清解泻下阳明热结、降阳明胃气，也可祛瘀生新、清化血分热毒。配伍和炮制方法不同，所产生的作用有显著差异。大黄药性峻烈，临床应根据疾病的轻重缓急，合理选择其不同炮制方法和不同的配伍。

（三十）益母草

益母草又名坤草，辛苦微寒，入心、肝经血分。坤为牝，为母性，益母草别名坤草，可见其为妇科常用的药物。女子以肝为本，益母草善入肝经血分，且无明显的寒热偏性，作用温和，无耗气伤阴之弊，随证配伍，寒热虚实皆可应用，故凡女子经痛、月经不调、少腹疼痛、产后恶露不尽等属于血脉瘀滞者，皆可用之。临床常和当归、丹参、红花、鸡血藤等相伍应用。除妇科血瘀诸证外，也可用于临床其他各科。本品还有利水消肿作用，可用于急慢性肾炎水肿和慢性心衰水肿，其利水作用可能和扩张肾动脉、增加肾小球滤过率等有关。

益母草质地较轻，临床应用多需较大剂量，一般应用20克左右。笔者常用益母草、丹参、川芎活血利水，与玉米须、赤小豆、车前子、茯苓淡渗利水组成活血利水的固定结合，配伍生黄芪、人参、桂枝、制附子等温阳益气方药，或黄芪生脉散益气养阴方药治疗慢性心源性水肿、肝硬化腹水或急慢性肾炎水肿等，多有较好作用。此外，益母草尚有清热解毒作用，和清热解毒药相伍，用于治疗疮疡肿毒，亦有一定效果。

（三十一）泽兰

泽兰味苦辛、性微温，既能活血化瘀通脉，又能疏肝理气解郁。泽兰入肝、脾二经，善入肝经血分，通肝脾血络瘀滞，用于治疗肝脾肿大、癥瘕积聚，临床多和当归尾、炙鳖甲、赤芍、莪术等配伍应用。泽兰还有利水消肿之效，肾炎、心功能不全、肝硬化腹水等水肿皆可应用，尤其肝硬化腹水，泽兰的活血利水优于益母草。

泽兰和益母草皆为妇科常用的活血化瘀药，凡月经不调、经闭、痛经、产后瘀血腹痛等皆可应用，且常一起应用。和益母草不同的是，泽兰药性偏温，活血通络作用稍强于益母草。此外，泽兰还善于通肝脾脉络，治疗腹部癥瘕，益母草此方面的作用较弱。

### （三十二）三七

三七味甘微苦、性微温，功善活血散瘀止痛，又善祛瘀生新、祛腐生肌、止血。因其活血散瘀止痛之用，被广泛用于冠心病、肺心病、周围血管病及跌打损伤瘀肿疼痛。其止痛作用，尤其对跌打损伤较为显著。

三七为冠心病最为常用的中药之一，目前上市的中成药复方丹参滴丸、冠心丹参滴丸、血塞通、血栓通等皆有三七或三七的主要药物成分。已故著名中医学家岳美中教授用人参、三七、琥珀治疗冠心病心绞痛；国医大师陈可冀院士在此基础上，去琥珀，加延胡索活血止痛，名为愈心痛，现已为上市中药，临床用于治疗冠心病心绞痛气虚血瘀者有可靠效果。笔者根据三七善于活血祛瘀生新的作用特点，与黄芪、西洋参、赤芍、丹参、黄连、熟大黄等配伍治疗心肌梗死，在以往益气活血的基础上，配伍清化瘀毒、生肌的三七、大黄、黄连。湿浊内滞、舌苔厚腻或垢腻者，加藿香、陈皮；大便干者，加桃仁、全瓜蒌。三七对促进损伤心肌修复、改善心肌重构也有较好的作用。

三七长于化瘀去腐生肌。笔者常用三七的这一作用特点治疗消化道溃疡、溃疡性结肠炎等，即使没有出血倾向，只要消化道内镜观察到有胃黏膜或结肠黏膜溃疡糜烂、红肿，皆可应用。一般而言，胃溃疡多为胃中瘀热、湿热郁滞，故基本用方为熟大黄5克、白芷10克、黄连5克、陈皮10克、三七粉3克（冲服）以清透郁热、祛瘀生肌；十二指肠溃疡多脾胃虚寒，故常用方为党参15克、桂枝10克、白芍15克、白术10克、黄连5克、三七3克以温中散寒、祛瘀生肌。当然，胃溃疡属脾胃虚寒、十二指肠溃疡属于瘀热、湿热者亦有之，用药应根据疾病的偏温偏寒辨证应用。

笔者于2017年曾治疗一例慢性反复发作性溃疡性结肠炎10余年的52岁女性患者，饮食稍微不慎或遇寒冷，即大便脓血、里急后重、苔白腻、脉沉弱，予三七粉冲服配伍附子连理汤。处方：制附子15克（先煎）、干姜20克、炒白术20克、黄连10克、三七粉3克（冲）、秦艽15克，生甘草5克，浓煎连服4周，病情缓解；次诊在上方基础上，加重干姜用量至30克温肠散寒，加马齿苋15克和上方中黄连、秦艽清肠风、化结肠郁滞湿热，续服4周；三诊脓血便消失，大便成形，下腹部冷感明显好转。此后，每服3日停1日，药方随病情变化稍有加减，坚持服药半年，临床痊愈，至今随访未复发。

### （三十三）虎杖

虎杖又名舒筋龙、活血龙，微苦、性平，既可祛风湿，通经络，又可入血分，活血清热解毒，还有泻下通便作用。本品有一定的调节脂质代谢作用，临床可和黄芩、荷叶、片姜黄、焦山楂、红曲等配伍，治疗高脂血症，用量一般为10~20克。此药的泻下作用类似于大黄，但较大黄明显缓和，儿科及年老体虚胃肠郁热、大便秘结者，可代替大黄使用。因本品可入血分，清血分瘀热解毒，笔者常用于配伍治疗病毒性肝炎、大动脉炎和周围动脉粥样硬化的患者，临床有一定作用，但脾胃虚寒者需慎用。

### （三十四）延胡索

延胡索味辛、苦，性温，入手足太阴（肺、脾）和厥阴（心包、肝）经，既可行血中气滞，又可去气中血瘀，且善于止痛，为治疗气滞血瘀、上下内外诸痛的活血化瘀止痛药。延胡索和降香、川芎、丹参等配伍，可治疗胸中血瘀、胸痹心痛（愈心痛方）；和当归、柴胡、郁金、桃仁、赤芍等配伍，可治疗两胁跌打损伤疼痛，或腹部癥瘕积聚疼痛（膈下逐瘀汤）；和香附、小茴香、川芎、肉桂等配伍，可治疗少腹瘀血胀满疼痛，遇寒加重，或痛经、月经紫暗，或有瘀块（少腹逐瘀汤）；和丹参、川芎、干姜、陈皮等配伍，可治疗胃脘部疼痛。但延胡索味苦而辛，有一定刺激胃黏膜的作用，一些患者口服后可产生胃部不适的症状，尤其是胃阴虚的患者，值得临床注意。

延胡索具有调和血脉气机运行和止痛作用，临床可用本品治疗长期失眠证属血脉瘀滞者。延胡索入肝经，能利血中气、行气中血，使营卫之气在十二经脉循环运行有序，卫气易于交于阴，血气易归于肝，故有助于睡眠。《灵枢·营卫生会》言："气道通，营卫之行不失其常，故昼精而夜瞑。"阴虚火旺者勿用。

### （三十五）水红花子

水红花子味咸、性寒，归肝、胃和肺经，可祛瘀消癥、利水消肿、止痛。临床主要用于如下方面：①取其味咸软坚散结的特性，可用于治疗腹部癥瘕，如肝硬化、脾肿大和肝囊肿等，常与莪术、赤芍、灵芝、露蜂房等配伍应用；用于治疗消化道恶性肿瘤，常与八月札、玫瑰花、石见穿、莪术等药配合应用；用于治疗甲状腺结节和囊肿，常与夏枯草、独活、浙贝母等配伍应用；②取其活血利水消肿功效，用于治疗慢性心功能不全，尤其右心功能不全，四肢水肿，肝脾肿大，也可用于急慢性肾炎水肿；③取其性寒清热之能，用于清肝明目和清肺化痰，治疗目赤流泪、视物不明和肺热咳嗽咳痰等。

### （三十六）莪术

莪术味辛、苦，性温，归肝、脾经，既可入血分，也可入气分，善于行气破血、消癥散结止痛。用于治疗气滞血瘀、疼痛严重的胸痹心痛。因莪术破血作用甚峻，目前介入后冠心病、急性冠脉综合征常规用双联抗血小板治疗，或房颤患者在抗凝基础上联用抗血小板治疗，再加有莪术的活血化瘀方药，多可增加出血风险。笔者临床曾治疗多例介入后冠心病服用抗凝、抗血小板药物的患者，加用有莪术的复方，用药后一周内即出现皮下和牙龈出血，去掉方中莪术后出血多可在2~3天内消失，但用丹参、赤芍、川芎、红花、三七、延胡索等皆没有此出血现象，表明莪术活血作用胜于一般活血化瘀药。此外，莪术和三七一起应用，可减少出血风险，笔者常两者合用治疗胸痹心痛患者，有较好的缓解心绞痛作用，可供临床参考。

莪术善行肝脾气滞和血络瘀滞，消散肝脾的癥瘕。治疗肝脾气滞、腹部胀痛连及两胁的实证，可配伍青皮、香附等行气散结止痛；治疗腹部癥瘕、肝脾肿大等，可与露蜂房、赤芍、白花蛇舌草等合用，配伍黄芪、灵芝、党参、白术等益气扶正，使破血解毒、散结消癥而不伤正。

此外，莪术少量应用（3克左右），有行气下气之效，可用于胃气失其和降、胃脘痞满、反酸等，临床多和半夏、陈皮、黄连等配伍应用，有一定效果。

### （三十七）露蜂房

露蜂房味甘，性平，有毒，入肝、胃经，主要功效为祛风攻毒、消肿止痛。本药临床多用于如下方面：①痈疽、瘰疬、乳痈、疔毒等；②痹证顽固疼痛，关节变形，难以屈伸，如治疗类风湿关节炎、强直性关节炎，有一定散结消肿止痛、缓解病情的作用；③顽固性的皮炎、湿疹、苔藓，皮肤瘙痒，可配伍透骨草、苦参、蛇床子煎液外用，或在辨证的基础上和其他药物配伍内服，皆有一定作用。此外，笔者常用本药和莪术、半枝莲、白英等配伍治疗肝癌、胃癌，对缓解肿痛有一定效果。《本草经集注》言本品"恶干姜、丹参、黄芩、芍药、牡蛎"，临床配伍应予注意。

### （三十八）白花蛇舌草

白花蛇舌草简称蛇舌草，味甘淡、性寒、质轻，功善清热解毒、消痈散结、利尿除湿，可用于治疗咽喉肿痛、疮疡疖肿、热淋涩痛、肝炎和多种癌肿。白花蛇舌草质轻性寒，善于清解在上之热毒，如头面疮疡疔毒、咽喉肿痛等。同时本药又善入血分，散结肿，解各种无名肿毒，通过不同配伍，可用于治疗各种癌肿。

笔者用其善清解血分热毒之性，临床常和金银花一起配伍于滋补肝肾、活血通络、散寒祛湿的方药中，治疗风湿类疾病如类风湿、强直性脊柱炎、多发性大动脉炎等，尤其是病情活动、血沉快、C反应蛋白高的患者，对缓解病情有较好作用。治疗咽喉结肿，笔者临床常与川贝母、野菊花、连翘配伍，亦为取其质轻气清，善于清热解毒散结之用。

### （三十九）白英

《神农本草经》将白英其列为上品，全草皆可入药，味甘、苦，性寒，入肝、胃经，具有清热利湿、解毒消肿止痛、祛风除湿之效。白英用于治疗风热外感、乳痈、咽喉红肿，配伍蒲公英、金银花、浙贝母等清热透表、解毒散结止痛；用于治疗病毒性肝炎、胆囊炎所致的湿热黄疸，配伍金钱草、茵陈、田基黄等清热利湿退黄；治疗类风湿关节炎或强直性脊柱炎关节红肿热痛者，配伍生地黄、白芍、青风藤等养阴清热解毒；治疗癌症，如肺癌、肝癌和胃肠道肿瘤等，配伍半枝莲、露蜂房、白花蛇舌草等解毒消肿止痛。白英清热解毒利水的作用，可用于治疗急慢性肾炎水肿、子宫糜烂及下肢静脉回流不畅水肿等。

### （四十）雷公藤

雷公藤味苦、辛，性凉，有大毒，归肝、肾经，具有清热解毒、祛风通络、舒筋活血等功效，临床最常用于类风湿关节炎、系统性红斑狼疮、干燥综合征、白塞综合征等风湿性疾病，也有用于治疗膜性增生性肾病、神经性皮炎等。本品疗效虽然较为突出，但毒性甚大，不仅能够引起肝肾功能异常，还可明显降低男性精子成活率，严重限制了临床的应用。雷公藤的毒性常因人而异，有人特别敏感，在规定的剂量内服用较短时间即可产生肝肾毒性；有些患者却可长期服用，并不产生肝肾毒副作用，原因目前尚不清楚。

本品虽然毒性大，但与马钱子的毒性明显不同：马钱子有效剂量较小（0.3~0.6克），和毒性剂量非常接近，且往往轻度的骨骼肌抽动是产生药效的剂量，是明显的产生疗效的指征；本品临床每日的服用量多在10~15克之间，且所治疾病多经年难愈，甚至需要终身服药，临床服药较短时间内也缺少明确的疗效指征。因此，临床应用须严格给药方法和进行密切观察。

### （四十一）徐长卿

徐长卿味辛、性温，归肝、胃经。本品辛香窜透，不仅外形与细辛相似，气味也较为接近。所不同者，本品药性较细辛缓和，毒性较小；在疏散风寒、通经活络方面优于细辛，但在止痛和温化肺中痰饮方面，作用远不及细辛。目前，本品常用于治疗风湿痹痛、腰痛、跌打损伤疼痛等，因其作用缓和，一般可用至20~30克。此外，徐长卿有较好的抗过敏作用，笔者临床常用本品和苍耳子、辛夷、菊花、金银花配伍，各3~5克，用密封水杯开水浸泡5~10分钟，然后打开杯盖，直接吸入热蒸汽，每日3~5次，治疗过敏性鼻炎，多可在短时间内见效，供参考。

徐长卿还有抗皮肤过敏、祛风止痒的作用，外洗或内服皆可用于治疗湿疹、牛皮癣等皮损瘙痒，可与苦参、川椒、蛇床子、地肤子等配伍应用。需要指出的是，徐长卿气味芳香，内服时有些患者难以耐受，口服后可引起反复严重的呕吐，尤其是较大剂量应用时（30克左右），需特别注意。

### （四十二）马钱子

马钱子味苦而寒，大毒，善于通经活络、止痛，既善于治疗顽固性的风湿痹痛和各种癌肿疼痛等，又善搜剔经络风痰，治疗血压不高的卒中后遗症、重症肌无力属风痰阻络者。唯其毒性大，应用时需严格炮制，严格控制给药剂量。笔者曾向一名基层名老中医学习一种马钱子的炮制方法：绿豆水煮 1.5~2 小时，剥去毛皮、晾干，香油炸至微微发黄，然后用热沙土煴去油，研为细末备用。按照此法炮制，临床每日可用 0.3~0.5 克，治疗肢体瘫软的卒中后遗症、类风湿关节炎、重症肌无力等，服用 2~3 周，停药一周再用，可连续服用 4 个疗程。此法临床应用 20 多年，除少数患者有骨骼肌轻微抽动颤抖外，未发现其他明显的毒副作用，可供临床参考。但孕妇、精神病、癫痫和年老体弱的患者慎服。此外，该药不仅能够兴奋骨骼肌，对胃肠道平滑肌也有兴奋作用，也可用于胃下垂及其他胃肠运动功能减退的患者。

### （四十三）玉米须

玉米须味甘、淡，性平和，归膀胱、肝、胆经。性无偏热偏寒，作用和缓，为本品的特点，因此可久服，甚至可代茶口服，无伤正耗气之弊，且有开胃、扶正、利水、消肿之功，可用于治疗各种原因引起的水肿、小便不利，可与车前子、赤小豆、茯苓等配伍，也可大剂量单用。小便热淋而痛者，可配伍石韦、蒲公英、淡竹叶等清利湿热；泌尿道结石者，可配伍海金沙、冬葵子等通淋化石。玉米须的清利湿热之用，还可配伍茵陈、栀子、郁金等治疗肝胆湿热黄疸。

玉米须治疗慢性心衰，无论左心衰还是右心衰，皆可应用。笔者曾治疗一例冠心病慢性心衰的患者，稍运动即喘憋，单纯用西医常规治疗不能有效控制症状。在西医常规治疗的基础上，笔者应用黄芪、人参、丹参、益母草、茯苓、川椒目、车前子、陈皮组方以益气活血利水。服药两周后，患者心功能不全症状明显改善，可进行日常活动。服药 2 个月后，患者因水煎中药麻烦，且不适应中药的口味，自己改用玉米须，每日 60 克左右水煎服，坚持 2 年，病情一直稳定，维持了较好生活质量。受此患者启发，笔者每用玉米须 20 克加于益气活血利水方药中，用于慢性心衰患者的治疗，皆显示有一定的作用，且可改善食欲，并无伤正之弊。此外，近年来发现玉米须对糖尿病、高血压等，亦有一定作用，值得临床参考。

### （四十四）石韦

石韦甘苦微寒，入肺和大肠经，无明显的寒温偏性，可上清肺气、下利小便，故为治小便热淋要药，常可用至20~30克，有清小便而不伤阴的特点。本品清利小便的作用，还有减少蛋白尿的作用。可广泛用于各种疾病的水肿，如急慢性肾炎、心功能不全等，笔者除治疗小便淋痛常用石韦外，还常用石韦与车前子、金樱子等配伍于相应方药中治疗慢性肾炎蛋白尿，显示有较好效果。取其清热利水的作用，笔者还用其和苍术、苦参、紫花地丁配伍，以使湿去热孤，治疗胃火上炎的口腔溃疡和牙龈肿痛等。

### （四十五）薏苡仁

薏苡仁味甘淡，性微凉，善于渗湿健脾止泻，祛肌腠经络湿邪。本品有炒用和生用之别，炒用可去其微凉之性，用于健脾渗湿止泻；生用则上可清肺热，如治疗肺痈的千金苇茎汤，用薏苡仁和苇茎、桃仁、冬瓜仁配伍；下可清下焦湿热，如治疗下焦湿热的四妙散，用薏苡仁和苍术、黄柏、川牛膝配伍。

薏苡仁还善于治疗湿热阻滞经络肌腠痹证，如和萆薢、黄芩、槐米、土茯苓、络石藤等配伍，治疗尿酸增高、痛风性关节炎；和豨莶草、独活、苍术、威灵仙等配伍，治疗风湿关节疼痛等。因湿邪黏着，风寒病邪致病需与湿邪互结才难解难愈，不像单纯经络肌腠风寒病邪，祛风散寒通络可解。即使没有明显湿热内滞症状的痹证，尤其是慢性关节炎，亦可在相应方药中加用生薏苡仁。此外，本品作用缓和，临床每需用至20~30克以上，尤其是治疗下焦湿热和湿热痹证。取健脾止泻之用时，和甘温补气药黄芪、党参、白术等配伍，剂量可稍小，用15克左右即可。

### （四十六）泽泻

甘淡微咸，性平。入膀胱和肾经，可利水渗湿泄热，泻肾经湿浊之邪，功善利湿行水化饮。藏精化浊是肾脏气化的两个主要功能，两者相辅相成。肾气藏精，水湿浊邪才易排泄；肾气化浊，才易于藏精。故六味地黄丸在生地黄、山茱萸滋阴补肾的基础上，配伍泽泻渗泄肾经湿浊。《金匮要略》用泽泻和白术配伍组成泽泻汤，治疗水停心下，清阳不升，浊阴上犯的头目昏眩（如梅尼埃病）有一定的作用，可参考。

泽泻有一定的毒副作用，可导致肝脏和肾脏的损伤。虽可看到某些医者用泽泻30克，尤其是治疗梅尼埃病时，但临床应用还是小剂量为妥，一般用10克左右，值得注意。

### （四十七）车前子

车前子味甘，性微寒，入肝、肾、肺、膀胱经，功善清热利水、渗湿通淋，还可清肝明目。车前子性滑利降泄，可去湿热、利小便、滑利阴窍。本品入肾经，泻肾中湿浊，以利于肾藏精生精，临证多与酸涩补肾精之品如枸杞子、五味子、覆盆子、菟丝子配伍，相因为用，如五子衍宗丸。但车前子本身并无补肾作用。车前子的清肝明目作用，源于本品的清利肝经湿热，但其也不能疏散肝经风热，或清肝平肝。因本品性滑而利窍，临床常和海金沙、金钱草、瞿麦等配伍治疗泌尿道结石，或和王不留行、莪术配伍治疗前列腺肥大、小便淋漓不尽。本品治疗脾虚泄泻，如参苓白术散，亦为取其渗湿利水的作用，但此时以炒用为佳。车前子甘淡渗利、作用缓和的特点，与益气活血的药物配伍亦可用于慢性心衰的治疗，以奏益气活血利水之效。

### （四十八）地肤子

地肤子味辛、苦，性寒，归肾、膀胱经。《神农本草经》言其"主膀胱热，利小便"。因其苦寒降泄，善清利下焦湿热，故本品临床可用于治疗湿热下注、小便不利、淋漓涩痛、阴部湿痒、湿热带下等。目前临床常用地肤子清散肌腠皮肤风湿，治疗皮肤风疹、湿疹瘙痒，但治疗下焦湿热、小便淋痛者较少。其实地肤子清利下焦湿热实有较好作用。《本草求真》云："地肤子，治淋利水，清热，功颇类于黄柏。"黄柏性味苦寒而烈，地肤子味苦而甘；黄柏苦寒大泻膀胱湿热，地肤子辛寒缓清膀胱湿热。凡膀胱湿热、小便频数热痛，恐黄柏苦寒太过，即可以此药治之，使湿热清而小便自利。

### （四十九）浮小麦

浮小麦味甘、性微寒，入心经。本品质轻走表，能敛心液、固肌表止汗，又可补益心气，无论气虚自汗，还是阴虚盗汗，皆可应用。气虚自汗者，伍于玉屏风散中；阴虚盗汗者，和生地黄、麦冬、地骨皮配伍。本品敛心气止汗的作用，还可配伍于温通心阳的方药之中，温通和收敛相因为用，达到温阳而不散气，使阳气含于血脉之中主血脉、运血行的目的。

临床应用中需注意浮小麦和淮小麦的区别。清代后期凌奂《本草害利》云："小麦寒气全在皮。"淮小麦味甘、性微寒，有养心除烦、润五脏、止渴、敛汗之效。目前药房多将此药与浮小麦相混淆，其实二者药性不同。浮小麦质地轻清，性收涩，功在止汗，养心除烦力弱；淮小麦质重，可安心神、益五脏。

### （五十）干姜

干姜味辛、性热，归脾、胃、肾、心、肺经，有温中散寒、温肺化饮、回阳通脉之效。干姜性大热，但守而不走，不像生姜散水气而不守，附子温阳而善通。因此干姜尤善温散中焦脾胃寒邪和温补中焦阳气。盖脾阳主腐熟运化水谷，精微得阳气温运始化，脾阳守于中土而不走散，才能达到化生水谷精微的目的。治疗脾胃寒湿或寒饮内滞、腹痛下利、呕吐痰涎，或脾胃虚寒、腹痛隐隐、大便溏薄等，无论实寒或虚寒皆可用之。中焦实寒者，配伍陈皮、砂仁、肉豆蔻等温散寒湿；虚寒腹痛隐隐，配伍党参、白芍、炙甘草甘温补中祛寒。

干姜除善温补中焦外，上可温肺化饮，治疗肺中寒饮，咳嗽痰多稀薄，形寒背冷，此时多和细辛、五味子相伍，温敛相合，温散而不耗气；下可温肾散寒，治疗寒湿痹证，盖腰膝寒湿疼痛和中焦阳气不运相关，此时多和独活、炒薏苡仁、制附子配伍。此外，干姜和制附子、炙甘草配伍，为回阳救逆的四逆汤，用于治疗四肢厥逆、恶寒蜷卧、脉沉微的阳衰欲脱证。古人有"附子无姜不热"之说，附子辛温大热回阳，但性善通，配伍干姜守而不走，才能回阳于命门之宅，此为温阳、回阳、通守相因为用的配伍妙用。

### （五十一）吴茱萸

吴茱萸为辛苦大热之品，有小毒，可直入足太阴（脾）气分，足少阴（肾）和足厥阴（肝）血分。其性温燥，能暖肝扶脾、散寒除湿、温中下气，既能上行外散寒邪治厥阴头痛，又能入里温胃治疗呕逆吞酸。吴茱萸治疗厥阴寒滞头痛，多和人参、生姜配伍，如《伤寒论》吴茱萸汤；治疗呕逆吞酸，多和黄连配伍，如《丹溪心法》左金丸。吴茱萸和黄连比例为1∶6，用于肝郁化火犯胃或胃中湿热作酸者；若肝郁胃寒呕逆吞酸，则用反左金丸，吴茱萸和黄连比例为6∶1。

古人有言吴茱萸升者，有言其降者，亦有言其先升后降者。本品温散之性，有燥湿行气之能，凡寒湿凝于脏腑经络，阻碍气机运行，本品皆可蠲化寒湿使阳气运行。但阳气的运行因五脏之性有所不同：入于肝、脾，则当升；入于胃，则当降；行至巅顶，自然下降。吴茱萸蠲化寒湿助阳气运行，亦须顺应五脏规律发挥作用。吴茱萸药性峻烈，用量不宜大，古人有泡水或与他药同制的方法，如吴茱萸水炒黄连或漂洗后晒干为淡吴茱萸入药，均可缓和其峻烈温燥的药性。

### （五十二）淫羊藿

淫羊藿辛甘而温，其性温而不燥，善补肾温阳、祛风散寒止痛，治疗阳痿不举、筋骨挛急、腰膝无力、风湿痹痛、四肢不仁等。《神农本草经》将其列为中品，谓其"主阴痿绝伤，茎中痛。利小便，益气力，强志"。目前临床主要用于以下方面：①治疗围绝经期综合征，多和巴戟天、仙茅、黄柏、知母、当归等配伍，如二仙汤，有一定的降低围绝经期血压增高和改善其他临床症状的作用；②治疗风寒湿痹证，尤其是类风湿关节炎、强直性脊柱炎属于肾虚寒湿者，疗效肯定；③治疗性功能低下或精子活动度降低，有改善性功能和提高精子活力的作用；④治疗前列腺肥大，小便淋漓不尽，多和莪术、王不留行、车前子等配伍，有一定治疗作用；⑤因本药甘温而辛，甘温则补，味辛则散则通，因此有一定的改善心肌缺血的作用，用于中老年冠心病属于阳虚患者的治疗。但本品毕竟有温散之性，阴虚火旺或有痰热湿热征象者，应慎用。

### （五十三）菟丝子

菟丝子甘辛微温，入肝、肾、脾经，禀气中和，甘温不燥，既可伍于甘温补肾方药中补肾阳，也可伍于甘寒养阴药中滋补肾阴，还可固精涩精，且有健脾止泻之效。凡肾虚精少、阳痿遗精、尿频遗尿、腰膝酸软、耳鸣、胎动不安，或脾虚泄泻等皆可应用，并无助火伤阴之弊。《摄生众妙方》五子衍宗丸重用菟丝子和枸杞子、北五味子、覆盆子、车前子相伍，治疗肾虚精少、阳痿早泄、遗精、小便余沥不尽，即取其补而兼有固涩的特点。此外，菟丝子治疗脾虚水湿不运的腹泻，与炒白术、薏苡仁、补骨脂、炒山药相伍，亦有较好作用。

### （五十四）薤白

薤白味辛苦、性温，入肺、胃、大肠经。其辛温之性，善通阳散阴寒结滞，治疗胸中阳气不宣、阴寒阻脉的胸痹心痛；其味苦，又有蠲化寒湿之能。自《金匮要略》倡导用瓜蒌薤白剂治疗胸痹心痛以来，历代医家皆沿用此法。和桂枝相比，桂枝辛甘而温，温而善通；薤白辛苦而温，温而兼散。桂枝温阳通阳之用优于薤白，薤白散结行滞之用优于桂枝。此外，薤白可蠲化上焦痰浊，桂枝无此作用。治疗冠心病、心律失常和心功能不全证属心脉阳虚，阴寒凝滞者，笔者常用薤白和桂枝相伍，同时配伍甘温药黄芪、党参、红景天、巴戟天等温补阳气，当归、川芎、丹参养血活血。常用方为桂枝10~15克、薤白10~15克、黄芪30克、党参20克、炙甘草8克、当归20克、丹参30克、川芎15克、陈皮10克。阳虚明显，四肢恶寒怕冷者，加大桂枝用量，可用至30克左右；胸中满闷、憋气者，加大薤白用量至30克。其余根据阴阳虚损的程度和不同的兼症进行辨证加减，多有一定效果。但阴虚或阴虚内热者，不可用此配伍方法，因薤白、桂枝皆辛温通散之品，可伤阴化火。

此外，薤白还善宽肠下气，对慢性痢疾，溃疡性结肠炎肛门下坠，里急后重属于寒湿积滞、气机不畅者，可和焦槟榔合用伍于相应方药中。《汤液本草》云："下重者，气滞也，四逆散加此(薤白)，以泄气滞。"供临床参考。

### （五十五）葶苈子

葶苈子辛苦而寒，为肺家气分要药，可大泻肺气、清肺热、涤痰饮、降逆平喘和利水消肿。李时珍曰："肺中水气贲郁满急者，非此不能除。"表明本药善治肺气壅滞的喘憋实证。《金匮要略》用葶苈子配伍大枣治疗"肺痈，喘不得卧"和"支饮不得息"。尽管《金匮要略》肺痈和支饮皆为实证肺气贲郁满急，但仲景仍用大枣缓和葶苈子苦寒泻下的峻烈之性，可见此药有泄气伤正之弊。葶苈子有类似洋地黄样的作用，笔者临床发现在西药地高辛治疗心衰的基础上，合用含有葶苈子的方药，可增加地高辛的血药浓度和毒性，需要临床注意。

葶苈子为苦寒大泻肺气的代表药物，其泻肺气的作用远远大于杏仁、苏子、莱菔子、桑白皮等，临床用于急性支气管炎、肺炎及肺气肿合并感染的实证喘憋、气促，配伍于宣降清肺方药中，多有较好作用，尤其兼大便秘结者。目前，本药亦常用于慢性心功能不全的中医治疗，但要注意以下方面：

①根据气血阴阳虚损的偏重，分别配伍于益气温阳或益气养阴、活血利水的方药之中；②用量一般10~15克即可，不要过大剂量。动辄30克以上，有泻肺伤气之弊；③和西药洋地黄类药物同用，可增加洋地黄毒性，应注意观察；(4)应中病即止，勿长期应用。

### （五十六）白果

白果为银杏科植物银杏的种子，又名银杏，味甘、苦，性平，有小毒，入肺、肾经，善于化痰止喘、敛涩止带。本品与杏仁外形有相似之处，但功效明显不同。杏仁味苦，性沉降，多用于肺气上逆、肃降失常的喘咳。此外杏仁质润，能通利大便；白果性涩，收敛肺气，用于肺气亏虚不能敛降的咳喘，可与甘草、五味子合用，以增强敛肺止咳的作用。白果又能入肾经、敛肾气，可用于治疗带下、遗精、小便淋漓失禁等，常与芡实、莲子肉等配伍应用。需要说明的是银杏叶的作用和白果有所不同，其清敛肺气的作用明显为弱，活血化瘀、通络的作用较为明显，主要用于胸痹心痛、中风等。银杏叶也有一定的降脂作用。

### （五十七）白蒺藜

白蒺藜味辛、苦，性微温，有小毒，入肝经，有平肝潜阳、活血祛风、明目的作用。本品虽有辛温之性，但温的偏性并不明显。临床用于治疗肝阳上亢的头痛、眩晕等，常与天麻、钩藤、黄芩、菊花等配伍；也可用于瘀血阻络和风寒湿外感阻络的头痛，血瘀阻络与川芎、当归、赤芍等配伍，风寒湿头痛，与羌活、白芷、防风等配伍。白蒺藜还可活血通络，用于治疗卒中后遗症，可和地龙配伍，一偏于辛温，一偏于咸寒，活血通络而无温散耗气伤阴之弊；治疗冠心病心绞痛，可和丹参、赤芍、川芎等配伍，通心脉、活血止痛。此外,本品还有疏风明目的作用：肝风上扰、视物不明，常和茺蔚子、青葙子等配伍，以平肝养肝明目；风邪外感、视物不明，常和菊花、辛夷等配伍疏风散邪。本品传统记载有小毒，但笔者临床应用10多年，治疗中风和冠心病取活血通络之用时，用至15克左右，未发现有任何不良反应，但一般用量为10克左右，需临床注意。

### （五十八）僵蚕

僵蚕味咸辛、性平，归心、肝、脾经。本品善于息风化痰止痉、化痰散结，临床常用于治疗小儿惊痫、破伤风、麻痹震颤等的肌肉痉挛抽搐。其祛风痰之用，可用于中风、面神经麻痹的半身不遂、口眼㖞斜、言语不清等；其化痰散结之用，可用于瘰疬结核、甲状腺和乳腺结节等；也可和桔梗、浙贝母、射干等配伍，治疗扁桃体肿大。

笔者临床体会，僵蚕治疗动脉粥样硬化血栓性疾病有一定作用。血脉之痰与脾胃之痰不同，脾胃之痰苦温而燥为正治之法，而血脉痰浊需虫类药物搜剔蠲化。僵蚕僵而不腐，得清化之气，有较好的搜风化痰散结和调和经脉作用，能够消减凝结于血脉的风痰、顽痰。风痰、顽痰（脂浊）凝滞血脉，和瘀血败血胶结着于脉壁，日久化风酿热生毒，致脉壁损伤，若只注重化瘀，则痰不易去，只注重解毒，则痰瘀难化，需搜风化痰、祛瘀解毒并施，才可达到和脉通脉的目的。因此，笔者常用僵蚕和活血化瘀药配伍治疗心脑血管血栓性疾病。此外，笔者临床常用僵蚕伍于葛根芩连汤中，用于治疗糖尿病，有一定作用。

### （五十九）半夏曲

本品与制半夏不同，为法半夏研成粉末，用生姜捣成汁和面粉发酵而成。《本草纲目》载："半夏研末，以姜汁、白矾汤和作饼，楮叶包置篮中，待生黄衣，晒干用，谓之半夏曲。"半夏曲味辛、甘，性温，善于健脾消食、化痰止咳、和胃止呕、消痞散结，是治疗寒痰阻肺咳嗽、喘息气急、胸脘满闷的常用药物。半夏曲的成品为米黄色小方块，光滑而亮，质地酥脆，气味芳香浓郁，口含之微甜，临床不可和法半夏、清半夏等相混淆。和法半夏相比，本品作用缓和，除化寒湿痰饮外，有消食健胃之功，多用于胃虚脾胃积滞、呕逆、嗳腐等病证；法半夏为白矾、甘草、石灰块加水浸泡而成，长于燥湿和胃，健胃消食之功不足，脾胃虚弱者需和补脾药配伍应用。和清半夏相比，本品化痰力弱。清半夏为白矾水加工而成，长于化痰，多用于痰多咳喘、痰饮眩悸等。临床需注意区别。

### （六十）红曲

红曲为粳米蒸熟后发酵而成，色红、味甘、性温，归脾、大肠、肝经，既可消脾胃宿食积滞，治疗脘腹胀满；又可入血分活血化瘀，治疗胸痹心痛、赤白下痢、产后恶露不尽。《本草纲目》言本品"治女人血气痛及产后恶血不尽";《本草备要》谓本品"入营而破血，燥胃消食，活血和血"，皆表明本品除消食化滞作用外，有和血活血的作用。目前临床多用红曲降脂，与焦山楂、荷叶、郁金、草决明等配伍，作用较为可靠。

# 第十讲
# "病证结合" 治疗疾病

现代中医临床内科面对的疾病，大多数是发病原因不完全清楚，涉及遗传背景、生活方式、环境危险因素等多个方面的相互作用，但其病理变化和临床症状、体征、理化改变多基本明确，且在疾病的某个阶段大多基本相似，有着一致的共性。这反映到中医的临床，亦当有基本的规律可循。现代中医的临床路径、共识或指南，应当说很大程度上是基于这种基本的共性而制定和转化应用。辨证和辨病治疗如何有机结合，宏观整体征象和微观局部病理变化如何有机结合，中药性味、功效和现代药理研究发现如何有机结合，方证对应和方病对应如何有机结合，这些不仅是中医临床研究的问题，更是中医临床遣方用药治疗疾病的主要问题。

病证结合，并不是近代中医才有的概念，早在《伤寒杂病论》中即强调病脉证并治，即辨识疾病的病位（何经、何脏）、病性（虚实寒热）后，再根据所患疾病个体脉证的不同变化而治疗，这对现代中医临床仍有重要指导意义。纵观现代中医临床，不同疾病即使表现出同一证候，治疗方式也会有许多不同，如胃癌、胃炎、胃溃疡、冠心病心绞痛等皆可表现出胃脘疼痛、遇寒则重的脾胃阳虚寒凝的症状，统一用温胃散寒止痛的方药，显然胃癌、冠心病等难以获得满意疗效，甚至还可延误病情。即使皆是消化道溃疡的脾胃阳虚症状，也应根据纤维镜下溃疡局部的病理改变和十二指肠、胃溃疡的不同，在温阳健脾、散寒止痛的基础上，加减不同的药物，如清解局部郁热的连翘、蒲公英、黄连和祛瘀化腐生肌的三七、白芷、白及等，才可获得满意疗效。西医学在现代科学基础上发展到今天，为传统中医认识疾病、治疗疾病提供了许多新的模式和技术方法，拓展了现代中医临床认知疾病的视野。中医不能忽视和回避这些技术方法，只注重传统宏观整体辨证，显然不能满足临床的实际需求；同样，只强调疾病局部病理改变，忽视中医的整体辨证，也难以充分体现中医治疗的优势。

# 一、病证结合的发展及临床应用

"辨证论治"与"辨病论治",是中医临床两种诊疗疾病的思维模式。两者在中医临床发展过程中,相互碰撞,相互影响。随着现代西医学解剖、病理及后基因组学生物分子技术的迅速发展,人们对疾病病因、病理的认知逐渐深入,新的病因、病理改变和新的疾病不断被发现。目前,中医临床单用宏观整体辨证模式诊治疾病者已较少有之,病证结合论治显现出临床的普遍性、实用性和针对性。

## (一)《黄帝内经》病证结合的萌芽

《黄帝内经》是一部有奠基意义的中医学经典著作,不仅开创了辨证论治的理论先河,奠定了辨证论治的理论基础,使病证结合论治的思想也初具雏形,或者说基本形成了辨病论治的治疗疾病模式。《黄帝内经》多处提及"病名",强调明确疾病诊断的重要性,如《素问·疏五过论》曰:"诊之而疑,不知病名。"《素问·方盛衰论》云:"逆从以得,复知病名。"《黄帝内经》中有许多专"病"的论述,如《疟论》《痹论》《痿论》《咳论》,"寒热病""水肿""热病"等,皆详细论述了相关疾病发生的病因病机和临床症状。其所载方药虽然不多,但均以辨病治疗为主要形式,如以鸡矢醴汤治臌胀,生铁落饮治怒狂,泽泻饮治酒风等,均根据疾病而采用专病专方的方法治疗。辨证治疗方面,《黄帝内经》虽未明确提出辨证论治的治疗原则,但其论述却相对明确。《素问·至真要大论》谓:"谨守病机,各司其属。"即蕴含临床当推理归纳病因病机进行辨证论治之意。"病机十九条"为临床执简驭繁辨证论治提供了方法依据,明确提出相同或类似的临床表现可以有不同的病机,如"诸暴强直,皆属于风","诸痉项强,皆属于湿"等,"强直"有"风"和"湿"致病的差别。同样,不同临床表现可有相同的病机,如"诸转反戾,水液浑浊,皆属于热","诸胀腹大,皆属于热"等,小便浑浊和腹胀大的形成原因皆为热,为后世临床辨证论治提供了理论依据。

《黄帝内经》在治疗颈痈病时记载:"有病颈痈者,或石治之,或针灸治之,而皆已,其真安在?";"此同名异病者也。夫痈气之息者,宜以针开除去之;夫气盛血聚者,宜石而泻之。"对于颈痈之痈气郁滞者,用针灸行气祛邪;气盛血聚者,用砭石破血逐瘀,并谓之同病异治。此应当说是辨病分证论治的肇始。总体而言，《黄帝内经》对证的认识还较为宏观模糊，多以辨病治疗为主，寓辨证于辨病之中。这种简单辨病分证的方法，虽有失于详细，但已将"病"与"证"有机统一起来，为后世临床病证结合论治方法的形成和发展提供了雏形。

### （二）东汉张仲景奠定病证结合的基础

东汉末年，张仲景继承发展了《黄帝内经》辨病论治和辨证论治的思想，形成了在辨病论治基础上辨证论治的模式。《伤寒论》主张"六经辨证"，《金匮要略》倡导"脏腑经络先后病脉证并治"。"辨证论治"和"辨病论治"的方法由此基本确立，并将二者有机结合起来，奠定了病证结合论治的基础。

《伤寒论》论述外感伤寒病，病名约40种；《金匮要略》论述杂病，病名约160种。《伤寒论》和《金匮要略》的绝大多数篇名都是"辨某病脉证并治"，这是2000年以前中医辨病论治的较好说明。《伤寒论》以六经病分类，先列总纲，再按具体病名分类，最后才详尽分析脉证，包括传变、合病、并病、变证等的演变及预后，并提出具体治疗方法、方药和服用方法等，基本是在辨病基础上进行辨证论治。每一类（种）疾病辨识清楚以后，多选择1~2个主方治疗：如太阳病用桂枝汤、麻黄汤，少阳病用小柴胡汤，阳明病用白虎汤、承气汤，太阴病用理中汤，少阴病用四逆汤等，在此基础上针对不同兼症、或有症进行辨证论治，但多以主方加减或化裁成新方。《伤寒论》在治疗疾病时，多是某病以某方"主之"，即为专病专证专方之意。《金匮要略》则更明确，大多是辨识某个具体疾病，且就同类疾病或容易混淆需加鉴别的疾病合并一篇讨论，如痉病、湿病、暍病合并一篇，百合病、狐惑病、阴阳毒病合并一篇，其他如血痹与虚劳，肺痿与肺痈，胸痹、心痛与短气，腹满、寒疝与宿食，痰饮与咳嗽，消渴、小便不利与淋病，呕吐、哕与下利等。某个疾病也有单作一篇论述者，如疟病、水气病、黄疸病、奔豚气病等。《金匮要略》中多数疾病的论治是辨病基础上的辨证治疗，如百合病主以百合剂，黄疸病主以茵陈剂，热痢主以黄连剂，胸痹证主以瓜蒌薤白剂等，然后进行辨证治疗，皆是辨证和辨病结合论治的形式。

## （三）晋唐时期病证结合认识的发展

晋代葛洪指出，临床应"分别病名，以类相续，不先错杂"；唐代孙思邈提倡："夫欲理病，先察其源。"这种"分门别类""追根求源"的方法，表明当时医学家注重探求疾病自身发展的规律，辨析疾病的基本病因病机，促进了病证结合论治的继承发展。唐代孙思邈《备急千金要方》既有辨病论治，按病列方，也有在辨病基础上辨证论治，按证列方。唐代王焘《外台秘要》也是如此，既有辨病列方，也有分证列方。《备急千金要方》与《外台秘要》在专病专证专药方面较仲景有较多发展，如治瘿用羊靥(羊甲状腺)、海藻、昆布方，治消渴用地黄、黄连，治痢用苦参，治肝热抽风用龙胆草，治夜盲用羊肝等，然后在专方专药基础上随症加减，以应常中之变。此外，汉代《神农本草经》关于中药的阐述，主要是侧重主治的病证，这一方法一直影响着后代中医治疗学和本草学的发展，如唐代的《新修本草》即是以病证和药物对应作为编写的体例。

## （四）宋金元明清病证结合认识的发展

宋金元时期，由于受程朱理学的影响，中医学家在古典医籍中撷取辨证的内容并加以推衍，如《伤寒微旨论》《南阳活人书》《小儿药证直诀》等皆推崇"辨证"，认为医学的"身心功夫"最好莫过于"辨证论治"。南宋陈无择首先在病因学上倡导"三因论"，即内因、外因、不内外因，影响深远。金代刘完素、张子和倡导疾病分类简约化，将一切疾病的病因概括为"六气（淫邪）"，外加内伤、外伤、内积、外积共十类。自此，隋唐时倡导的辨病辨证结合认识疾病病因病机的方法逐渐失去主导地位。宋金元时期，医家对疾病自身特性和发展变化的认识重视不足，思辨、感悟、取类比象的思维模式引领了中医临床潮流。在此思维模式指导下，中医辨证论治得到了显著发展，产生了著名的金元四大家：如刘完素主"火"论，倡"六气皆从火化"和"五志过极皆为热甚"之说；张从正以证分六门，倡导汗、吐、下三法，力主"邪去则正安"；李杲辨内伤外感，重后天脾胃，提倡"内伤脾胃，百病由生"之说；朱震亨主相火，谓"阳常有余，阴常不足"，并提出"百病多因痰作祟"，认为痰是主要的致病因素。

明清时期，辨证论治思想又有进一步发展。明代张介宾集宋金元辨证思想之大成，倡导"八纲辨证"，将疾病的病因病机用"阴阳、表里、寒热、虚实"八字概括，将"阴阳"称为二纲，把表里、寒热、虚实称为"六变"，强调"凡诊病施治，必须先审阴阳，乃为医道之纲领"，又将古方、新方，列为"补、和、攻、散、寒、热、固、因"八阵；赵献可辨证重先天命门；缪希雍崇尚脾阴之说，倡甘凉滋润、酸甘化阴为治脾阴虚之大法；清代喻昌论大气与秋燥；叶桂论"阳化内风"，阐发脾升胃降，创立胃阴学说，提出"初病气结在经，久病血伤入络"的观点；王清任主辨气血，明脏腑，立方遣药重化瘀行气；王泰林详肝气、肝风、肝火证治。上述医家在中医辨证方法学上皆有自己独特的认识和发展。明清时期的温病学家，注重辨脉、辨舌、验齿以及辨斑疹、白痦的诊病方法，对温病的辨证治疗具有重要的指导意义。叶天士辨卫气营血，总结了许多辨证经验和治疗方药；薛雪主张湿热病证；吴瑭倡导温病三焦辨证，其治外感病时在辛凉透表的基础上参入滋阴、息风、化湿等方药，皆开辟了新的外感热病中医辨证治疗的方法。

宋金元明清时期，尽管辨证论治得到充分发展，但辨病论治或病证结合论治也有某些方面的深化，如宋代陈无择的《三因极一病证方论》有"因病以辨证，随证以施治"之说；同期朱肱亦说："因名识病，知暗得明，胸中晓然，而何病不瘥矣。"清代徐灵胎在《兰台轨范》中更进一步指出："欲治病者，必先识病之名，能识病名，而后求其病之所由生。知其所由生，又当辨其生之因各不同，而病状所由异，然后考其治之之法。"显然，他们皆重视在临床诊疗疾病过程中辨病。

### （五）近代医家病证结合认识的发展

随着传统中医临床实践经验的不断总结和积累，近代中医医家对辨病论治和病证结合论治进行了重新审视。中医著名专家金寿山先生强调，辨证论治的枢机是病为纲，证为目。他在《金匮诠释·自序》中指出："能辨证而不识病，可谓只见树木不见森林，在诊断上缺乏全局观点，在治疗上会毫无原则地随证变法；当然只识病而不辨证，也就是只见森林不见树木……诊断上虚实不分，治疗上实实虚虚，损不足而益有余。"著名中医专家岳美中先生指出："病者本也，体也；证者标也，象也；有病始有证，辨证方能识病，识病后可以施治。"他曾指出应重视辨病，以了解各种疾病的基本矛盾和特殊性问题。对于只要运用四诊八纲辨别证候，便可"有是证，用是方"，不必问其究竟是何病的观点表示不认可，因为每一种疾病的基本矛盾决定着疾病的发生、发展和预后，证候之寒热、表里、虚实的表象，虽然也从不同角度反映出疾病的特点，但一般皆从属于疾病的基本病理变化和演变规律。

### （六）现代病证结合论治的新形式——中西医结合医学

中西医对疾病过程和生命现象观察和认识的角度不同：中医是以"宏观观察""经验总结"为基础的实践医学理论体系，侧重从人体整体功能性变化认识疾病，即从患者的具体证候特点确定疾病的阴阳属性和病变部位，从而确定疾病治疗方法；西医是以"探明结构，联系功能，结构和功能统一"为基础的分析还原体系，侧重从解剖和病理变化认识疾病的过程，根据疾病解剖和病理改变确定疾病的治疗方法。中西医结合强调疾病认识和治疗方法学上的中西医融合和优势互补，这为病证结合赋予了新的内涵。

#### 1.思维模式结合

（1）中医理论指导结合：尽管西医学在影像学、解剖学和基因蛋白序列分析等方面取得了显著发展，已能够编码修饰基因的改变，但对于人体这一复杂系统发生的疾病，即使某些病因相对清楚的感染性疾病，究竟会引起哪些病理和生理变化，仍显得较为滞后，不能满足临床疾病诊疗的需求。在传统中医整体辨证理论指导下认识疾病的病因病机，施以相应的方药治疗，有其自身的优势。例如根据中医"六腑以通为用""通则不痛"的认识，20世纪70~80年代中西医结合治疗急腹症采用通里泻下、扶正祛邪治法，根据兼证或并发症结合清热解毒、理气开郁、活血化瘀等，对急腹症若干病理环节或阶段的治疗皆获得良好疗效，明显降低了手术率，促进了患者整体的康复。又如以"动静结合、筋骨并重、内外兼施"指导的小夹板固定骨折治疗，尽管骨折对位不如西医手术，但在骨折愈合和功能恢复、减少并发症发生等方面显示有一定的优势。

（2）中西医理论结合：针对中、西医理论认识方法上的各自优势和不足，中医宏观、整体、动态的从阴阳平衡观认识疾病与西医微观、局部、分子靶点分析还原认识疾病的有机结合，对临床疗效的提高产生了重要作用。例如中西医结合治疗癌症，西医放疗、化疗、靶向治疗和免疫治疗缩减局部的肿瘤病灶，抑杀转移的癌细胞，中医扶正调节患者自身的免疫失调，提高患者的生活质量，减轻西医治疗导致的机体组织细胞损伤和毒副作用，并且某些中药有一定的祛邪抑癌作用。两者优势互补，改善了患者的预后。

（3）中西医研究成果转化应用于临床：通过中医现代研究，阐释了传统中医治法方药的具体作用环节和主要作用机制，传统中医的某些方药得到了新用，发现了某些有针对性作用的方药，为充分发挥中药疗效，达到病证结合提高疗效的目的提供了依据。例如活血化瘀方药治疗冠心病心绞痛和心肌梗死，近年来研究发现此类方药具有进一步抗血小板活化、调节免疫炎症反应、保护内皮功能和优化机体代谢等作用，可进一步改善患者生命质量和临床结局。通过对治疗慢性白血病经验方当归芦荟丸的作用机制研究和有效成分的筛选，将青黛的有效成分分离提取出靛玉红治疗慢性粒细胞白血病，不仅有治疗慢性粒细胞白血病的效果，而且没有细胞毒性和抑制骨髓的毒副作用，明显提高了慢性白血病的治疗效果。

**2.诊断的病证结合**

诊断的病证结合，是辨病和辨证双重诊断的结合，是对同一患者的疾病状况做出中医病及证的诊断，同时又做出西医疾病的诊断，这是目前绝大多数中医临床诊治疾病的模式。这种模式要求既要反映中、西医疾病的发生发展规律，又要体现中医证候整体变化的特点。

（1）西医疾病和中医辨证：先辨病，掌握疾病过程的基本病理变化，在疾病西医诊断清楚的基础上进行中、西医临床疾病认知的整合；后辨证，了解疾病当前的中医病性、病位和病势，以辨证施治。例如冠心病，对应的中医病为胸痹心痛，若辨证属阳虚寒凝、痰浊闭阻，则用瓜蒌薤白半夏汤加减治疗（整体调治）。同时，根据冠心病的病理特点，施以扩冠、抗凝、抗血小板、调脂和中医活血化瘀方药等治疗（病理施治）。

（2）病证结合分型（分期）诊断：在明确西医学疾病的诊断和基本病理生理变化后，根据疾病不同阶段的临床特点，建立中西医病证结合的分型或分期辨证治疗方案。例如慢性心力衰竭的患者，病情稳定阶段，采用益气（温阳）活血方药治疗；病情进展，水肿明显者，根据水肿的部位和阴阳属性的不同，分别结合温阳化气行水、淡渗利水、宣肺清热利水等方药，病证结合，往往可收到较好作用。

（3）宏观辨证与微观辨证：在中医宏观辨证基础上，运用现代科学技术方法对各个证候内在的生理、生化、病理、免疫状态等进行微观变化的研究，为辨证诊断提供定性定量的微观定性和定量指标。如患者纳减、腹胀、便溏，面色萎黄、肌瘦无力，宏观辨证属脾气虚证；实验室检测发现患者有唾液淀粉酶活性下降，尿中D-木糖排泄率降低，可将其作为脾虚证辨证诊断的微观参考指标。冠心病急性冠脉综合征患者，胸痛严重，持续时间长，舌苔黄燥或老黄，舌质紫红而暗，病情凶险，变化迅速，符合中医瘀毒互结致病的特点；实验室检测发现患者炎症因子和心肌损伤标志物水平增高，冠状动脉多有偏心性狭窄等，可将其作为瘀毒互结证诊断的参考指标，然后进行针对性治疗。

（4）功能辨证与形态辨证：功能辨证是指以中医整体功能为依据的症状辨证，形态辨证是指以解剖和病理改变为依据的局部辨证，两者结合就是将中医传统辨证与病理形态变化结合认识疾病以确立证候的功能和形态诊断。例如在中医辨证的基础上，把结节、肿瘤、肌肉萎缩、组织坏死、血栓形成、炎症反应等纳入中医辨证的范畴，推理归纳出中医的病因病机，应当说这是目前病证结合的一个重要发展途径。

**3.病证取舍**

西医治病与中医辨证治疗各有自身的理论依据。无论是整体调节为主的辨证治疗，还是以拮抗和逆转局部病理改变和疾病靶点为导向的西医治疗，目的皆是改善患者的预后和生存质量，因此两者并行不悖，可相济为用。现代中医应将临床疾病的病理变化和中医的病因病机认识有机结合，拓展中医辨证治疗的方法。但某些情况下，针对现代病理变化的治疗和中医辨证治疗可有相悖之处，此时就有舍病从证和舍证从病的不同。

（1）舍病从证：肝硬化胃底与食管下段静脉曲张、溃疡病所致的上消化道出血等，按照西医的治疗原则，不主张使用泻下方法消除积血，因为西医认为泻下可增加胃肠蠕动，导致新的出血。中医辨证多认为呕血为胃火（气）上逆、迫血妄行，黑便是离经之血未去，瘀血内滞。瘀血不除，胃热不清，出血难止。据此认为应舍病从证，急宜祛瘀清热止血，选用生大黄、茜草、赤芍等为主治疗，止血而不留瘀，不仅可排除肠内积血，还有较好止血作用。

（2）舍证从病：如免疫性肾病，常出现尿血、血色鲜红等。按中医辨证，新鲜出血、颜色鲜红者，需凉血宁血止血，禁忌使用活血化瘀药。但现代中药药理研究表明，一些活血化瘀药物能抑制免疫性抗体产生。据此舍弃中医辨证，根据肾病肾小球基底膜增生属于血瘀的认识，用丹参、赤芍、川芎、益母草等活血化瘀药物治疗，抑制基底膜增生，配合石韦、白茅根等清热利尿，往往可收到较好效果。

### 4.病证结合施治

根据患者先天禀赋、疾病状态、伴发疾病、气候环境、患者对药物的反应等，采用辨证和（或）辨病结合治疗。

（1）西医病因明确，中医辨证虚实清楚，则辨证论治与辨病治疗并用，如肺炎球菌肺炎（痰热壅肺证），用麻杏石甘汤合千金苇茎汤清热宣肺化痰结合敏感抗生素抑杀病原菌；若中医辨证清楚，西医病因不明或无有效的治疗方法，则辨证论治为主结合西医对症治疗，如胃癌晚期痰瘀互结证患者，用膈下逐瘀汤合二陈汤加减以活血行瘀、化痰软坚，结合西医静脉营养/胃空肠吻合术对症姑息手术治疗；慢性乙型肝炎肝郁血瘀证患者，用柴胡疏肝散疏肝理气加丹参、赤芍、莪术等活血化瘀，结合西医胸腺素、干扰素等调节免疫和抗病毒治疗等。

（2）若病因病理明确，辨证不典型，则以辨病治疗为主，结合中医临床经验治疗。例如输尿管结石（X线检查发现结石，中医没有特殊症状），西医治疗采用解痉、碎石/总攻疗法（消除病因）结合中医清利湿热化石；若病情好转，病因未除，一时无证可辨，则继续结合中医经验进行病因治疗，如肺结核缓解期症状基本消失，应坚持常规抗结核治疗消除病因，结合白及补肺丸或白及百部丸扶正补虚杀虫等。

（3）若有针对西医病症且通过长期临床实践发现确实有效的专药专方，则直接辨西医之病，采用专药专方治疗，例如用蒲黄、红曲治疗血脂异常，五味子降转氨酶治疗慢性肝炎，靛玉红、青黄散治慢性粒细胞白血病，穿山龙、青风藤治疗风湿和类风湿关节炎等。

病证结合，为中医临床医学的一个重要模式。每一个疾病发生、发展及转化，皆具有"病"与"证"在疾病不同阶段的相互融合和变化的特征。着眼于贯穿疾病全过程基本病机的辨病论治和整体宏观认识指导下的辨证论治的结合，会更清晰地认识疾病病理生理的变化和阴阳属性的转变，由此而进行的治疗也会获得更理想的效果，值得临床探索。

## 二、辨证辨病结合和遣方用药

传统中医药学，根源于华夏悠久的文化，以其临床疗效，延续发展至今而历久不衰。近几十年来，在当今世界回归自然，从自然中寻求有效防治疾病的方法之际，中医学因其深厚的理论内涵和丰富的自然药物资源，引起世人的关注。传统中医学将人体视为自然界的一个部分，其生理病理变化顺从着自然界阴阳的变化、气机氤氲升降的规律，治病的主要途径是通过四诊合参，在认识疾病的基础上辨析归纳出所谓的"证"(机体疾病某阶段阴阳失衡的状态)，采用自然药物的阴阳属性(寒热温凉、升降浮沉等)去纠正机体阴阳的偏盛偏衰，使之达到新的相对平衡。这种整体辨证治疗，至今仍显示有旺盛的生命力。随着西医学的发展普及和人类疾病谱的变化，传统中医学在许多疾病的防治方面失去了以往的优势，如结核病、丙型肝炎、某些细菌感染性疾病等，甚至于中西医结合治疗冠心病心肌梗死，其降低并发症、提高生存率的优势也被西医学的药物球囊、支架等介入治疗和强化抗血小板、降脂等治疗措施秋云遮月。因此，如何进一步提高临床疗效，仍是中医药学面对的严峻问题。

## （一）辨证论治遣方用药

辨证论治是传统中医学治疗疾病的主要模式，是中医整体宏观辨证下的临床诊疗操作系统。由于中医证的归纳演绎是"黑箱模式"，认识的角度、方法及医者的主观判断能力不同，所得出的"证"会有很大差异，与之相对应的治疗便显得灵活无边，无中绳可据。在一定程度上，辨证的精准及治疗的恰当取决于医者自身的感悟认知、中医理论知识的丰富和临床经验的积累，即所谓"医者意也"，使医生（即使临床多年的医者）有"深奥莫测"之感。因此，中医临床对辨证论治需要发展一定的科学规范，包括对"证"的特征和内涵有明确的界定描述。国内学者对此做了大量工作，如"血瘀证"诊断标准的研究、肾虚实质的研究、痰瘀证生物基础研究等，但此方面研究目前还仅限于中医少数几个证，不能满足临床需求。在中医理论指导下，使证的研究在模糊定性的基础上向定量和微观逐渐深入，根据临床实际需求制定相对客观的标准，使中医的论治和疗效的判定有标准可据，对中医临床辨证论治和遣方用药皆有重要意义。

中医遣方用药的特征是顺从疾病病位、病势及脏腑的特性，调整机体阴阳失调的状态，始终注意动静、寒温、升降的相因为用。这显然不同于西医针对理化检测发现的病理改变加以逆转、补充、对抗和纠正。中医的许多治则如扶正祛邪、升降气机、宣肺平喘、理气活血等，无不是兼顾矛盾的两个方面去调整机体阴阳的平衡，使气血恢复冲和之性。所以中医临床用药是侧重用自然药物升、降、浮、沉的阴阳属性，而不仅是用中药的功效。辨证论治和遣方用药是紧密相连的，辨证论治是运用中医的整体理论、气血理论、阴阳五行理论及四诊技术去辨识疾病寒热虚实的性质，确立相应的治法；遣方用药则是以治法为指导，将中药的阴阳属性、功能集合为与此治法相对应的"方"，显然这种"方"的组合应符合中医的病机认识及阴阳气血生化的理论。纵观中医名方，无不体现着顺从脏腑特性、阴阳相因为用的特性：如炙甘草汤，为治疗心气阴两虚、心动悸、脉结代的方剂，在益气养阴药中，伍以桂枝温通心气、和血脉，顺从心主血脉特性；镇肝熄风汤，治肝阳上亢、头痛目赤，在平肝潜阳药中，伍茵陈、麦芽，此二药禀气于阳春三月，其气主升主散，顺从肝脏性喜条达的特性，蕴含欲降先升之理；补中益气汤为甘温益气升阳，治中气下陷的代表方药，但却用当归养血活血，使血脉各得其所，陈皮斡旋中焦气机，气血相依，升降相因；调理脾胃的《伤寒论》名方半夏泻心汤更是寒温并施、升降同用，以顺从脾胃的特性；金匮肾气丸本补肾阳，却于大剂量补肾阴药中稍佐附子、肉桂，以阴中求阳，微生少火。这是中医遣方用药的精华，也是辨证辨病结合，提高临床疗效的关键。只强调中医方药的功效，甚至只注重现代药理研究发现的药理作用，忽略中医阴阳、气血生化和药性理论在辨证论治、遣方用药中的指导作用，就难以熟练掌握中医遣方用药技巧。

### （二）根据传统中医理论辨识现代医学疾病

尽管中医、西医认识疾病的方法、角度不同，但它们治疗方法的确立都是建立在辨识引起疾病发生、发展的病因、病理基础之上，疾病的治疗效果也因对疾病辨识的层次、角度不同而有较大差异，且随着辨识层次的深入，治疗效果也皆可得到提高。传统中医学对疾病的认识侧重于整体、宏观，司外揣内，根据自身的理论体系，通过疾病表现在外的征象，归纳、演绎疾病的病因、病性、病位、病势，总结出"证"的概念。因这种思辨、推理是建立在反复的临床实践基础上，故其对疾病的判断能力也可在反复的实践过程中得到升华，与此认识相应的治疗效果也能产生量的积累和质的飞跃。如关于"中风"的认识，唐宋以前，主要以"外风"学说为主，以"内虚邪中"

立论；唐宋以后，尤其是金元时代，开始突出以"内风"立论，提出"类中"概念；清代王清任专立气虚之说，认为是半身元气虚，经络无气，瘀血阻脉，爰立补阳还五汤治疗偏瘫。认知的逐步深入，带来了治疗方法上的改变及临床疗效的提高。其他如外感疾病的认识，疫毒的认识，湿热的立论等，无不为疾病的治疗带来突破。

对疾病的认识是一个经过反复临床实践、逐渐深入以至逐渐接近正确、把握疾病本质的过程，尤其一些重大疾病。开始由于受客观条件和主观意识能力的限制，对疾病的认识难免出现某些偏颇甚或错误。不拘泥于古人的观点，辨识疾病临床表现于外的症状、体征，进而思辨其病因、病机，仍是目前提高临床疗效的重要方法之一，主要体现在如下几个方面。①根据疾病的表现，归纳前人未有认识的病理机制：如对脑出血(中脏腑)的认识，患者临床多有大便秘结、神志昏蒙、头痛等症状，据此认为病机主要为阳明气结，风阳痰火菀于上，治应上病取下，通其腑气，用小承气合羚角钩藤汤或三化汤加味(大黄、枳实、厚朴、羌活、安宫牛黄丸)治之，使大便通，气血得降、痰火得散，元神之府自然清净，对临床减少死亡率，降低致残率，收到了较好效果。类风湿关节炎(痹证)，以三痹论治效果欠佳。因其关节变形、僵直、夜间疼痛较重，从温补肝肾、祛风散寒化湿、活血止痛立法，使临床疗效得到提高。②根据古人对病因病机的认识，反思其治疗方药：如糖尿病(消渴)，古人多以三消分治，因临床"三消"症状相互兼杂，近来治疗多从阴虚燥热立论，三消统治。《黄帝内经》言其病机为"二阳结热"。针对口渴、善饥、多饮的阳明热证，一些医者用白虎汤或人参加白虎汤清热生津，但糖尿病二阳结热的消谷善饥，非阳明经热的汗出、发热、口渴所能解释。经热用白虎汤或白虎加人参汤，结热则应用大黄黄连泻心汤。故治疗消渴病口渴、喜饮、善饥者，应在养阴清热基础上，伍以大黄、黄连，使结热(郁热)祛、津液复，临床症状多可改善。③突破传统理论框架：新的病因病机理论的提出，往往会带来一系列治疗方法学上的改变，如中风病因学的"内风"立论，温病学派的"卫气营血""三焦辨证"的认识，即为临床的治疗带来了方法上的突破，提高了疗效。有关温病治疗的截断扭转理论，突破了传统中医到气才可清气，入营犹可透热转气，入血则恐耗血动血，直须凉血散血的理论框架，使中医对温热病的治疗有了较大的突破。

### （三）将现代科学技术纳入自身的理论范畴

中医如何将现代科学技术纳入自身的理论范畴，在中医基本理论指导下，去认识现代科学技术观察发现的新问题、新现象，是现代中医发展的关键问题，也是中医临床疗效能否提高，能否转化推广临床应用的关键所在。

西医学迅速发展是因其能综合现成科学技术方法运用于临床和基础研究中：微生物的发现与抗生素的发明，使感染性疾病的治疗效果发生了质的改变；影像学技术的发展，为心脑血管介入治疗提供了有效技术支撑，使心脑血管阻塞性疾病的死亡率及并发症发生率有了大幅度的下降；全基因克隆、后基因时代生物系统医学的兴起等，为肿瘤、艾滋病、风湿性疾病等的治疗提供新的手段，有希望显著改善临床预后。

现代科学技术是人类智慧的结晶。西医学将其运用于自身的研究，获得了迅速发展；中医学没有理由故步自封，以自己的宏观、模糊和思辩的整体概念包含了现代科学中的某些认识而欣然自得。要用现代科学技术去研究中医、发展中医，证实中医理论、方药效应的"科学"存在，使传统中医的诊断和治疗上的模糊概念客观化、量化，以推广临床应用。笔者认为中医如何借助于现代科学技术延展自己的视野，认识现代科学技术、方法观察到的生理病理现象，与用现代科学技术证实中医的科学性相比较，对中医的现代发展和临床疗效的提高更有价值，且两者可相辅相成。如基于现代CT、ECT、核磁共振技术的发展对脑出血的诊断，根据中医传统理论认为是"离经之血""瘀血"，打破了脑出血忌用活血化瘀方药的禁忌。用活血化瘀方药治之，在解除血肿对周围组织的压迫反应，缓解或消除血肿周围的脑组织水肿，改善脑组织的缺血、缺氧及坏死等方面具有较好作用，显示有优于以往凉血止血方药的效果。尿毒症多表现为浮肿、面色苍白、尿少等阳虚水泛的症状，但因其毒性代谢产物蓄积，中医认为是浊毒内滞，使用泻下浊毒的大黄泻毒。心功能不全患者，尤其是肺心病心衰患者，因其肠道黏膜水肿、血液循环瘀滞，中医认为是瘀血、肠道积滞，使用大黄泻下逐瘀，临床皆收到较好效果。其他如体内器官囊肿、血管瘤、结节等，从痰瘀方面立法论治，亦不乏临床效验。

从运用现代科学技术证实中医学术的科学性和从中医传统理论认识现代科学技术观察到的生理病理现象，两方面结合起来进行"病""证"的系统研究，同时进行中医方药作用机制的探索和疗效的验证，拓宽传统方药的应用范围，提高其治疗的针对性，应是中医临床今后发展的重要方向之一。

### （四）加强中药机制研究，适应临床需求

自20世纪80年代以来，现代制剂、药化、药理学技术应用于中医方药的研究，取得了多方面进展。如活血化瘀方药、补肾方药的研究等，拓宽了临床使用范围，增加了用药的针对性，某些药物的研究还发现了新效用，如枳实升压、抗休克、治疗中气虚下陷，菟丝子活血化瘀，淫羊藿抗心肌缺血，当归芍药汤治疗老年痴呆等，但相对于现代中医临床的需求，中医方药的研究在许多方面还显得滞后，如中医复方药物间相互作用等，严重影响了中医临床疗效。

传统中医学有其独特的药学理论和选方用药方法。中药复方药物间的配伍具有特殊的物质基础及相互作用机制，复方的药理效应并不等于诸药物作用的简单相加。一些中药配伍起到了增效、减毒和制偏的作用，如四逆汤有升压和强心作用，附子不仅能加强心肌收缩且可升压，干姜无明显作用，甘草仅有升压作用，但三味合方则可使心肌收缩的强度和持续时间超过单味附子，升压效应亦大于各单味药，且可使附子引起的异位心律失常的副作用减小，表明辅佐药与君药间存在协同增效和监制毒性的配伍关系。吴茱萸汤中吴茱萸有镇吐止呕的作用，生姜能协同吴茱萸的镇吐止呕作用，人参、大枣可增加全方的止呕作用，大枣可降低吴茱萸的毒性，全方四味以原比例配伍的药理作用最强，毒性最小。补中益气汤的佐药柴胡、升麻对肠道蠕动并无明显作用，但去此二味则全方促蠕动作用明显减弱，说明柴胡、升麻对全方功效有重要的影响。由于中药复方成分复杂，系统研究临床常用复方药物的相互作用机制及加减变化规律，对临床遣方用药有重要指导意义。

总之，中医辨证和辨病相结合，是目前临床普遍采用的诊治疾病的方法。在整体辨证的基础上，结合微观病理生理的辨病，有助于把握疾病自身演变的规律，提高遣方用药的针对性；在微观辨病基础上结合宏观整体辨证，有助于认知疾病的动态变化，提高遣方用药的灵活性；充分运用传统中医理论辨识西医学的病理生理改变，将现代科学技术发现纳入中医理论的范畴，有助于创新传统中医病因病机认识，带来治疗方法学的突破和遣方用药的重大变化；中医性味、归经、功效的认识和现代药理研究发现相结合，可

提高遣方用药的安全性和有效性。现代中医临床内科的实践，应充分注重上述几个方面，以为中医临床辨证和辨病的有机结合、临床疗效提高提供方法对策。

### 三、病证的异同和相互结合

随着西医学的发展普及，中医临床所面对的已不再是那些概念模糊笼统根据临床主要症状和取类比象归纳的病因为主命名的疾病，现代临床的疾病大多数病理生理变化较为清楚，有一定的病因或诱因可寻。如何认识西医学理化检查发现的病理、生理变化，发挥宏观整体演绎、归纳的思维优势辨治现代医学疾病，成为中医不可回避的现实问题。无论中医，还是西医，目的皆是防病治病，所治疾病的病名无足轻重，关键是所治疾病的疗效如何，是否延长了患者生命和改善了生活质量。这是真正体现一门医学的生命力所在。

一般认为中医"辨病施治"的概念源于《黄帝内经》，创建于《伤寒杂病论》。传统中医认知疾病的方法和西医学有许多相似之处，皆是从医者观察发现的症状、体征和病理生理变化去分析归纳疾病的病因、发病机制和变化规律，然后确定治疗方法和相应方药。对于发病于体表的外科疮疡疔肿，中医也是通过直接观察疾病局部的色泽、化脓或未化脓、肿胀凸起或塌陷、脓液黏稠或稀薄等去分辨疾病的寒热虚实。全身整体表现在外的症状、体征仅作为病因、病性分析的辅助参考。如疮疡红肿热痛、凸起，即认为是热毒伤及腐肉，用清热解毒、活血化瘀方药治疗；如果色泽晦暗、疮疡塌陷、脓液稀薄或灰暗，即认为是气（阳）虚、寒毒或瘀毒内陷，用温阳透毒或益气透毒方法治疗。中医内科疾病由于受古代科学技术水平的影响，只能根据表现在体表的症状和舌脉的变化，通过"有诸内必形诸于外"的"象"思维演绎、归纳出所谓的"证"，这种"证"的确定显然带有很大程度的主观性、经验性、思辨性，与"证"对应的治疗因医者的不同便显得十分灵活，无中绳可据。在科学迅速发展的今天，人们已能够通过影像和理化检查观察到人体内部器官组织的功能状态和病理生理改变，所以中医辨病不可能回避运用各种现代诊断技术所发现的"病"的认识。

西医学中疾病多是以区别于其他疾病的"病理生理"改变而诊断和命

名的，它们有自己的病理演变和发展规律，在疾病发展过程中的某个特定阶段，其病理变化基本一致，临床症状亦大致相似。如冠心病心绞痛发作期，基本病理改变为冠状动脉粥样硬化狭窄痉挛、微血栓形成，突出症状为心前区压榨性疼痛；急性病毒性肝炎，基本病理变化为肝细胞变性坏死，伴有白细胞和组织细胞浸润，一般临床表现为急性起病，主要表现有发热、恶心、厌油腻、腹胀等，及肝脾轻中度肿大、病毒抗原、抗体阳性等。这些反映在中医的辨证施治上，亦应有区别于他病的治疗特点。如何运用中医理论认识西医学疾病中某一发展阶段所反映出来的共性，是中医辨病治疗现代医学疾病的关键。1995年笔者有幸和国内其他中医专家一起编写《中医内科辨病治疗学》一书，提出关于西医学疾病中医分期、分阶段辨病论治的学术观点，即把握某一疾病在不同发展阶段所反映出来的共性，在中医理论指导下认识其基本病因病机，针对这一基本病机遣方用药治疗。如冠心病心绞痛发作期，基本病机为心脉闭阻，气滞或寒凝血瘀，故疼痛发作期应芳香温通、活血通脉为主，使气行脉畅，疼痛自止；急腹症，基本病机为腑气不通，气血瘀滞，酿热化毒，针对这一病机，采用泻下通腑、理气活血、清热解毒之法，临床可获得良好疗效。

中医辨病治疗西医学疾病，应着眼于疾病自身的病理变化和演变规律，这可弥补单纯辨证施治的不足。一些疾病的潜伏期、初期或无症状期可无任何不适，此时中医治疗因无证可辨，施治亦难，而通过理化检查可发现异常，通过辨病亦可治疗。如慢性肝炎，在疾病相对稳定阶段，临床可无任何症状，而理化检察可发现肝功异常，通过疏肝健脾、活血解毒等法治疗，可促进肝功的恢复，甚至达到治愈的目的；输尿管结石嵌顿性肾积水，X线或B超检查可发现结石和水液积聚，采用活血利水排石法多可获得排除结石、积水的效果；慢性哮喘及慢性阻塞性肺气肿患者，病情稳定阶段亦可没有任何临床症状，通过理化检查可发现肾上腺、甲状腺、性腺等多靶腺功能紊乱，通过微观辨证属于轻度或潜在的肾阳虚，施以温肾补阳方药治疗，可预防其季节性发作，并可改善其内分泌和免疫功能。

中医辨病治疗西医学疾病，不应停留在西医诊断、中医辨证分型治疗或专病专方专药治疗的水平，这种辨病模式虽然避免了延误疾病诊断和西医治疗，也属于辨病施治，但还不是真正意义的中医辨病施治。中医辨病应当采用现代先进的理化检查技术方法延长拓宽自己的诊断视野，在中医理论指导下，分析认识观察到的新内容，揭示贯穿于疾病过程的内在规律，探求疾病内在的病因病机、传变规律。其主要表现在以下方面：①运用中医自身的理论体系，认识疾病发生发展过程中基本病理生理改变，在此基础上总结出自己的治疗规律。如脑血栓形成，血小板活化、血栓形成可归属于中医"血瘀"的范畴，无论辨证属于肝阳上亢还是气虚血瘀，运用活血化瘀药治疗皆是获得疗效的一个重要方法；根据离经之血便是瘀，由此突破以往脑出血禁用活血化瘀药的框架，早期采用活血化瘀药治疗，对减轻脑水肿、脑细胞损伤，具有较好疗效。②根据病变部位认识疾病的病因病机，如再生障碍性贫血，因其病变在骨髓造血干细胞，中医根据肾主骨生髓的理论，应用补肾填精方药为主治疗，疗效得到提高；隐性胆囊结石，中医根据胆性疏泄，以通为顺的理论认识，采用疏肝理气、排石方法治疗，多可取得排石效果。③根据发病特点认识疾病的病因病机，如急性病毒性肝炎，根据其发病快、易传染的特点，中医认为其病属于"疫毒""秽毒"的范畴。因其病位在肝，中医多可采用疏肝柔肝，结合清化疫毒、秽毒的方法进行治疗。④根据微观的生理病理改变，认识中医"证"阴阳消长变化的物质基础，如肾虚和下丘脑-肾上腺轴的关系，肝郁和交感神经、副交感神经的关系等，由博返约，有助于认识疾病发展过程中阴阳虚实的变化规律，以指导临床辨病用药治疗。

辨病着重于疾病病理变化全过程的认识，强调疾病内在病理变化的规律；辨证则侧重于疾病某阶段病情状态的整体认识，重点考虑每个患病机体的功能状态及其所处环境的差异，但这些因素往往可掩盖疾病内在的病理变化，有时经治疗疾病的症状虽可减轻或消失，但疾病却不一定真正治愈。如病毒性肝炎，辨证治疗后腹胀、恶心、纳呆等虽然减轻或消失，但肝细胞变性坏死、肝功能异常却可持续存在。对疾病病因的认识，中医辨证采用"审症求因"的方法，但此处的"因"多是从"症"这一整体的外在表现进行主观的类比、演绎、归纳而成，以解释和对应"证"，并非是现代科学发现的客观病因。如病毒性感冒，中医多从感受风寒、风热、湿热或疫毒等方面解释其病因，因此其病因治疗缺乏针对性。

在辨证施治原则的指导下，中医的治则有"同病异治"和"异病同治"，从辨证论治的发展而言，是比较完善的方法。这种方法对病证的认识尽管权衡了机体患病过程中某阶段的病位、病情、病势，但毕竟是一种"暂时"状态的认识。每种疾病有其自身的规律，在其发展过程中，由于各种因素的影响，可出现各种不同的"证"。这些不同的"证"总是受着疾病基本病理变化过程和演变规律的影响。临床不同疾病之间的"相同证"，在治疗上有很大的差异，如同是肝阳上扰的头痛，血管神经性头痛应清肝平肝、息风通络止痛；脑出血则多用通腑化痰平肝、活血化瘀治疗。同是阴寒内滞的胃脘痛，胃痉挛者应温中散寒、缓急止痛；冠心病心绞痛表现为胃脘痛者，则应温阳通脉、活血化瘀止痛。这些治疗方法始终离不开疾病本身的基本病理变化。若仅满足于辨证施治，满足于某个阶段临床症状的暂时改善，中医临床就无法吸收现代的科学技术方法；若一直囿于宏观整体的认识框架，中医的临床疗效就难以得到真正的提高，中医治疗方法学就难以创新发展。

宏观、整体、灵活的辨证施治，是中医临床的特色。在功能性疾病及一些慢性病中，显示出一定的优势，但也有一定的局限性，如肿瘤、胃炎、胃息肉、胃痉挛、冠心病心肌梗死、胰腺炎、胆囊炎都可表现为上腹部疼痛，而且在这些疾病的某一阶段，都有可能出现中医的同一个证，如果按照"有是证即用是药"的辨证方法，显然缺乏针对性，遇到胃癌、冠心病患者，还可能因未得到正确及时治疗，延误病情。中医一证、西医多病是临床普遍现象，如高血压病、围绝经期综合征、甲亢等疾病的某一阶段都可表现为肝阳上亢证，但却各有特点，高血压病易化风化火，围绝经期综合征以肾虚为本，甲亢多痰气交结。异病同证，同中有异。因此，所谓"同病异证"是在"同"的基础上的"异"，"异病同证"是在"异"的基础上的"同"。临床不仅要"同病异治"或"异病同治"，还要把握每个疾病的自身规律而"异病异治"。

总之，在中医辨病治疗西医学疾病过程中，辨病和辨证是两种必不可少的辨识疾病病位、病性和病势的方法，两者相互联系、相互补充。辨病有助于辨证从整体、宏观把握疾病整体的动态变化；辨证则可为辨病提供认识疾病病理、生理演变规律的导向。临床以病证为轴，总结疾病的辨治规律，寻找疾病发生发展过程中各个阶段的病理变化特点和相应的治疗方法，对提高中医临床疗效会起到积极促进作用。